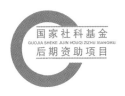

国家社科基金
后期资助项目
GUOJIA SHEKE JIJIN HOUQI ZIZHU XIANGMU

疾病的伦理认知与实践

Ethical Cognition and Practice of Disease

陈　默　著

中国社会科学出版社

图书在版编目（CIP）数据

疾病的伦理认知与实践／陈默著 . —北京：中国社会科学出版社，
2021. 12

ISBN 978 - 7 - 5203 - 9438 - 3

Ⅰ. ①疾…　Ⅱ. ①陈…　Ⅲ. ①医学伦理学　Ⅳ. ①R - 052

中国版本图书馆 CIP 数据核字（2021）第 264855 号

出 版 人	赵剑英
责任编辑	朱华彬
责任校对	谢 静
责任印制	李寡寡

出 版	中国社会科学出版社
社 址	北京鼓楼西大街甲 158 号
邮 编	100720
网 址	http://www.csspw.cn
发 行 部	010 - 84083685
门 市 部	010 - 84029450
经 销	新华书店及其他书店

印刷装订	北京君升印刷有限公司
版 次	2021 年 12 月第 1 版
印 次	2021 年 12 月第 1 次印刷

开 本	710 × 1000　1/16
印 张	18.5
插 页	2
字 数	332 千字
定 价	99.00 元

国家社科基金后期资助项目

出 版 说 明

后期资助项目是国家社科基金设立的一类重要项目，旨在鼓励广大社科研究者潜心治学，支持基础研究多出优秀成果。它是经过严格评审，从接近完成的科研成果中遴选立项的。为扩大后期资助项目的影响，更好地推动学术发展，促进成果转化，全国哲学社会科学工作办公室按照"统一设计、统一标识、统一版式、形成系列"的总体要求，组织出版国家社科基金后期资助项目成果。

全国哲学社会科学工作办公室

序　言

　　21 世纪开启了人类的新纪元，各种高新科学技术层出不穷，既为人类的生活带来许多便利，也给人类带来无穷困惑。信息和交通技术的发达为人们提供了各种获取财富、知识、信息和交流的有利途径，人的认知和思维方式也随之发生了巨大改变。以上这些都深刻地影响了现代人对医学、医疗和疾病等的理解和判断，医疗的技术化和疾病的知识化越来越成为主流趋势。自 18 世纪中期以来，生物医学开启了人类认识疾病的科学性视角，以身体为本体的病因学理论主导着当前的医学发展，建立在此理论基础上的各种医疗科学技术越来越主导着人们认识和对待疾病的方式，过分的技术化带来人—病关系的异化。新型的生物—心理—社会—自然的医学模式与社会医学的诞生为人类认识疾病提供全新的视角，但它们的宗旨在很大程度上仍然是为人类提供一个新的病因学理论，人类力图寻找的是致病的社会、心理、自然因素，而非从哲学、伦理学的认识论视角出发来重新审视疾病的本质、人—病关系、疾病的价值等。鉴于以上社会与时代背景，本人着力于寻找理解和解释疾病的伦理视角，以人与自然、人与社会、人与自我等基本的伦理关系为框架来理解疾病的本质及其于人之存在的意义。

　　首先，关于人与自然关系中的疾病伦理。在当前的医学研究中，"自然疫源性疾病"概念的提出集中反映了人类对自然和疾病之间关系的认知，但这种认知仍然是以人类为中心的，这样的认识方式侧重于强调自然环境中可能存在的致病因素，并非从人与自然的关系中去理解疾病以及从疾病中反观人与自然的关系。以人为中心的疾病致思方式实质上割裂了人与自然的关系来认识疾病，其对"自然"的界定也仅限于"自然环境"。本书立足于"自然"这一概念，从作为大自然的"自然"、作为自然规律性的"自然"和作为超验性哲学认识的"自然"三个层面来解析人与自然、人的疾病与自然的关系，这实质上与当前的环境哲学研究有着同样的理论基础。

环境哲学研究在"人与自然关系"的问题上，首先是以反对"人类中心主义"为前提的，重点在于凸显出人与自然的相互依存性与和谐共生性。在疾病与自然的关系问题上，现代医学实质上仍然是以"人类中心主义"理论为基础来进行阐释的，因而人的疾病仅仅是人体受到自然环境的影响而产生的负面结果，甚至人体本身也只不过是自然中的某种特殊物质，本书将其称为"疾病的自然化"，并没有看到人的疾病如人本身一样，拥有其自然属性，本书将其称为"疾病的自然性"。因而这一个部分论证，实质上是围绕"疾病的自然化"和"疾病的自然性"这两个范畴来进行的，重点在于批判前者的认识误区，它是一种以"人类中心主义"为论调的科学认识路线，后者却是一种以"人与自然的关系"为基础的哲学认识路线，主要借助中国道家老庄的自然概念、近代西方哲学家弗洛姆、艾默生的相关理论来论述。

然后，在"疾病的自然性"的基础上提出"疾病的道德性"，重点在于说明人的疾病如人本身一样，不仅仅是人体发展的自然规律性的东西，它更体现为人与"他者"之间道德关系的产物，疾病存在于人与一切"非我"的对立统一关系之中。健康是生之自然状态，疾病是生之非自然状态，二者是对立统一的。疾病的道德属性体现为"生之应然"，是关系属性的，具有道德评价意义，个体须在与一切"非我"存在的道德统一中达到健康的自然状态。

其次，关于人与社会关系中的疾病伦理。当前的社会医学、医学社会学的研究重在寻找疾病产生的社会因素，但实际上，无论是单因素理论，还是多因素理论，都无法克服其中存在的认识矛盾，这种以"因果关系论"为基础的相关性研究并不能深刻地揭示疾病的本质。另一个问题是，目前无论是哪一个学科实际上都无法给"社会"下一个明确的定义，而以实证调查方法为基础的社会医学研究大多数是以一定地区的人群为调查对象的，即使是以职业、性别、年龄等来进行抽样，还是需要选定地区——某些城市或农村地区，因而实际上仍然是以地理位置来定义"社会"，这样的定义与文化意义上的"社会"截然不同。

疾病的社会性实际上更与社会文化存在关联，而非地理位置意义上的"社会"。目前大致上形成了社会结构论、社会文化论、社会建构论、社会反应论等不同理论，它们的共同特征是立足于社会文化来解释疾病。正是基于这样的状况，本书提出个体"主观社会"这一概念，它是个体通过一定的社会文化建构产生的心理环境，从这个意义上来说，疾病产生的社会因素与心理因素实际上是分不开的。疾病的社会性产生于人自身存在的社会性，但这种一般意义上的疾病的社会性无法说明疾病的个体差异性，因而我们使用"主观社会"概念来推论出疾病的个体差异性，揭示出疾病的社会性与个体性的对立统一关系。而与疾病有关联的应该是社会的伦理道德文化，而非其他文化形式。在众多的疾病解释理论中，伦理道德文化冲突导致的心理冲突是疾病的主要解释路线，无论是疾病的产生，还是疾病产生后，甚至对死亡的道德评价，都与一定社会的伦理道德文化价值体系有关，因而这个意义上的疾病本身并非像身体一样作为实体存在，它依赖社会的道德文化体系做出判断，社会的伦理道德价值赋予疾病以不同的意义，因而它实际上是价值性的，而非认知性的。

在此基础上，本书继续探讨疾病的现代性、后现代性和公共性问题，这也是基于疾病的社会性提出的概念，在人类社会已经进入以各种技术为主要进步力量的现代性社会之时，我们无法脱离"现代性"本身来认识疾病。无疑，疾病正如人自身一样，拥有着现代性的特点，这是以技术化为主要特征的人主体性的过分张扬产生的结果。而后现代性则是以对技术化、人的主体性的反思为主线来进行探讨的。疾病的公共性与社会性存在类似，但又有差别，疾病的公共性是比疾病的社会性更为一般性的概念。21世纪各种传染病疫情的暴发时刻昭示着疾病的公共性问题，这是当前疾病研究的重点问题，是全人类都应该引起关注的问题。

最后，关于人与自我关系中的疾病伦理。"身心关系"一直是医学研究中的难题，西方二元认识论前提下的"身心关系"是无法统一的，因为如此，甚至有现代学者认为"身心关系"问题实质上是一个伪命题，因为它的无解。现代认知心理学、神经科学提出了很多理论来试图说明意识的产生和身心统一问题，但基本上坚持刺激—反应这样的认知主线。而医学研究中的身心疾病目前已经是得到认可与接受的，临床医学更多地依靠经验来做出诊断，并不试图寻找十分圆通的理论来支撑。也就是说，现代医学对身心疾病可以给出解释，但无法找到病根，其治疗的方法仍然局限在消除或控制身体上的不适症状。对于那些精神病患者，甚至是严重的精神分裂症患者，目前并不能提供科学的诊断依据，导致临床诊断中的困境，在近代西方历史上也曾经产生生物医学主义与社会文化学派的分歧，以福柯为首的社会文化学派坚持认为人类的某些疾病实质上是社会强加在患者身上的文化烙印，实质上是一种社会道德歧视。因为理论上的分歧，进而使得精神病患者的收治成为一个十分严峻的公共卫生问题。

无可否认，"自我"在严格意义上应该是一个心理学概念，伦理学中一般使用"道德自我"概念，但它们的实际内涵却是很难分清楚的，因而实际上这两个概念指的是同一个东西。弗洛姆曾经试图结合伦理学和心理学的理论来建构自己的社会批判理论，他提出"社会无意识""社会品格""社会自恋"这样的概念来分析群体的心理病态。心理学和伦理学的真正分歧在于对"人格分裂""精神分裂"等症状的解释中，心理学的解释重点在于强调个体的心理、行为的社会不适应状态，个体与社会的一致被称为正常，反之，则不正常。而伦理学领域的解释则不是简单地使用这种适应性来做出评价，其基本的立场在于社会整体的伦理道德意识也是需要做出评价的，如果是社会的伦理道德体系出了问题，当个体出现与社会不一致的状态之时，恰恰说明这样的个体是健康的。本书试图在以上认识的前提下分析个体道德人格发展中的疾病诠释，立足于个体道德人格的发展性与矛盾性及其在推动个体自我成长的作用来分析"自我分裂""社会不适应""人格障碍"等心理的病症。最后，论述"精神病的道德阐释"这部分内容，试图从思想史的角度梳理人类对精神、意识疾病的不同观点及其对现代医学发展的深刻影响。

从当前国内的研究来看，目前尚缺乏以"疾病"为中心来研究的伦理学著作。在生命、医学伦理学研究领域，重点以"医患关系""生命科学""技术伦理"等为主题来展开研究，以相关问题和政策为研究对象，其论域离不开临床实践、公共卫生、生命科学领域中的具体问题，尤其是临床医疗和现代生物技术的应用这一领域中所引发的重要伦理问题。围绕"疾病"展开的研究，绝大部分是疾病文化史研究，尤其是传染病研究领域，历史上的重大传染病疫情发展的始末，人们从中所获得的传染病抗疫经验等，是这些研究所要重点陈述的内容，其研究范式实际上是历史学的。并且，这一类型的研究以西方重大传染病疫情的研究为主。

在国内，相关疾病史的研究，或从历史学的角度来研究疾病的并不多见，但也存在少数一些研究成果，如余新忠主编的《清以来的疾病、医疗和卫生——以社会文化史为视角的探索》，其中收集了近年来从医学史、疾病史角度出发的研究成果。另外，《民国时期的传染病与社会》（张泰山）、《中国抗疫简史》（张剑光）、《从疾病到人心——中古医疗社会史再探》（于赓哲）、《药品、疾病与社会》（复旦大学历史学系主编）、《疾之成殇——秦宋之间的疾病名义与历史叙事中的存在》

（陈昊）、《中国近代疾病社会史》（张大庆）、《唐代疾病、医疗史初探》（于赓哲）是国内为数不多的几部疾病史研究著作。单纯地从伦理学角度来研究"疾病"的专著目前很难找到，因而本书的研究主题颇具有开创性意义。

蕴含在疾病中的伦理问题是研究者们近年来所热议的论题，但至今尚不存在系统、全面地论述疾病伦理的专著，众多的思想、观点等散见于一些学术论文当中。并且，有关疾病的概念、疾病与自然的关系、身心关系、儒家哲学中的病因理论等论题的研究虽然存在较多关于"疾病""病因学"的论述，但其研究的视角繁多，未能统一从伦理学的视角深入展开论述。本书的目的在于系统、全面地对疾病的概念、疾病的自然化和自然性、疾病的自然性与道德性、疾病的社会性、疾病的现代性、疾病与自我建构的关联、个体道德人格与疾病的关系、疾病中的伦理实践、疾病与健康之间的伦理逻辑等展开研究。

在当前的各种研究成果中，虽然也有学者试图从这些关系中去探索疾病产生的病因，或试图从这些关系中解释疾病，但是未能有人系统、全面地阐述过伦理学视角中的疾病认识理论。例如，在医学领域，"自然疫源性疾病"概念揭示了自然环境对于人体的某些疾病产生的机制和深刻影响，但这种阐释是单向度的，仅仅凸显出自然环境与人体某些疾病产生之间的因果关系，却未能反视人体疾病所映射的自然环境的动态变化。因而本书的特色在于从两者的相互关系中揭示疾病，而非单向度的病因解释。同样地，从人与社会、人与自我的关系角度来认识的疾病，不局限于从社会环境因素、个体道德人格与疾病产生之间的因果关系来解释，而是从二者之间的关系出发揭示它们之间的相互作用和影响，重点凸显出疾病产生的"关系本体"，而非因果解释论的。

在当前的心身医学、社会医学、医学心理学、叙事医学的研究中，倾向于从"人病统一"的角度揭示二者关系，试图克服生物医学中"人病分离"的认知缺陷，但因为受二元认识论的局限，始终没有办法证成人病是如何统一的。本书从疾病产生的"关系本体"出发，克服生物医学中以"身体"为本体的疾病认识论局限，并凸显出人—病关系的发展性。立足于人类生活中的伦理关系来探索疾病产生的"关系本体"，这与当前生物医学研究中以"身体"本体为核心的疾病认识方法截然不同。另外，当前的社会医学仍然局限于从疾病产生的社会、心理因素出发来认识疾病，其疾病认识思维方式仍然是因果关系论，无法克服其中产生的认识论悖论。本书以"关系本体"论为基础，开启疾病认识论中的全新理论，试图在病因学理论上克服当前理论的不足，更重要的是为当前的疾病治疗实践提供更为圆通的理论指导，以减少疾病治疗实践中的伦理误区。

于桂林象山

二〇二一年九月

目　　录

第一章　"疾病"概念及其伦理学意义 ·················· （1）

第一节　"疾病"概念溯源 ······························ （2）

一　中国古代医学中的"疾病"诠释 ················ （2）

二　西方医学中的"疾病"诠释 ···················· （6）

三　现代"疾病"概念 ···························· （9）

第二节　研究意义 ···································· （15）

一　促进人类疾病观念的发展与进步 ·············· （15）

二　疾病伦理研究对于个体存在的意义 ············ （17）

三　疾病伦理研究的社会意义 ···················· （19）

四　疾病伦理研究的实践意义 ···················· （19）

第三节　国内外研究现状 ······························ （20）

一　关于"疾病"本身的研究 ······················ （21）

二　医学伦理学中有关"疾病"的研究 ·············· （23）

三　社会医学中有关"疾病"的研究 ················ （25）

第四节　研究目的 ···································· （26）

一　我们需要从伦理学的角度深化对疾病本质的认识 ······· （26）

二　我们需要从伦理实践性的角度深化对"疾病治疗"的

认识 ·· （27）

第二章　疾病与自然 ································ （30）

第一节　基于自然的人的生存悖论 ······················ （31）

一　什么是"自然" ······························ （32）

二　人与"自然"的存在悖论 ······················ （39）

三　自然与健康 ································ （42）

第二节　自然环境与"疾病" ···························· （46）

一　自然环境存在的"悬崖式"伦理危机 ·············· （47）

二 自然疫源性疾病——自然环境与人的对话 ……… (50)

三 疾病解释的环境哲学基础 ……………… (54)

第三节 疾病:人与自然关系的反观 ……………… (56)

一 疾病的"自然化" ……………………… (57)

二 疾病的"自然性" ……………………… (58)

三 疾病:自然性与道德性之合 …………… (61)

第三章 疾病与社会 …………………………… (64)

第一节 疾病与社会、心理的关系 ……………… (66)

一 医学领域中的"社会" ………………… (69)

二 疾病与个体"主观社会"构建 …………… (76)

三 疾病的社会道德本质 …………………… (83)

第二节 社会伦理冲突与疾病的意义 …………… (89)

一 人的"社会存在"本质 ………………… (91)

二 社会伦理冲突中"人的存在" …………… (94)

三 疾病于"人之存在"的意义 …………… (96)

第三节 疾病的现代性、后现代性与公共性 …… (103)

一 疾病的现代性 ………………………… (104)

二 疾病的后现代性 ……………………… (112)

三 疾病的公共性 ………………………… (118)

第四章 疾病与自我 …………………………… (124)

第一节 关于"自我"概念及其发展与疾病的关系 … (124)

一 "自我"概念解读 ……………………… (124)

二 疾病与个体"自我"发展关系的相关研究 … (129)

三 个体"自我"发展的过程性 …………… (133)

第二节 个体自我叙事与疾病 …………………… (136)

一 叙事医学中的个体自我"叙事" ……… (138)

二 "人生进程"中的疾病自我叙事 ……… (143)

三 疾病叙事中个体的"意义世界"与自我冲突 … (149)

第三节 个体的道德人格与疾病 ………………… (156)

一 "道德人格"概述 ……………………… (157)

二 个体道德人格发展中的"疾病"诠释 … (160)

三 精神病中的"自我"解释与伦理问题 … (167)

第五章　医疗实践中的疾病伦理 ……………………………………（193）
　第一节　疾病预防中的伦理 ………………………………………（194）
　　一　个体的健康权利与健康管理责任 …………………………（194）
　　二　公共健康管理与促进中的伦理问题 ………………………（199）
　　三　疾病预防中伦理冲突的本质分析 …………………………（204）
　第二节　疾病治疗中的伦理 ………………………………………（209）
　　一　疾病"治"与"不治"之间的伦理界限 …………………………（210）
　　二　"过度医疗"中的伦理问题 …………………………………（216）
　　三　作为可能途径的"伦理咨商" ………………………………（221）
　第三节　疾病康复中的伦理 ………………………………………（227）
　　一　康复医学与康复医学伦理发展概述 ………………………（228）
　　二　疾病康复中的伦理问题 ……………………………………（234）
　　三　未来康复医学伦理发展的主要方向 ………………………（240）

结　语 …………………………………………………………………（243）
　第一节　疾病—健康概念形态中的伦理悖论 ……………………（243）
　　一　伦理学悖论简述 ……………………………………………（243）
　　二　疾病—健康关系中的各种悖论 ……………………………（247）
　　三　伦理学悖论中的"疾病—健康"关系 ………………………（254）
　第二节　未来社会医学的发展方向 ………………………………（259）
　　一　从学科交叉的角度来进行的研究 …………………………（260）
　　二　从临床治疗需要的视角出发来展开的研究 ………………（261）
　　三　立足于社会学的研究方法来展开的研究 …………………（262）
　　四　立足于现实社会的需求来展开的研究 ……………………（263）

参考文献 ………………………………………………………………（265）
　一　中文著作 ……………………………………………………（265）
　二　译著 …………………………………………………………（266）
　三　期刊 …………………………………………………………（269）
　四　英文文献 ……………………………………………………（278）

第一章 "疾病"概念及其
伦理学意义

　　随着社会的发展与进步，各种现代化的医疗技术日益成为人类对抗疾病的有力手段，但实际生存情况却不容乐观，因为医疗技术看似越来越发达，疾病却并没有因此而减少。相反，疾病正以各种新的形态出现并严重地威胁着人的健康，各种新型的传染病病种层出不穷，一些已经消逝的传染病也可能"死灰复燃"，各种慢性病、精神疾病、身心疾病更是成为威胁人类健康的"重型杀手"。因此，现代人不得不面对的事实是：人类对抗疾病的实际能力其实越来越弱。面对此种情形，我们不得不重新审思现代医学的本质和发展伦理，其中的关键问题是：我们能否将医学发展本身等同于医疗技术的发明和应用？

　　近些年来，人们更多地依靠精细的医疗技术战胜"病魔"，对于"疾病"的本质及其中所蕴含的伦理却缺乏必要的认知。例如，关于"疾病"和"我"的关系，当前存在着两种解释：一种是"疾病外在论"，这种观点认为"疾病"是外在于"我"的敌人，先进的医疗技术正是用来杀死或对抗这些"敌人"的有力武器，蕴藏在现代西方医学中的疾病观正体现了这一思维方式；另一种是"疾病内在论"，这种观点认为"疾病"是内在于"我"的，疾病是人体的一部分，不能脱离整体谈部分，任何身体部分的疾病都反映了整体上的身体状况，蕴藏在中国传统医学理论中的疾病观体现了这一思维方式。

　　以上两种疾病观从不同的角度揭示了疾病和人自身的关系，但两者都不足以说明蕴含在疾病中的伦理本质。自近代以来，在当代中国临床医学实践领域，已经长期使用西方医学取代中国传统医学的主流地位，两种不同医学文化的对冲与融合深刻地影响着人们的疾病伦理认知与实践。然而，无论面临何种疾病的威胁，现代人越来越习惯于依赖现代西方生物医学的神奇力量以求得迅速地解决问题，对中国传统医学起效慢、疗程长的特点越来越持怀疑和逃避态度，体现出对疾病本质与伦理认知的严重偏差。

基于以上认知，我们认为，要正确地理解医学的本质及其发展规律，首要的问题是对"疾病"本身做出伦理学的思考和分析，从伦理学的视角来揭示"疾病"和自然、社会、个体自我发展的关系，并以此来揭示医学发展的本质性目的和规律。本书的研究目的就是力图揭示疾病的本质，以及蕴含在疾病之中的各种伦理关系和道德价值，力图为当代世界提供认知疾病、反思疾病和对抗疾病的伦理路径，为现代医学的发展提供一种伦理学思路。

第一节 "疾病"概念溯源

在20世纪80年代的中国，爆发了一场关于如何界定"疾病"概念的争论，这场争论正体现了人们试图对"疾病"做出哲学反思的开端。对"疾病"概念的反思和厘定，打开了人们正确认识"疾病"的通路。长期以来，"疾病"仅仅成为一种对人体状态进行否定或负性评价的方式，较少有人通过"疾病"来反思人与自身、自然和社会的关系及蕴含在其中的本质问题。实际上，拥有什么样的"疾病"理念，直接决定了我们拥有什么样的"医学"或"健康"观念，我们正是通过对"疾病"的哲学认识来发展医学和追求健康的。

迄今为止，"疾病"概念错综复杂，几乎无法给它一个十分明确的定义。并且，因为人类所发现的疾病种类和治疗方式在不停地变更，疾病概念所包含的内涵也一直在变化。在众多的研究方法中，综合医学史、疾病史中的相关论述对"疾病"概念进行溯源，并探寻它的本质含义和内蕴的伦理精神，是一种很好的途径。可以说，人类无论以何种方式所撰写的医学史、医疗文化史，在其本质上都是人类对抗疾病的"斗争史"，其中饱含了人们认知和对抗疾病的丰富经验。人们如何认识"疾病"以及采取什么样的手段治疗疾病，都是通过不断的医疗实践而获得的。正是在这些经验性认识的积累中，不断地启发和提升人类的疾病智慧，并在很大程度上决定了医学的本质及其发展中的伦理。

一 中国古代医学中的"疾病"诠释

虽然在现代医学中，"疾病"常常作为一个概念出现，但在中国古代医学中，"疾病"中的"疾"和"病"是经常分开使用的两个单独概念，

但它们的含义却很模糊，如许慎在《说文解字》中说："病，疾加也"和
"疾，病也。从广矢声"。① 段玉裁的注解为："析言之则'病'为疾加
也，浑言之则'疾'亦病也。"② 他的意思是：精确地说，"病"为"疾
加"，是重病；但笼统地说，二者又可以作为同义词使用，"疾"就是
"病"，是可以互换的。

现代学者们对疾、病概念做出了进一步的考证。康舒泰从字形、本义
和引申义三个方面辨析了"疾"和"病"。③ 他认为，两者还是有明显差
别的。从字形上来看，"疾"是合意字，而"病"则是形声字，其含义也
因此产生差异。如"疾"从矢，指的是发病的速度，如"矢"之迅猛，
因而多指发病之初。而"病"是"疾加"也，多指小疾变大疾，一疾变
多疾，因而"病"在数量和程度上都更为严重，故疾重为病。《扁鹊见蔡
桓公》中就有相关的记述，病发之初，扁鹊对蔡桓公说"君有疾在腠理，
不治将恐深"，后来他说"君之病在肌肤，不治将益深"，可见，"病"是
"疾重"。后世学者们普遍同意这一解释："疾"倾向于指一般性的疾病，
而病则指重病。

实际上，以上的区分还不足以使我们了解"疾"与"病"二者的
关系，要更为深入详细地理解它们的含义，还得对它们发展演变的历史
进行考证。关于这个问题，现代学者夏业梅做出了很好的例证，她通过
统计得出"疾"和"病"在战国以前的典籍中出现的频次情况，如表1
所示。

表1 战国以前中国古代典籍中"疾"与"病"使用频次④

书名	疾	病	疾病
《周易》	10	1	0
《尚书》	11	1	0
《诗经》	8	0	0

① （汉）许慎：《说文解字新订》，臧克和、王平校订，中华书局2002年版，第154页。
② （汉）许慎：《说文解字注》，（清）段玉裁注，上海古籍出版社1981年版（转引自梁治学、倪红梅、何裕民等《"疾病"词源学探析》，《中医药文化》2010年第6期）。
③ 康舒泰：《疾病辩解》，《河西学院学报》1989年第1期。
④ 夏业梅：《常用词"疾"与"病"的演变研究》，《现代语文》（学术综合版）2012年第9期。

续表

书名	疾	病	疾病
《周礼》	15	9	4
《仪礼》	3	2	1
《论语》	12	3	2
《左传》	119	32	11
《国语》	34	7	0
《孙子》	1	0	0
《逸周书》	24	5	0

　　如表 1 所示，战国以前"疾"的使用频次远远地高于"病"，而"疾病"作为一个复合概念较少被使用。这说明，在战国以前，"疾"是一个常用词，但到了战国时期，在部分典籍中所找到的"疾""病""疾病"等概念的使用频次已经发生了明显改变，如表 2 所示。

表 2　　　战国时期中国古代典籍中"疾"与"病"使用频次①

书名	疾	病	疾病
《孝经》	0	1	0
《庄子》	1	40	0
《孟子》	8	9	3
《墨子》	22	28	9
《管子》	6	12	3
《韩非子》	14	40	1
《战国策》	11	26	0
《晏子春秋》	6	26	1
《纵横家书》	0	1	0

　　从表 2 可以看出，"病"的使用频次在战国时期已经超过"疾"，但"疾病"这一概念的使用频次仍然较少。那么，为何会出现这一现象呢？据推测，"病"使用的活跃性超过"疾"，大概是因为"疾"所包含的引申义太多，如急速、嫉妒、憎恶、担忧等，往往造成了"疾"含义的混

---

① 夏业梅：《常用词"疾"与"病"的演变研究》，《现代语文》（学术综合版）2012 年第 9 期。

乱。因而，在这样的语境中，世人只能将"疾"中所包含的"疾病义"卸给了"病"。① 而这一点在《黄帝内经》（成书于春秋、战国至秦、西汉之间）中得到了很好的验证。据统计，"在《黄帝内经》中'疾'与'病'大量使用，'疾'共出现了191次，而'病'共出现了1545次"②。可见，此时，"疾"使用的频率已经微乎其微，而"病"成了常用的名词。

然而，"疾病"这一概念到底是怎么发展演变的呢？从发生来看，"疾病"一词与"疾""病"等概念几乎同时出现，但从上表来看，它在中国古代的使用频率却是非常少的，尽管在现代它是一个常用概念。有学者对"疾病"一词的历史来源进行了考察后认为：

> "病"最初是形容词，表示"困苦、痛楚"义，较少用以表示"疾病"义。到了战国以后，"病"表"疾病"义逐渐增加，并有超过"疾"的趋势……在战国晚期"疾"的"疾病"义逐渐让位于"病"，转而表示"快、急"义。③

以上这一点得到众多学者的认同，如傅海燕对成书于西汉中晚期的《黄帝内经》中的"疾""病""疾病"等概念进行了辨析之后认为：

> 虽然"疾"与"病"在《黄帝内经》中都可以泛指疾病，但是从《黄帝内经》中二字出现的次数看，"病"的应用明显多于"疾"。……《黄帝内经》中"疾"与"病"在"疾病"的意义上是同义词，并没有轻重之别。……"疾"与"病"的区别在于"疾"还多用作"疾速"义，"病"用作"患病"义。④

以上是对"疾""病""疾病"等概念做出的词源学考察，仅仅辨析了其用法上的细微差别。实际上，我们在这里最主要的还是要探究"疾病"一词所拥有的内涵，也就是说，到底如何来界定"疾病"概念。

---

① 夏业梅：《常用词"疾"与"病"的演变研究》，《现代语文》（学术综合版）2012年第9期。

② 张登本、武长春：《内经词典》，人民卫生出版社1990年版，第356页。

③ 丁喜霞：《常用词"疾病"的历史来源考察》，《洛阳师范学院学报》2006年第3期。

④ 傅海燕：《〈黄帝内经〉"疾"与"病"的辨析及其意义》，《医古文知识》2003年第4期。

一般认为，在中国古代医学中，受"天人合一"哲学思维的影响，"在探讨和认识人的健康和疾病的奥秘时，必须把人的生命机体和生命活动置于整个宇宙的运动之中，把天、地、人结合起来加以思考才能获得，即用整体观念来阐述其健康观和疾病观"①。因而健康是天、地、人三者关系达到平衡状态才能获得的。关于这一点，在《素问·宝命全形论》中也有相关的论述："夫人生于地，悬命于天，天地合气，命脉之曰人。人能应四时者，天地为之父母。"而《灵枢·经水篇》亦说："此人之所以参天地而应阴阳也，不可不察。"可见，人的生命活动始终与人赖以生存的天、地存在不可分割的关系。而人作为一个生命的有机体也应该自觉地与自然界的一切协调一致，这样才能保证生命的健康与完整，反之就会产生疾病。

以上所论述的"疾病"概念我们称之为"疾病整体观"，强调从人与自然的关系来理解"疾病"。当然，这里的"自然"不仅仅指外在的自然环境，也指人作为生命有机体本身包含的自然规律。因而要保持健康，就必须顺应自然，达到与自然的平衡、协调状态，而"疾病"相应地就是指生命的异常、失调状态。

二 西方医学中的"疾病"诠释

相对来说，西方文化中的"疾病"概念的词源学考察要困难得多，我们只能根据有限的英文词典来进行溯源。根据查证，与"疾病"相关的英文单词有 disease、illness、sickness、malady、ailment、disorder 等，最常用的是 disease、illness 和 disorder。这些词均有类似"疾病"之义，但通过英语词源学的分析，人们发现，这些词语所表示的疾病程度与所指范围皆有所不同。Disease 一词源自古法语 desaise，由 dis/des（意思是无、离开）和 aise/ease（意思是舒适、安心）两个部分组成，原始含义指身体或心灵上的"不适"，后来衍生出"病、疾病"这样的含义。Illness 是形容词 ill（有病的）的名词形式，ill 源自古希腊语 illr（意思是有病的，坏的），它的原始含义为"道德邪恶"。Illness 后来被用作"疾病，病"等含义。Sickness 是 sick 的名词形式，sick 源自古代英语 seoc 一词，其原始含义指"不好的"。Malady 源自古法语 maladie，其原始含义有"病，疾病"等意思。Ailment 是 ail 的名词形式，ail 源自古英语 eglian，其原始含义为"麻烦，折磨"。后来发展为"疾病"，包含"抑郁，害怕"等含

① 瞿晓敏：《中西健康疾病观的哲学基础》，《医学与社会》2001 年第 5 期。

义。Disorder 由词根 dis（不）加动词 order 组成，其基本含义为"障碍，失调，混乱"等。Disease 和 illness 作为"疾病"之义，前者体现为更为专业的术语。

在《当代牛津高阶英汉双解词典》中明确地指出：Illness 在英文中为广义用词、通俗用词，表示"身体不适"的意思；Disease 则专指某种疾病或影响到机体某个器官的疾病，它为医学专用名词。由此可以推知 Disease 一词实质上更多地体现为生物医学意义上的疾病。在《朗文当代高级英语辞典》中是这样解释的：Sickness 更侧重表示是一种有病的感觉状态；Malady 现在多用于比喻方面，较少用于人体疾病；Ailment 特指小病、小痛；Disorder 主要强调身体、心理或身心机能的障碍和失调，与现代的"亚健康"概念很接近。从这些词语的原始含义与后来衍生含义来看，"疾病"一词在西方文化中体现为多方面的原始含义，但之后衍生出来的含义都集中地体现为生理或心理上的紊乱和病态。其中 ill 一词还包含了对个体人格的道德评价，这更加丰富了疾病本身的内涵。

在西方古代医学中，在"天人二分"的哲学思维方式前提下，"疾病"概念拥有与中国古代医学中的"疾病"截然不同的内涵。古希腊时期的哲学家们更倾向于将物质性的本原看作万物产生的源头，如泰勒斯（Thales，约公元前 624 年—公元前 546 年）认为水是万物的本原；朴素辩证法思想的代表人物赫拉克利特（Heraclitus，约公元前 535 年—公元前 475 年）认为火是万物的本原；唯物论者德谟克利特（Demokritos，约公元前 460 年—公元前 370）却发现了原子论，并且使用原子论来阐明疾病和健康的关系。他认为，人体和自然界其他生物体一样都是由原子（一种极其细微的颗粒）组成，一个活的有机体是否能够保持正常和健康的生命状态，完全依靠原子所处的位置及其与其他原子之间所产生的摩擦程度，原子之间的密度变化（增加或降低）可能导致有机体产生各种不同类型的疾病。因而在德谟克利特看来，疾病的发生是因为有机体中的原子运动失去平衡后产生的一种紊乱，所有的疾病都是因为身体内部原子的密度变化而引发的。

赫拉克利特继承了德谟克利特的"原子论疾病观"，在《论坝后》《论医学方法》等多本书籍中，他都强调这样的疾病发生原理：疾病是由于有机体内部原子位置的错乱导致，或是外来物质对人的有机体产生影响导致。这些理论对西方古代医学的发展产生了深远而重要的影响。

古罗马时期的医神阿斯克雷庇亚（Aesclapius）提出了"固体病理学说"，这一学说实质上仍然继承了"原子说"中的主要观点来诠释人体的生理机制和发病原理。他提出："动物体是由原子集合成大元素，元素又相集而成细管，它有能感觉的微窍，在细管的空窍里有运动的小分子，而这种小分子从食品、空气中提取，然后发生运动，产生一切活体的功能，如体温、脉搏、感觉之类。若小分子运动适宜就保持健康，运动过强则发热，过微则恶寒，若分子的大小与孔的大小不调和也会生病。"①

古希腊时期被称为"医学之父"的哲学家希波克拉底（Hippocrates，公元前460年—公元前370年）提出"四体液学说"，他认为人体是由血液、黏液、黄胆汁和黑胆汁这四种不同的体液构成，四种体液对应四种元素和四种气质，一旦失去平衡就会造成疾病。"四体液说"强调生命及其赖以存在的有机体的活力是一种服从自然法则的过程，违背这种自然法则就会产生疾病。相应地，疾病的治疗在原则上不应该只对有机体本身做出干预，而更应该重视精神疗法，即使得有机体从内部服从自然法则。这一思想对古罗马医学、波斯医学、印度医学等都造成了深远的影响。

文艺复兴之后，人文主义高唱着人的赞歌，尤其是近代人文主义的代表弗朗西斯·培根提出了"人类中心论"，更是将人的地位拔高到无所不能的地步，人类不顾一切地统治自然、利用自然。在人与自然的关系里，将自然当作纯粹服务于自身利益的手段，从自然中获取自身所需要的一切有用的东西，并将其看作理所当然的事情。因而，此时的哲学家们不再将人自身简单地看作自然界构成的一部分，而更为强调人与自然的彼此独立和不可调和的对立关系，自然成为人类为自己服务的工具。

在这一哲学思维模式下发展的医学理念，不太注重自然环境对人体所可能造成的积极、正面的影响，而只看到自然环境对人体疾病产生的负面影响。在这一思维模式引导下，当时的病因学仅仅把自然环境当作疾病产生的可能外因，或把疾病产生的自然环境因素简单化。相应地，在疾病治疗问题上，并非立足于人与自然环境之间的辩证统一关系来入手，而是简单粗暴地强调通过消除自然环境因素这一可能外因来克服和战胜病邪。在人与自然分离的认识论前提下，希波克拉底的"四体液说"退出了长期支配医学界的主导地位，"原子论"疾病观重新兴起。并且，随着"细胞学说"的提出，近代人体解剖学的兴起和发展，西方医学完全脱离了人体与外界的关系来探寻疾病的奥秘，彻底地立足于人体本身来解释和治疗疾病，走上了一条不断探索人体各部分形态和结构的病因学道路。

以上所论述的"疾病"都体现为一种彻底的物质主义的疾病观，其

---

① 瞿晓敏：《中西健康疾病观的哲学基础》，《医学与社会》2001年第5期。

基本的做法是：把完整的人体分解成若干个子系统，再把每个子系统分解成若干相关的器官和组织，在此基础上，进一步深入到人体的每一个细胞和分子，试图在对人体及其所组成的器官、细胞、血液、分子，甚至基因的深入认识的基础上来建构疾病的发生机理。

三 现代"疾病"概念

现代"疾病"概念的内涵日益丰富，但是，无论如何给它定义，都无法十分明确地描绘出它的本质特征。现代学者普遍认同这样的观点："疾病概念是对疾病本质认识的概括。它随着人类对疾病的认识水平的不断提高以及疾病本身的发展而变化。"① 就疾病的概念来讲，虽然在一些教材中也给出了一些相对来讲比较完备、详尽的论述，但"健康与疾病作为一组对应的概念，至今尚无完整的定义"②。由此可见，人类对于疾病本质的认识是一个复杂的过程，它不是短时间内可以发现的真理。正因为如此，有学者甚至指出，"疾病"这一概念是被发明的，而不是被发现的，疾病的概念随着人类对疾病本身的认识的改变而发生改变。1947 年，联合国世界卫生组织（WHO）给"健康"下的定义："健康，不仅是没有疾病和病症，而且是一种个体在身体上、精神上、社会上的良好状态。"1978 年世界卫生组织在《阿拉木图宣言》中重申："健康是指身体、心理和社会的完好状态，而不仅仅是没有疾病和虚弱。"这一概念基本上打破了只从生理的角度来诠释"健康"的生物医学观，体现出人体的整体统一性。

从前文的分析中可以看出，现代意义上的"健康""疾病"等概念，其形成和发展与社会意识及文化存在着千丝万缕的关系。根据相关医学史中的记载："疾病与地球上的生命几乎同时出现。"③ 正因为如此，现代学者们的研究普遍试图从社会学、心理学和伦理学等各个角度来挖掘疾病产生的深层次原因。可以这么说，一部疾病的历史也就是一部人类思想文化的历史。甚至可以说，"疾病"概念拥有显性的文化意义，它无时无刻不与社会的文化、道德和宗教等联系在一起。从发生学来看，疾病充斥着社会文化的每一个领域，从发生的地域来看，它是无处不在的；从发生的时间来看，它是无时不有的；从发生的对象来看，它是无人能免的。作为社

---

① 金惠铭、王建枝：《病理生理学》（第 6 版），人民卫生出版社 2004 年版，第 5 页。

② 张玉龙、王景艳：《疾病的文化意义》，《医学与哲学》2007 年第 8 期。

③ ［意］阿尔图罗·卡斯蒂廖尼：《医学史》，程之范主译，广西师范大学出版社 2003 年版，第 9—51 页。

会的实然存在，疾病与人本身的存在一样，无时不被打上社会文化的烙印。美国人类学家列维（Lieban）认为："一个社会在解释疾病何以发生的同时，也就是呈现该社会成员对这个世界的经验和了解。"①

首先，人对疾病的认知是通过对自身生命的认知来深化的，反过来，又通过对疾病的认知不停地影响和改变着对自身生命的认知，无论是生命的长度，还是生命的质量。纵观人类社会发展的简单历史和整个人类医学的简单发展史，人类对自身生命的认知和对疾病的认知大致上经历了相同的路线：从整体到局部、从生物特性到社会特性、从宏观到微观，这是一个极其漫长的认知过程。正是在与各种不同种类的疾病的反复斗争中，人类不停地扩展着自身对于疾病本质的认知，同时也扩展着对自身生命本质的认知。在现代社会，层出不穷的新型医疗技术正反映了人类对自身生命及其疾病本质的积极探索，越来越精细的手段使得人的生命和疾病数字化和标准化了。尤其是近现代以来，人类对疾病的认知和测量使得生命本身数据化和物化了，生命被等同于生命体，在最直接的意义上，它是一具可以随时通过技术进行测量的物体而已。现代医学通过各种技术手段对人体的生物参数进行检验和测量，人们只要按照一定的参照数值就可以知道自己的生命形态是否符合标准，并在此基础上界定生命的"病态"或"非病态"。

其次，人类对疾病的认知同时深化了他们对道德、艺术和哲学等的认知和反思。纵观人类的疾病发展史，从古至今，人们自然而然地将疾病与惩罚、罪恶等词语联系在一起，将疾病与耻辱、堕落、肮脏之类的判断联系在一起，充满了道德意义上的评价。在这样的认识前提下，患病就等同于个体在道德上犯了错，是一种耻辱的事情。或者说，患病是因为个体道德上的堕落而应该接受来自上天的身体惩罚，这种身体上的惩罚只能通过道德上的修正或神的宽恕得以解决。例如，在中国古代，人们就通过驱鬼辟邪等"巫术"或"法术"来驱除病魔，实质上就是将疾病视为上天派来惩罚患者恶劣德行的手段。清代的《阅微草堂笔记》中就有大量的相关记载，人们将遭遇疾病与当事人的道德品性相提并论。西方古代医学史中也有相关的记载，人们不由自主地将人的疾病与他或她的恶行联系起来，只能使用祈祷和符咒等宗教手段来保护。《圣经》中也使用了大量的篇幅记述神或上帝特意降下疾病来惩戒人类所做的恶行，来讨伐人类所犯的罪，因此，疾病的治疗不在他处，只需要通过各种道德或宗教的手段为

---

① 张玉龙、王景艳：《疾病的文化意义》，《医学与哲学》2007 年第 8 期。

自己赎罪即可。

除此之外，人类对传染病的认知更是只能依靠道德或宗教的手段，人类历史上所发生的历次瘟疫都被人们贴上道德或宗教的标签。这样的认知直接影响到了人类对待疾病和患者的态度与手段。14 世纪发生在欧洲的"黑死病"直接引发了全欧对犹太人的蔑视和惨绝人寰的人屠杀，这种态度和手段的正义性就来自将疾病与部分人的非道德联系起来。无独有偶，希伯来人将"麻风病"妖魔化，将麻风病患者视为"灵魂不洁和不可接触"的人，顺理成章地将他们与正常的社会隔离开来，以此来保护社会整体的利益。同样地，因为"性"本身的神秘色彩及其所包含的道德意味，人们赋予因"性"而产生的疾病以十分恶劣的道德含义。15 世纪末，"梅毒"成为社会道德腐化的标志，身患梅毒是个体道德堕落的代名词。20 世纪 70 年代以来席卷全世界的"艾滋病"更是被人们极度贬低，他们认为此病将创造出一个"终身为贱民"的群体，为此，艾滋病患者终身不为正常的社会群体所接纳，即使是这一疾病的产生与性、道德毫无关联，但人们更愿意选择相信它们之间不可名状的联系。

人们对待疾病的态度促使了相关的道德、心理和宗教理论的拓展与进步，因而有学者认为："正是由于疾病的道德判断和标签意义，拓宽了道德关注的价值领域，产生了医德、医学伦理等新的范畴，增加了道德调整的内容，产生了新的道德律条。"① 美国作家苏珊·桑塔格（Susan Sontag，1933—2004）在她的专著《疾病的隐喻》中提示："作为生理学层面上的疾病，它确实是一个自然事件；但在文化层面，它又从来都是负载着价值判断的。"② 因此，在道德层面解读疾病，使得"从医者面对的不仅仅是生理的、自然的实体，而且是饱含价值观念和社会因素的承载物，医治疾病就要对社会文化、人类文明进行批判和反思"③。疾病隐喻的是"个体与社会之间的深刻失调，它和人性的异化以及苦难的悲怆联系在一起，都是指向社会的压抑与焦虑的偏执，使对某种社会腐败或不公正的指控显得活灵活现。疾病被道德化或政治化，使疾病不再是疾病本身，而是成为一把衡量人类别属性的尺子，这尺子因背后的国民性理念而即刻升华

① 张玉龙、王景艳：《疾病的文化意义》，《医学与哲学》2007 年第 8 期。
② 陈蓉霞：《疾病：作为一种文化隐喻》，《中华读书报》2004 年第 5 期。
③ 张玉龙、陈晓阳：《疾病的道德化解读及其文化意义》，《科学技术哲学研究》2010 年第 5 期。

成为一种政治、道德的审判"①。

美籍德裔人本主义心理学家埃希里·弗洛姆（Erich Fromm，1900 年 3 月 23 日—1980 年 3 月 18 日）在分析人性与社会关系的时候也提出："最正常的人就是病得最厉害的人，而病得最厉害的人也就是最健康的人。……在病人身上，我们能看到某种属于人性的东西尚没有被压抑到无法与诸种文化模式相对立的程度。"② 可见要准确地掌握疾病的本质，离不开对人性与社会关系的分析和把握。

而疾病在文学、艺术中的隐喻更是备受学者们的关注。文学作品中人物的病象与社会的整体文明程度存在着密切联系，比如鲁迅的小说《药》《狂人日记》《孤独者》，巴金的小说《灭亡》《寒夜》，曹禺的戏剧《雷雨》等，都从不同侧面，无论是个体还是群体或国家的层面揭示和控诉了疾病产生的社会根源。例如，丁玲的《莎菲女士日记》中所描绘的"莎菲女士之病"，看似极具个人化色彩，实际上却代表着一种典型的"时代病"，它深刻地体现了"五四"时期女性追求个性独立、解放的新思想。莎菲女士的出现恰恰表明了时代环境对个人身体与疾病的深刻影响，而鲁迅的《药》暗讽的是中国人愚昧麻木的国民本性。正如有学者总结的："在中国现代的文学作品中，疾病不仅反映了身体上的病态，更是成为国家衰弱、灵魂羸弱、欲望觉醒、个体生存焦虑的表征。"③

在这些文学作品中，疾病总是以一种隐晦的形式出现，个体身体上所遭受的痛苦总是与精神上的愚昧、贫乏联系在一起，个人的身体总是与实际上愚昧、封闭的国家、民族的文化状态脱离不了关系。在这一认识前提下，个体身体不是一个能够独立于国家、社会之外的自给自足的生命实体，它的良好状态必须在与所处社会文化环境的互动中才能实现，而身体也是人借以感知外部世界的唯一工具。因而一切有关身体内部问题的研究必然和身体所处的社会、政治、民族、伦理、文化、性别等属性有关。

国外的文学作品中同样也存在着为数众多的有关疾病的隐喻。比较有名的有德国著名的小说家和散文学家托马斯·曼（Thomas Mann，1875—1955）撰写的《魔山》。几乎他的所有文学作品都与疾病有关，有的人患上了绝症，有的人在生理上、心理上或多或少地产生一些障碍。托马斯·曼

---

① 孙雯波、胡凯：《疾病的隐喻和疾病道德化》，《湖南师范大学社会科学学报》2010 年第 6 期。

② ［美］埃希里·弗洛姆：《弗洛姆文集》，冯川等译，改革出版社 1997 年版，第 567 页。

③ 杨程：《中国现代文学疾病书写中的个人与国家》，《周口师范学院学报》2015 年第 3 期。

认为，人在患病状态中不但能深刻地呈现出真实的人性，人们也常常能够通过疾病来描述一些超越疾病、超越现实的体验和认识。而这样的认识或研究在古希腊罗马时代的哲学家那里就已经有了相当多的论述，例如，苏格拉底、柏拉图和亚里士多德等哲学家们关于"神经错乱""抑郁症""躁狂症"等精神疾病的研究和描述已经相当深刻。

另外，不得不指出的是，"疾病"还拥有强烈的衍生的社会文化或道德意义，它们是哲学家们通过对人存在的社会身份及其意义的剖析解释出来的。那些看似来自身体内部的某些疾病，实际上并不能仅仅将其与个体身体联系起来，而是将其放在身体外部的一些关系中建立起丰富而明显的社会文化内涵，"在疾病的理论、术语、经验和技术构成的博大知识海洋中，还隐含着湍急的文化潜流"①。因为疾病与个体社会身份的紧密联系，它在某种意义上甚至可以被强化为政治上的权力，它与国家的人口安全及政治稳定直接相关。

中国古代医学史就阐述了有关"小医治病，上医医国"的重要思想，深刻地揭示了疾病与国家整体发展之间的关系。近代西方哲学家福柯则提出"疾病是具有政治意义的事件"这样的重要观点，他看到了国家或社会的当权者们利用对"疾病"的控制来控制整个社会的人口、生育和安全等。因而疾病从来都不是个体的私事，它从来都是被放在整个人类发展的历程中去考虑的。正因为如此，人的生命从来不只是关乎肉体，它在更为深层次的意义上被当作政治治理与控制的手段。福柯在他的《疯癫与文明——理性时代的疾病史》②和《临床医学的诞生》③等著作中详细地描述道："与疾病作斗争必须首先与坏政府作斗争，人必须首先获得解放，才能得到全面彻底的治疗。"④在现代社会中，国家与政府也试图通过对"身体的规训"和"健康的管理"等方式来达到对本国人口理性化的治理目标。这种从政治的角度所揭示出来的生命本质进一步加深了人们对疾病的理解，尤其是疾病中的某些流行病，更容易被当作社会的病、文化的病，成为当政者用来实施其政治策略的工具。

无可否认，疾病在很大程度上影响着人类社会历史的发展与演变，无论以何种方式来进行或完成的。文化的、道德的或政治意义上的，间

---

① 张玉龙、王景艳：《疾病的文化意义》，《医学与哲学》2007年第8期。
② ［法］米歇尔·福柯：《疯癫与文明——理性时代的疾病史》，刘北成、杨远婴译，生活·读书·新知三联书店2003年版。
③ ［法］米歇尔·福柯：《临床医学的诞生》，刘北成译，译林出版社2001年版。
④ 张玉龙、王景艳：《疾病的文化意义》，《医学与哲学》2007年第8期。

接的或直接的、宏观的或微观的，疾病时时刻刻地影响着人类社会进程的方方面面。排除那些人类历史上所发生的重大传染病事件不说，即使是在看起来波澜不惊的日常生活中，各种疾病及其观念也正在影响着人们的各种价值选择，小到个体的生活方式与生活态度，大到国家的治国理政与国际关系，都与疾病产生了十分紧密的联系。正是在这个意义上，我们可以说，"人类的历史在其本质上体现为一部人类不断与疾病斗争的历史"。

在人类试图通过各种手段来揭开历史发展的"真面目"的过程中，通过疾病来了解的人类历史往往有着非同寻常的意义。例如，美国历史学家威廉·H. 麦克尼尔就是通过他的著作《瘟疫和人》提出有关世界历史的新观点。而德国的医学史专家赫尔希出版的两卷本《地理和历史病理学手册》（1864）被认为是"疾病史"的开山之作。另外，《剑桥世界人类疾病史》① 则成为迄今为止人类"疾病自然史"的集大成者。与此同时，疾病也在很大程度上增加了个体对自身生命的本真认知与人文关怀，正是在对各种疾病的认知和体验中，个体深刻地认识到了生命的短暂和脆弱，并在这个认知中调适自己对待生命的态度与方式。尤其是20世纪以来，随着各种高新科学技术的发展和应用，人类对自身生命主体性的认知也在改变。在对各种生命技术的崇拜和应用中，人们开始成为各种技术的附庸和奴隶，"在技术的围困中，身体正在丧失自己的领土"②。这样的发展历程促使人们不得不对自身的生命、疾病及其意义进行反思和总结。那些看似伸张了人在疾病面前的主体性的技术和手段，正蕴含了人对疾病及其价值认知的盲点，也暗示了人对自身生命及其价值认知的肤浅。

实际上，生活经验无时无刻不在告诉人们，那些曾经经历过或遭受过疾病侵袭的受害者，往往对个人的命运、自由和人性解放等，乃至生命的终极性意义都有着更为深刻的反思和警醒。关于这一点，美国的思想家皮特·布鲁克史密斯在其著作《未来的灾难——瘟疫复活与人类生存之战》③ 中就为人们提供了一个理解疾病与生存的历史与现实、技术与矛盾统一的多元视角。

---

① ［美］肯尼斯·F. 基普尔：《剑桥世界人类疾病史》，张大庆译，上海科技教育出版社2007年版。

② 祝勇：《疾病在革命中的命运》，《书屋》2006年第6期。

③ ［美］皮特·布鲁克史密斯：《未来的灾难——瘟疫复活与人类生存之战》，马永波译，海南出版社1999年版。

第二节　研究意义

从伦理学的角度对"疾病"本身展开研究，其主要意义在于帮助人们加深对疾病本质的认识和提高自身管理各种疾病的能力和办法。毫无疑问，伦理文化作为人类文化的核心层面，它更为深刻地影响到人们的价值观念、生活方式和健康理念等。尤其是在现代化进程越来越快的当今社会，随着各类社会文明的进步和现代医疗科学技术的飞速发展，疾病在一定程度上并没有因为医学本身的发展与医疗科学技术的进步而变得越来越容易控制。相反，疾病的种类变得越来越多，疾病对人体健康的影响和侵扰变得越来越失去控制。尤其是一些身心疾病、传染病病毒的流行以及癌症的暴发等社会疾病现象，不得不迫使人们重新审视和反思自身的疾病价值观念。

无论是从个体层面，还是从社会或国家层面对健康和疾病问题进行伦理学的反思，不仅有利于人们树立起更为健康、科学的疾病观念，为医学本身的发展指明正确的方向，而且为人与自然、人与人、人与社会等伦理关系的良性发展提供一个"疾病"的视角。同时，也为人类社会整体的和谐与文明提供一个崭新的伦理学视角。综合起来，本书的研究意义集中体现在以下几个方面。

一　促进人类疾病观念的发展与进步

在上文中，我们对"疾病"的概念进行了溯源，其中也包含了一些历史上人们所持的"疾病"观念。我们从伦理学的角度对"疾病"进行研究，重在研究人们如何认识疾病的本质、如何衡量疾病给人自身带来的价值（正面的或负面的）。长期以来，人们总是将疾病看作与自身相对立的一个存在，并且想尽一切办法祛除疾病，疾病所承载的是一种绝对的负性价值。这导致人们在管理和控制疾病的方式上呈现出各种矛盾对立的特点：一方面，他们需要控制疾病，消除疾病对生命体造成的各种威胁；另一方面，他们又在本质上身处各种更深层面的威胁之中。

由此可见，人类自身对疾病应该拥有一个更为理性的态度。无疑，疾病作为人身体的一部分或自身存在的一种属性，它在本质上是"属人性的"，因而人们应该更为人性化地对待自身的疾病。纵观人类发展的历史，疾病观念也在发展与进步，但更多的是从生物科学和技术应用的角度来加深对疾病的认识。层出不穷的新型医疗科学技术，一方面反映了人们在攻克疾病方面的积极智慧和成果；另一方面也折射出人们过分地夸大了技术性医疗对人健康的影响。

从伦理学的角度来研究疾病，重在让人们从自身抗击疾病的历史中去反思疾病的本质，并在此基础上建构出更为科学、理性的疾病观念和疾病管理方式，而不是仅仅依靠外在的医疗技术手段来对付、抵抗和消灭疾病。各种社会医疗实践中的悖论现象和存在于疾病治疗中的恐怖手段说明：人们正在使用错误的方式对待自身的疾病，他们在疾病的恐慌面前，并没有真正地成为疾病的主人，而是日渐成为疾病的奴隶。

现代化进程中的中国社会，人们对于医学本质及其发展规律的认识正在逐步提高。医学模式从生物的医学模式转变为生物—心理—社会的医学模式就可以说明这一点。人们在医疗实践中逐渐地意识到自身"疾病"观念的局限。尤其是身心疾病的日益增多，医疗技术与药物在众多的身心疾病、慢性病的治疗中，日渐失去了其显著的治疗效果。而心理的干预、治疗与社会环境卫生的提高、社会文化氛围的辐射、影响日渐成为人们关注的主要内容。

疾病观念正如其他价值观念一样深入人的生死观，可以说，正是通过对疾病的体验与认知，增强了人们对于生与死的更为深入的看法与反思。在高血压、冠心病、糖尿病和癌症等慢性疾病越来越成为威胁人类生命的主要杀手的时候，人们对于疾病的畏惧开始从反思自己的生活方式和行为模式开始。饮食、生活习惯、环境卫生、情绪模式等已经成为人们调解和管理自身健康所关注的核心词眼。

然而，对于疾病本身及其本质和发展规律来说，这些认知是极其有限的。人们对于自身疾病的认知应该始于对人性本身的认知，它深刻地蕴藏在人所拥有的各种人性观点与伦理价值评价之中。在人与自然、人与社会、人与自我的各种关系的建构中，彰显了人自身所拥有的各种伦理道德价值。人必须立足于这些伦理关系及其价值理念来认识自身的疾病，因为疾病它不仅仅来自人所赖以生存的自然环境，也来自人所赖以生存的社会环境，更来自人在自我建构过程中所产生的各种价值观念。从这个意义上来说，疾病本身不仅体现为一种事实性存在，而且体现为一种价值性存在。

另外，疾病所拥有的价值应该如何评价？它对人的存在是否拥有正性价值？这些问题是我们需要进一步做出分析和解答的。另外，在价值性疾病观念中，彰显了疾病所拥有的伦理道德和社会文化意义，但这种基于价值性评价而产生的疾病概念往往导致疾病的个体性和独立性意义的丧失，产生疾病的个体性和社会性的冲突。也就意味着，在人们所拥有的疾病观念当中，不能脱离人的生命所依存的对象——人体来做出研究，各种疾病的产生样态都必须首先是具身性的，然后才是价值性的，这两者共同成为疾病所拥有的本质。

在当前的医学模式中，生物的医学模式过分地强调疾病的具身性，而社会的医学模式又过分地强调疾病的价值性，各自产生了不同的理论悖论与临床实践中的矛盾，因而必须立足于两者做出进一步的分析和论证，以求得更为科学合理的疾病思维方式。

除了立足于人自身所拥有的各种伦理关系：人与自然、人与社会、人与自身的各种关系之外，要加深对疾病本质的认识，还必须立足于疾病与健康的关系来探讨。在各种相关的概念和理论当中，疾病和健康作为两个相对的概念，它们各自承载着人们对自身生命体存在形态的正负价值评价。通常情况下，健康代表的是善的评价，而疾病代表的是恶的评价。但是这样的概念和评价常常又自相矛盾，这导致在现实的临床实践和疾病治疗活动中，产生各种自相矛盾的处理方式，左右着人们的思维方式。

无疑，作为人生命存在的常态的健康始终是人们追求的目标，而作为人生命存在的非常态的疾病却是人们力图逃避和控制的麻烦。然而，在人们孜孜不倦地追求健康生存状态的过程中，疾病的作用和功能仅仅是毁损性的吗？显然，历史可以证明，疾病在人的生命过程中并非仅仅发挥破坏性的作用，无数的医疗经验证明，疾病于人自身的存在如健康一样都是必不可少的一种状态。

因而，在疾病—健康的关系当中隐含着深刻的伦理学悖论，如果简单地赋予健康以善的价值，赋予疾病以恶的价值，就会产生疾病—健康关系中的绝对对立，这在本质上并没有反映出两者之间应该有的正确关系，在实践中也是危害重重。因此，必须立足于疾病—健康关系中的各种悖论以及临床医疗实践中实存的各种矛盾现象来反思二者的本质，以此来揭示疾病—健康关系中的伦理秩序。

二　疾病伦理研究对于个体存在的意义

疾病首先应该体现为个体性的，无数的临床实践经验表明，即使是同一种疾病，在不同的个体身上也体现出不同的个体特征，这说明疾病拥有非常明显的个体性。在各种临床实践当中，无论是中医还是西医，对症治疗已经成为疾病治疗中的基本方式。但是，令人沮丧的是，人们在各种技术手段和药物的运用过程中，很难十分准确地把握住隐藏在个体生命中的疾病机制。而在理论研究中，又过多地强调通过群体性病症的研究去归纳出隐藏在疾病中的普遍性规律，以寻求治病的一般方法。这说明，在群体化和商业化的致思模式下，疾病失去了它的个体性存在意义，众多的研究和实践表明，人们正在以一种现代化的集合方式去抹杀存在于人体中的个体性。

疾病伦理首先立足于个体来展开研究，包括个体与自然的本质联系、个体所拥有的"主观社会"、个体的自我建构等方面，一切个体的存在方式都应该成为疾病个体性研究的资源。因为在疾病产生的过程中，不仅关涉个体作为生命体存在的个体性，也关涉个体作为社会存在的个人性。从这个意义上来说，疾病就存在于个体作为自然存在和社会存在的发展历史当中，必须诉诸个体成长与发展的历史叙事来研究属于个体的疾病。现代叙事医学的产生和发展已经充分证明了人们正在日益关注疾病的个体性。作为一门学科来发展，叙事医学从精神分析学派的叙事疗法和疾病的文学叙事的众多理论来源中吸取了有利成分，但它自身发展中的诸多理论矛盾和局限仍然是很明显的。

疾病伦理研究将更多地关注"我与他者"之间的关系来看待个体的疾病，因而疾病并非仅仅是个体存在所依赖的生命体的各种病症，它更体现为个体人格的成长与完善。这意味着，在"我与他者"的关系之间消除了本质性的对立，真正地实现了和谐统一。"我"作为一个完整的社会人存在，"我"将"为己"与"为他"有效地统一起来，将"为他"当作一种道德义务，它在本质上与"为己"是一致的。

随着社会现代化进程的加速，疾病也体现出各种现代性的特征。因而疾病伦理研究不仅仅要从个体生命的历程中去寻找线索，更要从作为人类存在的历史中去寻找线索。无疑，在人类历史的进程中，人类自身所拥有的各种疾病都被打上了历史的印记，这意味着疾病和人的存在一样，是个体性的，又是社会性的。疾病伦理的研究必然离不开内涵于人存在的个体性与社会性的冲突，那些疾病所隐喻的道德价值评价、个体内在的各种道德价值冲突、个体道德人格发展过程中的各种不完满状态等，都是理解疾病的本质及其产生原因的基础。疾病伦理的研究为解释疾病及其产生的病因提供了个体的思路，以个体自身的叙事来理解疾病，它的本质不在于治疗疾病，而在于理解疾病。个体叙事的意义在于通过叙事更好地理解自身存在的意义，并因此而获得对自身疾病的解答。

三 疾病伦理研究的社会意义

长期以来，人们将疾病仅仅当作个体生理上出现的各种紊乱和问题，因而疾病仅仅是发生在个人身上的事情。在这一思维模式下，导致了现代社会"重临床，轻预防"的医疗局面。这不仅造成社会卫生资源分配的严重失调，也造成卫生资源的极大浪费。因为现代社会的各种疾病越治越多，在缺乏公共健康意识的前提下，个人的健康权利根本就无法得到有力的保障。正因为如此，越来越多的人意识到，健康已经不再是个人的问题，而是关涉整个家庭、单位和国家的公共性问题，疾病伦理研究将在更为广泛的意义上探讨疾病所拥有的公共性。

公共健康或公共卫生伦理的研究思路最开始就是立足于人口或人群的健康来谈的，但是在研究的过程中产生了许多矛盾。例如，如何保障个体的健康权利？应该在何种层面上来谈个体的健康权利？在社会或国家所能提供的资源有限的情况下仅仅谈个体的健康权利是否现实？如何理解个体的健康义务？个体的健康义务和国家层面的健康义务应该如何划分层次？个体的健康权利与他人的健康权利产生冲突之时应该怎么办？显然，这些问题都需要从伦理学的角度做出充分的论证和分析。包含在疾病中的伦理学必然离不开疾病本身所拥有的公共性，无论是从疾病本身来讲，还是从个体疾病或健康的管理层面来讲，疾病不仅关乎个体的道德人格，还关乎整个社会伦理道德文明的进步与发展。

四 疾病伦理研究的实践意义

纵观伦理学研究历史，我们可以发现，伦理学研究的本质属性就是实践性的。关于这一点，在后文中我们将做出详细的探讨，在这里，我们只就疾病伦理本身的实践意义做一个简单的交代。我们在本书中所研究的"疾病伦理"，其研究的指向就是各种医疗实践活动，就是为解决各类医疗实践中的伦理问题提供良好的思路。无疑，以"疾病"为核心概念，我们可以将医疗实践领域划分为疾病预防、疾病治疗和疾病康复三个方面。

在现代医疗实践领域，疾病治疗无疑是个体和社会所共同关注的重点领域，蕴含在疾病治疗中的各种伦理问题，在当代生命伦理学、医学伦理学、护理伦理学、药学伦理学当中都有比较细致的阐述。但是不能否认的是，存在于疾病治疗中的伦理问题层出不穷，那些用来指导疾病治疗的道德原则在很大程度上并不能解决实际问题，疾病治疗领域迫切地需要更为深入和细致的伦理学研究，将那些产生伦理道德悖论的原则进行进一步的细分，以使得具有个体性、情境性和道德对象特殊性的疾病治疗实践能够在普遍性原则（尊重、自主、有利无伤、公平）的指导下，还有针对特殊情境的二级道德原则作为指导。

另外，疾病预防和疾病康复领域的伦理问题，因为疾病预防和康复工作本身不在当前医疗实践的重点范围之内，因而用以指导疾病预防和康复工作的伦理道德规范研究存在严重的空白，大多数情况下都是套用疾病治疗领域伦理学原则，这分明存在严重的理论缺陷。并且在疾病预防和康复工作领域较少存在很尖锐的伦理道德冲突，这导致当前有关这方面的伦理学研究明显滞后于实践的需要，因为既无法通过确立相应的伦理道德规范来指导实践，也无法从各种实存的案例当中获取有力的素材。因此，有针对性地对这三个领域中的伦理学问题进行有效的梳理，将从实践性的意义上完善本书有关疾病伦理的研究。

第三节　国内外研究现状

当前国内外的相关研究中，并不存在专门从伦理学角度来研究"疾病"这一概念的专著或论文。仅有《身体伦理的基本问题——健康、疾病与伦理的关系》① 文论及疾病、健康概念中善与恶的对立关系。但是有关疾病的概念及其本质、疾病的伦理道德隐喻、疾病产生的伦理道德关联机制、疾病观与疾病治疗模式、疾病中的伦理和哲学思维、特殊疾病的伦理学、疾病与自我建构、疾病与健康的关系等论题的研究成果日益增多。

另外，从学科角度来展开的与疾病有关的伦理学研究成果颇丰，比如生命伦理学、医学伦理学和社会医学等学科的研究，虽然是从医学这一学科角度来展开的研究，其中也会论及有关"疾病""疾病治疗""疾病产生的病因"等问题中的伦理学。无疑，这些研究成果对本书的研究起到非常关键的作用，但在这里，我们无意对所有研究文献做一个详细的综述，只就当前国内外研究的现状和动态做一个简要的介绍。为了使我们的介绍更为逻辑化，将分别从以下几个主题展开。

---

① 任丑：《身体伦理的基本问题——健康、疾病与伦理的关系》，《世界哲学》2014 年第 3 期。

一 关于"疾病"本身的研究

有关"疾病"本身的研究是医学研究领域中的核心部分，可以说医学存在的最初目的就是治疗和预防各种"疾病"。因而各类医学的研究、医疗技术的研究、临床策略的研究、医学伦理学的研究、疾病分类和病名的研究、具体疾病的研究等都是围绕"疾病"而展开的，这造成该领域的研究资料和成果繁多。但是我们这里所指的"疾病"概念，是疾病的总称，并不具体指某种疾病。当然在研究中，也因为研究的需要出现慢性病、传染病等词语，但是总体上我们的研究所指的是种属性意义上的"疾病"概念，就如我们在哲学研究中所指的"人"这个概念一样。当前国外有关"疾病"的研究主要诉诸疾病史、疾病治疗方面的研究，其中最为全面和经典的是《剑桥世界人类疾病史》① 这本专著。除此之外，国外其他有关人类疾病史的专著层出不穷，在这里就不一一介绍了。

国内有关疾病史的研究也因此掀起了热潮，各种分历史时期、病名对人类社会的疾病史做出相关研究的成果越来越多，比如最新出版的《药品、疾病与社会》（近代中国研究集刊）②、《中国近代疾病社会史（1912—1937）》③、《清以来的疾病、医疗和卫生：以社会文化史为视角的探索》④，以及以"麻风病"为研究对象的专著：《麻风：一种疾病的医疗社会史》⑤。可以说，众多学者已经发现了疾病与人类社会文化发展之间的紧密联系。

可见，立足于一定的社会文化背景来研究人的疾病是现代社会的一大发展趋势。值得说明的是，我们的研究并不直接从这些史料中引用相关的数据和论点，我们在这里只为了说明当今社会有关"疾病"的研究动向。无疑，诉诸疾病史来做出的研究有利于我们从一个比较宏观的背景中了解疾病所拥有的社会文化意义，众多的作品阐述到一定的历史时期中相关疾病和当时社会的政治、经济、宗教、科技，以及当时社会所秉持的伦理道德文化原则之间的关联。但它们都是从人类学、历史学的角度所做出的比

---

① ［美］肯尼斯·F. 基普尔：《剑桥世界人类疾病史》，张大庆译，上海科技教育出版社2007年版。

② 复旦大学历史学系、复旦大学中外现代化进程研究中心编：《药品、疾病与社会》（近代中国研究集刊），上海古籍出版社2018年版。

③ 张大庆：《中国近代疾病社会史（1912—1937）》，山东教育出版社2006年版。

④ 余新忠：《清以来的疾病、医疗和卫生：以社会文化史为视角的探索》，生活·读书·新知三联书店2009年版。

⑤ 梁其姿：《麻风：一种疾病的医疗社会史》，朱慧颖译，商务印书馆2013年版。

较宏观的疾病叙事，对于理解个体疾病的本质及其产生的病因并无太多的帮助。

无疑，现代医学的研究和应用，其主要的对象是存在于人体的各种疾病及其产生的病因。但是仅仅立足于人体来研究和解释各种疾病、找寻疾病产生的原因已经令人类感到分外的迷惑了。尽管人类在生物医学、基因工程方面所取得的成果令人称奇，但是这些研究显然无法解释所有疾病，尤其是精神、心理方面的疾病，以及那些由于长期的心理、精神方面的原因引起的身心疾病。这意味着，人类认识疾病的科学致思方式存在缺陷，急需回到哲学的致思方式来审视人类的疾病，现代医学模式的转变正反映了这一点。

立足于个体历史叙事的"叙事医学"的产生可以说是人类医学史上的一个重要转变，但是在临床实践领域，这样的方法并不容易实施，因而相关的研究和应用仍然处在兴起阶段。相对来说，个体疾病的历史叙事更多地出现在文学作品中，而非经典的医学作品当中。这样的文学作品非常繁多，国外文学作品中比较出名的有托马斯·曼（Thomas Mann）的《魔山》① 和《布登勃洛克一家》② 等。国内的文学作品中鲁迅的《药》、丁玲的《莎菲女士日记》等都深刻地反映了存在于个体疾病中的伦理道德隐喻。

无可否认的是，文学作品中的疾病叙事为我们揭开了一个疾病与个体人性、人格完善的视角，但文学作品的虚构性可以充分地表明：文学中的疾病叙事毕竟同临床实践领域中的叙事存在本质性的差别。实际上，临床上的叙事疗法始于精神分析学派的创始人物弗洛伊德，但是在现代临床领域，尤其是中国现代临床实践领域，这样的心理叙事治疗并未能形成一定的气候。从疾病的个体叙事治疗来看，医患之间的关系并不是当前医疗领域中的医患关系，医生在疾病的个体叙事治疗过程中只发挥一个启发者的作用，并不帮助患者进行具体的疾病叙事。因而疾病叙事仅仅是个体自己的事情，是个体"自我"发现和建构的过程。疾病的个体叙事在"叙"的过程中完成对"自我"的建构与解答，医生只是帮助患者找到那个心灵的"出口"。从这个意义上来说，文学叙事的方法比医学叙事更适合的一个重要原因在于：医学的叙事中涉及患者太多的社会隐私，这一点不是一般患者所能接受的。而文学叙事的虚构性恰恰可以弥补医学叙事疗法中

---

① ［德］托马斯·曼：《魔山》，钱鸿嘉译，上海译文出版社 2007 年版。
② ［德］托马斯·曼：《布登勃洛克一家》，傅惟慈译，译林出版社 2013 年版。

的这一不足。但从各种有关疾病的文学叙事的资料来看，这一方法只能发生在那些文化程度较高并在自我意识中产生积极治疗意愿的患者身上。

无疑，对"疾病"概念本身做出哲学性的分析是当前的研究者们所热衷的事情，国内在 20 世纪 80 年代初就曾经掀起了研究"疾病"这一概念的热潮。仆以科学为主导的医学模式产生无数困惑的时代，回到哲学的致思方式对"疾病"的本质及其产生的病因做出分析是众多学者的诉求。一方面，他们从中西方哲学的源头去挖掘有关"疾病"本质和"病因说"的相关理论；另一方面，他们又致力于对比中西方哲学中不同的致思方式，以试图解释"疾病"的本质及产生原因在不同的哲学致思方式中的异同。

显然，这些研究开启了现代意义上的疾病哲学、疾病伦理学研究的良好先河。但是，仅仅从"身—心"一元论或二元论出发来解释"疾病"的本质是不够的。如果说二元论的哲学致思方式是导致疾病中"身—心"分离趋势的根本性原因，那么，在一元论的哲学致思方式中同样产生悖论，因为到目前为止，人们仍然不能解释"身—心"是如何统一在一起的。正因为哲学中所存在的无法解决的二元认识悖论，很多学者开始诉诸"自我"这一概念来研究疾病。在众多的有关疾病与自我关系的研究中，个体"自我概念"的发展性与具身性成为当前解释疾病的本质、疾病的多样性和发展性、疾病产生的"病因说"的一个良好视角。

二 医学伦理学中有关"疾病"的研究

从医学伦理学本身的发展来看，最开始它集中在临床治疗这一领域，因而可以说是一种临床治疗的伦理学。作为一门学科发展到现在，医学伦理学的研究领域在不断拓宽，生命伦理学这一学科就是医学伦理学研究视域被拓宽后产生的结果，因而二者之间的研究论域存在很多共同的地方。但是，生命伦理学产生的宗旨就是为了超越传统的医学伦理学，立足于"生命"的本质来发展和研究医学。从这一点来说，医学伦理学更强调医疗实践中的伦理学研究，包括医学实践中的基本原则、规范和范畴；医患关系中的伦理原则；临床诊治中的伦理原则；临床用药中的伦理原则等。

在一些医学伦理学的教材和书籍当中，其涵括的范围要更为宽泛，但无可否认的是，医学伦理学是以当前社会的主流医学理论和医学实践为基础来研究的，因而它仍然体现出二元论的科学哲学致思模式。尽管在现代医学伦理学研究领域产生了众多不同的理论，但这些理论在其本质上未能脱离当前的主流医学理论和医疗实践模式，可以说，它更多的是针对医疗实践领域产生的众多伦理问题和案例而展开的研究，并未对医学中的相关概念做出有效的元理论分析。

生命伦理学的研究宗旨就是立足于人的生命本身来展开研究，比如在中国古代哲学当中，有关"生""命"等概念的论述中就包含了众多的哲学思想，这些思想对于当前的医学理论研究和应用仍然存在非常重要的指导作用。无疑，医学的发展必须立足于人的"生命"本身，因为人的"生命"并非普通意义上的生命，存在于人的生命中的规律性和本质性的东西也不能与其他生命等同。从这个意义上来说，医学伦理学的研究必须上升为生命伦理学的研究，不然存在于医疗实践中的各种理论性的矛盾是无法真正被解答的。

然而，在当前国内众多的研究中，并未真正地将医学伦理学和生命伦理学的研究区别开来，很多时候，人们更愿意认为这两者之间实际上存在太多的交叉，因而是完全可以重合的两个学科。尤其是西方的一些生命伦理学家，如英国莱斯大学（Rice University）哲学系和贝勒医学院教授恩格尔哈特（H. Tristram Engellaardt, Jr.）提出的众多生命伦理学原则和实践方法，成为现代中国医学实践领域中的普遍原则。恩格尔哈特所提出的"道德朋友""道德异乡人"等概念也成为现代中国学者在研究医学伦理原则的时候所普遍关注的一个文化前提。因此，在一定程度上，国内医学伦理学的研究很大程度上成为西方生命伦理学的本土化结果。

无疑，生命伦理学作为医学伦理学的发展变形，它的论域要比医学伦理学宽广得多。可以说，从学科的角度来划分，医学伦理学重在医学领域，而生命伦理学的研究却转向了生命科学、环境科学和现代意义上的医学领域等，因而它的研究论域实际上是包括医学在内，但是又不局限于医学。无可否认，生命科学、环境科学等与医学存在很多相同的主题，因而这使得生命伦理学和医学伦理学的各种理论常常交织在一起。

但是，医学是以人的"疾病"为研究对象的，是以"疾病治疗"为目的的，因而医学和各种医疗技术的发展，其根本性目的在于消除疾病对生命体的影响，恢复生命原有的形态。而生命伦理学中所涉及的论域不仅仅在于恢复生命原有的形态，还包括增强、弥补、阻止或延长生命的形态。如器官移植、治疗性克隆技术等，就在于弥补人生命形态的不足；而安全人工流产、避孕药等是为了阻止人的生命形态的发展；胎儿诊断、基因工程等是为了增强人的生命形态；临床医学上出现的众多先进的医疗设备、仪器，如心脏活动的检查与监控、人工呼吸器等，都是为了延长人的生命形态。可见，就生命本身来说，两者有着根本不同的研究任务。

从当前的医学伦理学和生命伦理学的研究来看,这两个学科的研究都未立足于"疾病"或"健康"等概念做出相关研究。在当前的医学伦理学理论或研究中,医—患关系处在核心地位,而非人—病关系。众多的医学伦理学原则和规范是用来指导医务工作者如何处理医患关系的,而对于存在丁医学领域的人—病关系却较少能够有相应的理论做出解释。因而在这样的伦理学指导下,医患双方所要思考的问题仅仅是如何共同对付疾病、如何明确彼此的权利和义务的问题,而非如何去思考疾病的本质以及"我与疾病"之间的关系问题。显然,医患之间的和谐关系又恰恰因为缺乏对疾病的本质性分析和人—病关系的哲学思考而分崩离析。在有限的临床实践策略当中,医患之间的不一致是多方面的。值得一提的是,在当前的医学伦理学的研究论域主要是以生物医学为基础展开的,因而它的研究重点是临床实践当中的各种医疗科学技术运用中的伦理原则及问题。

生命伦理学的研究当是以人的生命价值为研究核心的,而非疾病或健康。它关心的是人类应该持何种价值理念对待自身的生命,它是核心层面的意识形态的东西,而非制度或决策方面的东西。比如安乐死作为一种临床决策或制度一直未能够顺利地通过立法,就是因为在价值层面未能获得充分的论证,涉及人们的死亡观问题。因而,生命伦理学研究关乎人的生命价值,更多地倾向于形而上学的研究,在不同的伦理道德文化形态中、不同的宗教中存在着各种各样的,甚至严重对立的生命价值观和死亡观。相反,医学伦理学的研究关乎疾病,关乎疾病的治疗,关乎实际的临床处理策略,它是极度实践性的。

三 社会医学中有关"疾病"的研究

立足于人群及其各种社会属性展开对疾病的研究是现代社会医学研究的核心任务。社会医学的产生最开始源于人们对"精神病"的困惑。虽然在这一学科领域普遍认同它产生于19世纪中期的西方社会,但是要对其产生的理论渊源做出比较准确的追溯的话,需要回到近代西方哲学家弗洛伊德的精神分析理论以及之后产生的新精神分析理论等。当然,在这里我们不着重阐述社会医学产生和发展的历史,只集中探讨社会医学中的"疾病"研究。

纵观社会医学本身发展的历史,它的研究核心并不在于探索疾病的本质,而是从社会学、人类学的视角探寻疾病发生的原因。从社会医学产生以来,医学、疾病、健康本身所拥有的社会性已经充分地被认识到,立足于人群、人口做有关疾病、健康的研究也是现代社会医学所致力于完成的目标。但是，无论是生物医学的研究和实践，还是社会医学的研究和实践，它们所致力于完成的终极目标就是：找到疾病产生的原因。因而在他们的致思方式中存在明显的"因果论"，其基本的一个特点就是认为只要找到了产生于疾病中的原因，就能够将这个致病的因素拿掉，这样疾病也就不存在了。

当前社会医学的研究和实践虽然改变了生物医学模式中以"病"为核心的方式，体现出以"人"为核心的方式，也诉诸人自身所拥有的各种关系来探索疾病产生的原因，通常将其归因于人自身所处社会关系的各种冲突，但在"人—病"关系问题上，仍然体现出分离的趋势。因而实际上，我们仍然需要立足于个体所拥有的"主观社会"、我与他者之间关系等做出进一步的分析和论证，以获得对人—病关系的更为深入的理解。

无可否认的是，社会医学在当今社会的发展正呈现出繁荣的趋势，各种社会医学的理论层出不穷，在社会不断地实现各种现代化的进程中，无疑人自身及其存在日益呈现出各种现代性的特征，这些特征也体现在疾病当中，使得疾病本身也体现出各种现代性的特征。这意味着，我们要深入地理解疾病所拥有的本质，不能离开社会的现代性及其带来的人的现代性等，而这一点在当前的社会医学研究中存在不足。

第四节　研究目的

针对上文中我们所提出的研究意义以及当前国内外相关理论研究中的各种不足之处，我们的研究目标旨在从伦理学的角度对"疾病"本身及其对人存在的意义等做一个全面的分析，以此作为理解疾病本质及其产生原因的基础。在生物医学的研究模式当中，以人的生命体作为探究疾病本质和产生原因的本体性来源，而在伦理学中，我们需要诉诸存在于疾病中的各种关系来探究，因而它在本质上是以人所拥有的关系为本体性来源的疾病研究模式。在这样的认识基础之上，我们的研究目的大致上可以从两个方面来论述。

一　我们需要从伦理学的角度深化对疾病本质的认识

一直以来，医学伦理学和生命伦理学这两个学科的发展各有其论述的重心，一个是以"医患关系"为核心；另一个是以人的"生命价值"为核心，因而实际上它们都未能真正地立足于疾病、健康等概念及其关系来展开相关的伦理学研究。虽然在新型的生物—心理—社会的医学模式当中，一直在强调人—病关系的统一，以反对生物医学模式中的人—病分离状态，但这一新型的医学模式也并未能提供有关人—病为何需要统一、应该如何统一的伦理学理论证明，而是仅仅试图在伦理规范领域为医疗实践中所涉及的各种实存的关系提供模本。但这些规范本身并未涉及问题的实质，常常是以一些日常生活中的伦理规则去规范极其专业的医学实践领域，因而实际上仍然未能改变人—病的关系，也未能使得因人—病关系而产生的其他次级关系更为规范，如医患关系、人—机关系等。

这意味着，我们对于疾病本身的认识不够。疾病和健康都是属人性的，必然离不开人性本身来展开研究，因而有关疾病及其与人的关系必须紧紧地围绕人性本身来研究，其中涉及人本身的自然性和社会性、人与自然的关系、人与他者的关系、人与社会的关系、人与自我的关系等。只有立足于人本身所拥有的这些伦理关系来研究疾病，才能厘清存在于疾病中的伦理关系，也才能正确地认识疾病的本质及其产生的原因。因为疾病它并非存在于人之外的东西，也并非存在于人之中的某一个部分，它在本质上就等同于人的全部：人的生命体连同人所拥有的各种价值。从这个意义上来说，以"疾病"为核心的伦理研究并不是医学伦理学或生命伦理学的拓展或补充，而是两者的进一步深化。因为无论是在医学伦理学当中也好，还是在生命伦理学当中，疾病和健康始终处在核心地位。如果缺乏对疾病、健康及其二者之间的关系，以及人—病之间的关系的研究，仅仅从一个比较宽泛的意义上去研究存在于医疗实践和各种科学技术应用中所涉及的人与人之间的关系或人的价值，显然是不够精确的。

而在现代生命伦理学的研究领域，这样的宽泛性越来越强烈，日渐成为一门无孔不入的学科，小到临床医学实践中的伦理，大到环境保护、公共健康中的伦理，它试图从个体的生命价值诉求上升到人类普世价值的诉求，这使得生命伦理学的研究论域更多地涉及民主、人权、自由等观念。虽然从生命伦理学研究本身来看，有学者认为它确实拓宽了当代哲学的研究论域，在一定程度上挽救了现代哲学的研究困境，这从一定程度上反映了生命伦理学研究本身的理论高度。但是我们不得不承认，生命伦理学的研究正在走向一种以"人类的生命价值"为核心的研究范式，而非医学实践中的个体生命价值。

二 我们需要从伦理实践性的角度深化对"疾病治疗"的认识

"疾病治疗"在当今社会已经成为一件具有绝对正面道德价值的事

情，"有病不治"在人们的意识中是一种于人于己不道德的事情。因而在"疾病治疗"的过程中产生了众多的因素导致当今社会的"过度医疗"局面。由于缺乏对伦理实践性和"疾病治疗"本质的认知，人们正在日益以一种激进的方式对待自己的疾病和生命，这种激进方式并没有减轻疾病给人们带来的痛苦，也没有在更为完整的意义上提高人们的生命质量。但是，现代人对疾病治疗本身已经深度上瘾，并且深信不疑地认为所有的疾病都是可以通过一定的干预手段来修复和治愈的。正因为如此，在现代生物医学、生命科学研究领域，新型的医疗科学技术层出不穷，它们正以一种前所未有的魔力吸引着普通的社会大众，让他们深信自己的生命会因为高新科技而从此获得救赎。

医学伦理学和生命伦理学研究领域产生了众多的伦理学原则以规范人类有关"疾病治疗"的行为，但是，一个不争的事实是：生命科学与技术的发展和进步时时刻刻都在挑战着人们传统的伦理思维。几乎每一种新型的医学科学技术的出现都要在与传统的伦理道德的抗争中获得社会的支持，这不得不让我们去反思，当今社会的伦理道德形态应该在何种程度为科学技术的发展提供伦理支撑和辩护？显然，死守着传统的伦理道德观念既无法为科学技术的应用提供实践性的依据，也无法为科学技术的研究和发展提供有力的支撑。我们所秉持的伦理道德观念如果仅仅成为科学技术发展和应用中的阻力，那么我们又何谈人类的共同进步与幸福?!

相对于疾病本身来说，"疾病治疗"中的伦理是更为实践性的伦理，这意味着"疾病治疗"中的伦理不能仅仅停留在规范、原则的层面，它必须能够用来正确地指导各种医疗实践活动。"疾病治疗"的过程既涉及人—病关系，也涉及医患关系、人—机关系等，尤其是在各种生物科学技术、信息技术日益发达的当今社会，"疾病治疗"及其蕴含的伦理道德显得尤为复杂，是不可能仅仅依靠几个原则或一些道德规范就能解决问题的。

首先，在道德价值多元化的现代社会，普世价值可以成为社会宏观决策中的伦理依据。但是对于具体的"疾病治疗"来说，它必须是个人性的或个体性的。我们不能回避医疗实践中任何一个特殊的个体及其所拥有的所有特殊性来对待患者，因为患者的生命价值就体现在他或她个人身上，以及他或她所拥有的社会关系里面。从这一点来说，每一个体都是不一样的，每一个体所承载的生命价值形态也是不一样的，无论是以身体作为本体来源的疾病，还是以个体的社会关系为本体来源的疾病治疗模式，其中都包含了太多的情境性和特殊性，这意味着"疾病治疗"必须是基于个体性产生的伦理，而不是普遍适用的技术和伦理原则。

其次，隐藏在"疾病治疗"中的深刻伦理冲突实际上是疾病所拥有的个体性和社会性的冲突。作为推动社会发展和进步的科学技术及其应用必须是以疾病的社会价值为基础和动力的，而作为个体治疗手段的疾病伦理就体现在个体特殊性的存在价值之中。个体的疾病治疗并非社会发展宏观叙事中的一部分，它更应该作为个体生命叙事的全部来对待。

然而，当今社会的现实是：疾病与疾病治疗仅仅成为社会发展与进步中的宏观叙事，个体对自己的疾病叙事却一无所知。这是造成当今医患关系紧张、医疗科学技术"神魔化"状态的主要原因。正因为如此，我们必须重新立足于疾病和疾病治疗来反思蕴含在其中的伦理本质，而非仅仅是一些空洞无用、自相矛盾的社会伦理原则。

第二章　疾病与自然

　　疾病和自然有着千丝万缕的关系，这里的"自然"包含着多重含义，但是，无论它指自然环境或自然界，还是指人体存活与发展的自然本性或规律，都和"疾病"存在着密切的关联。在医学不发达的古代社会，人类就学会了从大自然中去探寻疾病产生的病根，既从大自然中采取可以医治疾病的药物，也在对自然的敬畏中形成了各种巫术、神灵观念等。在那些不可医治的疾病面前，这些观念有力地化解了人们因疾病而产生的各种恐惧和心理问题，间接地保护了人类的健康与社会的正常秩序。

　　相比较之下，中国古代医学尝试着从"天人合一"的哲学思维出发去探寻天、地和人三者之间的微妙关系，身体的"疾病"意味着这三者之间的关系严重失衡，从而造成人体的各种问题和紊乱。他们遵循的是自然主义、伦理主义的理论思路，不只是从人自身去探寻疾病的发生机制，更倾向于从人与自然、人与社会之间的关系中去寻找原因。相反，古代西方医学则从"天人相分"的哲学思维出发，立足于人体自身来探索"疾病"的根源和奥妙，他们遵循的是自然主义、物质主义的理论认识路线。

　　现代社会，占据主导地位的是西方社会的生物医学模式，人们利用各种自然科学原理和技术手段来探寻人体及其"疾病"发生的奥秘。从自然或自然主义的角度来理解"疾病"是人类理性发展的必然选择，因为人的身体作为一个活的有机体，它必然是大自然的一部分，它的存在和延续必然离不开自然环境的滋养，并拥有自然所赋予它的一切属性。同时，人体作为一个独立的活的有机体，拥有它自身发展的自然规律和机理，这种自然本性是人与生俱来的、不可改变的。

第一节 基于自然的人的生存悖论

中国古代哲学家们从"天人合一"的模式出发来思考人与自然的关系，提出了许多理论，其中儒道两家的理论尤为显著，但这两个学派在天人关系上的观点却是截然不同的。儒家哲学强调人文与自然的区别，主张自然的人文化；道家哲学却反对过分地将自然人文化，而强调"道法自然"。

道家认为，大自然本身就存在其运转的内在秩序，人类生活的真谛就在于学习大自然运转的内在规律性并形成一种合乎自然的"道"。叶树勋认为，道家的"自然"概念"呈现出主体对他人、对社会、对物质世界的一种态度和一种境界，属于伦理、认识论及审美的综合判断，表现出一种'关系'的集合，富有独特的东方文化色彩"①。这意味着道家是从人与自然的关系出发来审视人的存在的。

相反，西方哲学从"天人二分"的哲学思维出发思考人与自然的关系，呈现出从敬畏到粗暴，从粗暴到理性的发展路线。从近代的人道主义哲学家们开始，人类中心主义受到严厉的批判。例如，近代西方哲学家埃希里·弗洛姆（Erich Fromm，1900—1980）提出了人与自然关系的悖论：一方面，人就是自然的一部分，人与自然是不能分离的，人始终与动物一样需要从自然中获取生存的资料；另一方面，人作为社会存在物，又必须脱离自然、超越自然。

在弗洛姆看来，人虽处在生物进化的最高级阶段，但却是自然中最柔弱的存在，"他缺乏对自然的本能适应，缺乏体力，他生下来就是所有动物中最无能的"②。这样的生理缺陷使得人必须摆脱自然的束缚，获得人类自身的解放和自由，因而弗洛姆说："人在生物学上的弱点，恰恰是人类文化产生的条件。"③ 要化解人与自然之间的悖论，就必须深刻地理解人的"生存悖论"，这是人自身无法克服的有限性和性格缺陷。在这一章

---

① 叶树勋：《道家"自然"概念的意义及对当代生态文明的启示》，《长白学刊》2011 年第 6 期。

② ［美］埃希里·弗洛姆：《健全的社会》，欧阳谦译，中国文联出版公司 1988 年版，第 22 页。

③ ［美］埃希里·弗洛姆：《逃避自由》，刘林海译，国际文化出版公司 1988 年版，第 22 页。

中，我们将集中于自然的概念、人与自然的关系、自然与疾病、自然与健康等展开讨论。

一 什么是"自然"

普遍认为，在中国哲学史上，"自然"这一概念最早出现在《老子》一书中。在现代哲学研究中，"自然"成为现代学者研究道家思想必不可少的一个概念。有学者提出，在《老子》一书成书之前，"'自'和'然'是两个不同的概念，'自'是自己、自主的意思；'然'是如此、这般的意思。这两个词叠加而成的'自然'所表达的意思就是不依人的主观愿望，不附加人的情感与主观意志的客观存在"①。

尽管如此，"自然"这一概念经过后人无数次的诠释，它的内涵在不停地增加。世人所要找寻的是关于"自然"概念的形而上学意义，这离不开"自然"概念的源头，也就是《道德经》一书。有人统计出，"《道德经》中'自然'的出处有五处，都是在反复论证'道德'的具体形态后提出的"②。可见，"道"与"自然"这两个概念存在着千丝万缕的关系。若从"道法自然"来看，似乎在"道"之上存在一个"自然"，意思是"自然"是比"道"更为形而上的存在。当然，王巧玲等认为，从后世学者的译注来看，"道"与"自然"并非两个概念；也并不是说在"道"之上还存在一个"自然"概念。"'自然'只是一个形容词，'自然'是道的本性，故道与自然是有着某种解释论和工具论的意义的，老子将这个'自然'抽象出来，上升到抽象的人类思想体系就是道德哲学。"③ 当然，有关老子之"道"与"自然"的关系，历来分歧较大。

虽然众多学者一致认同，"道法自然"其本质的内涵是指人类应该效法天地万物，通过对天地万物的体悟来发现自然之道并遵循它，但对于其中的"自然"一词，确实众说纷纭。很多学者认为，首先应该否定将"自然"等同于"自然界"。肖玉峰提出，道家的"自然"所描述的是"天地万物自己如此，没有外力的干涉或促动，纯然顺应自体本性的一种

① 张应杭：《"敬畏自然"究竟何所指谓？——基于道家哲学的一种解读》，《自然辩证法研究》2013年第6期。
② 王巧玲、孔令宏：《道法自然道生自然道即自然——〈道德经〉生态社会伦理研究》，《兰州学刊》2015年第8期。
③ 王巧玲、孔令宏：《道法自然道生自然道即自然——〈道德经〉生态社会伦理研究》，《兰州学刊》2015年第8期。

正常、健康、完美的生存法则和生存状态"①。"自然"在这里与人的生存
联系起来。可以看出，与"道"相比，哲学家们更愿意把"自然"看作
与人的生命更为一致的东西。

　　普遍认为，在老庄思想中，"道即无为"的解释是可以被接受的，这
意味着"道"和"无为"是拥有相同内涵的两个概念。从逻辑上讲，老
子所说的"道即自然""自然即无为"等说法如果成立，那么，相应地就
可以推出"道即无为"这样的观点。显然，老子思想中的"自然"概念
所指向的并非只是客观的、实然的自然界，而呈现出"主体对他人、对
社会、对物质世界的一种态度和一种境界，属于伦理、认识论及审美的综
合判断，表现出一种'关系'的'集合'"②。"自然"所代表的是人认知
与把握世界的一种精神境界或内在本性，它与"人为的"东西形成对立。
"道法自然"意味着只要人能够理解自然、把握自然，那么，相应地也就
理解和把握了"道"。从某种意义上来说，"道"就蕴含在人与自然、人
与社会、人与自身的伦理关系里，老子的"自然"概念是人认识这些关
系的一个"通道"。因而"自然"代表的是人的认知境界，它是完全意义
上的自主或自由，不需要凭借任何外在力量就可以完成的。人不需要刻意
地去认知某一事物，而需要认知这一事物的自然境界和状态。其目的是回
归人的本真状态或依从自己的本性去认知事物，去除一切外物对人的认知
所造成的影响，仅仅从事物本来的面目出发来认知，即"辅万物以自
然"。这是极尽人之生存智慧的法则，体现了人对万事万物自然本然状态
的尊重。

　　玄学家郭象也说："自然者，不为而自然者也。……不为而自能，所
以为正也。"③ 郭象的"自然"概念更呈现为规律性的东西，天地万物皆
以遵循自然规律而生，如大鹏能飞，椿木之所以能生长都是自然而然，并
非人力之所能为或不为，"自然"中的"然"所包含的是"本来如此"
的意思。从这个意义上来讲，"然"与西方哲学中的"being"这一概念
极其相似，如王中江认为："'自'有'自身''自己'等意义；'然'有
'是''宜''成'等义。把这两个字的意思合起来，'自然'的字面意义
可以说就是'自是'（即'自己所是的样子'）'自宜'（'自己恰如其

---

　　① 肖玉峰：《"道法自然"的现代诠释》，《自然辩证法研究》2012 年第 9 期。

　　② 叶树勋：《道家"自然"概念的意义及对当代生态文明的启示》，《长白学刊》2011 年
　　　第 6 期。

　　③ （清）郭庆藩：《庄子集释》（上、中、下册），王孝鱼注解，中华书局 2012 年版，第 20
　　　页。

分')或'自成'（'自己成就'）。"① 因而"自然"的概念意味着肯定万物自身存在的内在价值，自己成就自己，自成道理，不需要通过任何外物或外在的力量来完成对自身的肯定。

在道家哲学中，"道"是"知其然而不可知其所以然"的，过分地去追问"道"的含义是没有意义的，对于这样一个无法解释也无法明确把握的概念，道家只使用了一个"自然"概念便终止了人们对它的无穷追问，无须再多解释，"道即自然"。"自然"就是自然而然，是万事万物本来就有的样子，是不需要多加思索的、本来就如此的道理，如天上飞的鸟儿、水里游的鱼儿一样，是它们本能如此，并非有什么外在的力量在驱使它们这样，天地间的万事万物都遵循这样的道理而生存，这是事物存在的一般性规律。依此类推，在人事之中也存在同样的道理，这是人所不能轻易违背的自然法则。

在前文中，我们认为，道与"自然"、"无为"的关系是通过"道即自然""自然即无为"等观点中的逻辑关系推理出来的。在中国哲学史上，这些概念往往也让后世的哲学家们感到十分迷惑，很难真正地辨别其中的细微差别。在大多数情况下，哲学家们认为这些概念在实质上拥有相似的内容，说明的也是同一个意义。但是，也有人提出，"'无为'和'自然'在此虽然趋近，但它们仍有区别。前者表示所为无心，侧重于描述意志的缺失；后者则表示原本如此，主要描述无心状态下的本然表现"②。依照此观点，在"无为"和"自然"这两个概念之间似乎构成了因果关系，"无为"意味着人无心如此，即没有刻意地产生必须要怎样行为的动机，所以才依照"自然"而行为了。"无为"所表示的是人存在的方式，"自然"则是这一方式带来的结果。

值得一提的是，在众多解释中，"无为"的意思绝不是主体完全地不作为、不行动，而应该是有选择性地作为，即"有所为、有所不为"，这种选择性遵从的就是"自然"法则，意即不妄为、遵循自然而为。因而"无为"只是一种外在的表现形式，"自然"才是其本质内涵。

在西方哲学中，与"自然"这一概念对应的单词是"nature"，常常将其翻译成"自然界"或"自然本性"。实际上，关于这一概念的解释，西方哲学家们也有自己的独到见解。可以说，对"自然"概念的解释也体现了哲学家们对于人与自然、自我与社会关系的诠释。例如，西方近代

---

① 王中江：《道家形而上学》，上海文化出版社 2001 年版，第 193—194 页。
② 叶树勋：《早期道家"自然"观念的两种形态》，《哲学研究》2017 年第 8 期。

重要的理性主义者巴鲁赫·德·斯宾诺莎（Baruch de Spinoza，1632—1677）就严格地区分了"自然"两个方面的意涵："能动的自然（natura naturans）和被动的自然（natura naturata）。"①　两者都是"自然总体"的组成部分，但"能动的自然"指能动地创造着自身的那部分，是在无限多的各种属性中呈现出来的本质性力量，它相当于自然的本能，是自然中本能的动力；"被动的自然"是已经被创造出来的各种事物，它相当于自然的存在。在这里，"能动的自然"代表的是主体所具备的属性，比如鸟会在天空飞，鱼会在水里游，人类会自己繁衍后代等。但"被动的自然"却是在这些规律引导之下的客观存在物，比如鸟儿、鱼儿和人类等都属于这一范畴。

德国客观唯心主义哲学家弗里德里希·威廉·约瑟夫·冯·谢林（Friedrich Wilhelm Joseph von Schelling，1775—1854）吸取了斯宾诺莎的思想并形成自己的观点，他认为，"自然"代表的是有生命力的一切，它意味着一种能动的创造力。"能动的自然"代表的是主体自然，是自然中有创造能力的那部分，这部分是自然的生命力的象征；而"被动的自然"指的是客体自然，是已经被创造出来、无法被改变的自然存在，是客观存在的自然之物。并且谢林指出，"自然是外化的心灵，心灵是内化的自然"②。

英国的浪漫主义诗人塞缪尔·泰勒·柯勒律治（Samuel Taylor Coleridge，1772—1834）把谢林关于"自然"的思想传达到美国散文家、诗人拉尔夫·瓦尔多·爱默生（Ralph Waldo Emerson，1803—1882）那里，他继续区分了二者的含义："能动的自然"指各种能动力量和过程的集合，是不可见的自然法则；"被动的自然"指被完成的自然产品，是可见的自然形式。

关于自然，比较著名的是爱默生的思想，他在《论自然》中把"自然"定为"非我"，他说："从哲学意义上考虑，宇宙是由自然（nature）和灵魂（soul）构成的。所以严格说来，一切独立于我之外的，所有哲学意义上的非我（Not-E），即自然和艺术（art），他人，以及我自身（body）都属于这一范畴。"③　爱默生实际上采取了谢林的说法，将认识论

---

① 汪堂家、孙向晨、丁耘：《十七世纪形而上学》，人民出版社 2005 年版，第 244 页。
② 俞吾金、汪行福、王凤才、林晖、徐英瑾等：《德国古典哲学》，人民出版社 2009 年版，第 402 页。
③ ［美］拉尔夫·瓦尔多·爱默生：《爱默生散文选》，姚暨荣译，世界图书出版社 2010 年版，第 8 页。

与本体论合二为一，他的"自然"概念代表的是"人所处的外部环境"，是外在于人的一切"非我"的东西，而不是"我"，"这个'非我'是客观的，是'被动的'，它是指未被人改变其本质特征的事物"①。

实际上，爱默生的"自然"概念有着极为复杂的意涵，它是"我"与"非我"能动结合之后的产物，从这个意义上来说，他的"自然"概念包含三个层面的含义："1. 指人所处的、表面上看是固定的环境，被称为'被动的自然'；2. 人构成了另一个自然模式，这个自然是积极的，叫'能动的自然'；3. 以上两种模式交互作用，辩证发展，构成了大写的'自然（nature）'。"② 它包含了人对于一切外在于"我"以及自我的体验，它是人与外在、自我统一、交融之后的产物。这种体验正是人对于自然界、他人与自我的把握，是一种经由人生经验之后得来的独特体验，是人之所以为人的高尚追求。"自然"之所以这么灵动是必须有"我"在场，人的心灵与自然的契合才是大写的自然，否则一切都变得枯燥、乏味，死气沉沉。

如果人仅仅将"自然"看作田野、树木，抑或是河流、山川，而不赋予它以人的思想或意义，这种呆板和枯燥的"自然"只能说明人的精神上的匮乏。如爱默生所描述的心灵与自然的体验："我的头沐浴着快乐的空气，被向上牵引着（uplifted），指向无垠的天穹……我变成了一个透明的眼球。我成了'无'，我洞察一切。"③ 在爱默生看来，一切在"我"之外，一切又在"我"之中。人与自然交相辉映，自然因为有了人的在场而变得灵动，一切看似呆板、枯燥的存在有了生命的能动性。人自身因为自然而变得丰富，人的灵魂因为自然而不再是一张白纸。人可以发挥自身的能动性对自然的客体加以改造，使得原本没有意义的"物"变成体现了自我审美的存在。在爱默生的自然观里面，人与自然是一个有机的整体，人既是自然的一部分，又能够超越自然而存在。

然而，爱默生关于"自然"的论述并非前后完全一致的，在他早期的作品《论自然》的部分内容中，他对"自然"的描写是美丽与和谐的，没有显示出任何对"自然"阴暗面的认知。但在他后期所撰写的一些作

---

① 马玉凤、陆杰荣：《"自然是外化的心灵，心灵是内化的自然"——爱默生自然观解析》，《世界哲学》2013 年第 6 期。

② 马玉凤、陆杰荣：《"自然是外化的心灵，心灵是内化的自然"——爱默生自然观解析》，《世界哲学》2013 年第 6 期。

③ ［美］拉尔夫·瓦尔多·爱默生：《爱默生散文选》，姚暨荣译，世界图书出版社 2010 年版，第 4 页。

品中，对自然的态度已经发生了明显的改变，他开始思考"自然"中不和谐、不美妙的阴暗面。比如在《论经验》这一作品中出现了诸如此类的描述："自然不是神圣的"，"他的到来伴随着吃、喝和罪过"。除此之外，爱默生认为"自然不是伤感主义者，蛇、蜘蛛的习惯，老虎的撕咬，都存在自然的系统当中。我们的习惯就和它们一样。"因此，我们可以这样认为，爱默生后期撰写的一些作品中所呈现的"自然"思想与他在《论自然》中所描述的已经大相径庭，这足以证明爱默生本人的"自然"思想并非一成不变的。

作为爱默生崇拜者的另一位诗人、哲学家罗伯特·弗罗斯特（Robert Frost，1874—1963）并不主张自然的法则和人心灵的法则一致，他的自然观更多地关注自然的阴暗面，描写自然与人分离的一面，如他的诗歌《孤独》所写的：

> 我以前曾在何处听见过这风，
> 像今天这样变成一种低低的轰鸣？
> ……
> 一团枯叶旋转并发出嘶嘶之声，
> 想撞我的膝盖但未能得逞。
> ……
> 说我在我的生活中是孤家寡人，
> 说我除上帝之外已举目无亲。①

可以读出，这首诗歌中所描写的"自然"的画面并非和谐的、美丽的，而是冷酷无情的、凶狠的。在人与自然的抗争中，人并非总是能够体验到大自然温暖的怀抱，大自然并非总是温情脉脉的，它随时都有可能成为扼杀人生命的罪魁祸首。因而自然既赋予了人以生命赖以存在的基础，同样也隐藏着威胁人生命存在的暗流，如"低低的轰鸣""白浪击案的海滨""大团的乌云"这一系列意象，所描述的是大自然的深不可测与凶狠，给人一种肃杀的感觉。

无疑，弗罗斯特所描述的自然"跟人的法则也是不协调的，作者内心渴望有人陪伴，渴望脱离孤独，但自然的肃杀和萧索让作者无法摆脱孤

---

① ［美］罗伯特·弗罗斯特：《罗伯特·弗罗斯特集》，理查德·普瓦里耶、马克·理查森编，曹明伦译，辽宁教育出版社 2002 年版，第 251 页。

独和寂寞，自然的法则和作者内心的法则无法协调"①。这意味着自然与人是有一定距离的，人在自然之中，却又永远无法真正地与自然融为一体。人作为自然之中最为灵动的部分是孤独的、无助的，除了相信上帝能够主宰一切，能够掌握大自然的运行，人自身其实并不能了解大自然的一些奥妙。而在大自然给予人类的每一次惩罚当中，如海啸、地震和其他一些自然灾害，人都是无能为力的。

显然，近代的哲学家们已经看到了人与自然不和谐的危机。一方面，他们强调人与自然的有机结合；另一方面，他们又发现了人与自然关系的悖论。尤其是日益发展的科学技术，正在以前所未有的速度改变着整个人类世界，"自然"正在以一种看得见的方式向人类昭示着自身的命运，这不得不让哲学家们对人类的存在做出进一步的哲学反思。

20 世纪存在主义哲学的创始人、德国哲学家马丁·海德格尔（Martin Heidegger，1889—1976）更是看到了人与自然的分裂状态。在他看来，现代社会人的能力被夸大到了无限，人可以让高山低头，让河水倒流，人可以使得一切看似不可能的事情发生。在这种思维模式主导下，人失去了对自身的本性、万物的本然、存在的神秘等应有的体察，人把世界上一切的存在者、存在物都放置于自身的跟前并与之发生联系，这些存在者、存在物被作为主体人的感性认识所觉知、被他们的理性认识所确定和表达。人以自身既定的认识模式把握和解释一切存在者，把自身视为把握和主宰作为客观对象的一切存在者的主体。

海德格尔用他的存在主义哲学时刻提醒着人们，从根源上说，人并不是能够主宰一切存在者的主体，而更应该是一切存在者的持守者与看护者。他指出："现代人在存在者中的地位不同于中世纪人和古代人。关键的问题在于是人本身仅仅把这一地位看作为由他自己所创造的东西与之关联，人有意识地把这一地位当作与他关联的地位来遵守。"② 显然，人通过自身的力量来彰显自身的主体地位、试图主宰大自然的想法是荒谬的，因为人与大自然并非能够相互并列存在的不同主体，人只能归属于大自然，将大自然当作自身存在的基础，并想方设法地看护好自己存在的基础。

现代的哲学家们更倾向于从人与自然的平等关系中去探索"自然"。

---

① 罗斌：《弗罗斯特对爱默生自然观的继承和背离》，《中山大学研究生学刊》2006 年第 4 期。

② Martin Heidegger, *Die Leit Des Weltbildes* S. 89, Holzwege Vittorio Klostemann Frankfurt am Main, 1950.

在他们看来，自然与人是内在统一的，作为存在的自然与作为存在的人，他们共命运、同呼吸，是相互成就的。一方面，自然成就了人；另一方面，人赋予自然以存在的意义。诚如海德格尔所描述的："自然奇妙地无时无刻不在培育着。自然处身在一切现实之物中。自然在人的工作中和民族的命运中，在日月星辰中，在诸神中，也在岩石、植物和动物中，在空气流动中。"① 因而自然与人作为共同的存在，他们是一个整体，人与万物同源同流，他们的原初状态是一样的。人只有明识自身的本然，与自然建立起相融相契的关系，才真正能明了自身存在的意义。

综上所述，中西方哲学家们对于"自然"概念的解释既相互差别，又存在一致。无论他们对"自然"做出何种解释，目的都在于阐明"自然"与人之间的关系及对"自然"进行哲学思辨的现实意义。可以说，"自然"与其他的本体性的哲学概念，如道、无为、存在等概念一样，都有着其自身的内涵及其不停发展、丰富的历史，这样的认知正代表着人类对自我、他人与社会的深刻洞察。

二 人与"自然"的存在悖论

传统的"人类中心主义"将人置于各种社会实践活动的中心位置，主张"以人为万物的尺度，一切从人的利益出发，为人的利益服务"；其主要弊端是：在人和自然的关系上，将自然置于被动和被奴役的境地，形成了人与自然的二元对立。其实质是过分地夸大人的主体性，在主客二分的认识论中，将人的主体性提升到至高无上的地位，宇宙中其他一切存在物皆为客体。人类凭借自身的理性发明——科技力量以征服者的姿态屹立于"自然之林"。然而，环境污染、生态平衡的破坏、自然资源的枯竭和全球性的生态危机等问题让人们意识到：凭借科技力量征服自然是有限度的，人与自然的和谐相处是更重要的问题，人类必须走出"人类中心主义"。

在近代西方哲学家埃希里·弗洛姆（Eric Fromm）看来，人与自然的悖论是必然的，这种必然性植根于人"生存的两歧"。如弗洛姆所描述的，"人永远无法摆脱他存在的两分性：他无法从他的心灵中消灭他自身，即使他应该如此；而只要他还活着，他也无法从他的肉体上消灭他自

---

① Martin Heidegger, *Wie Wenn am Feiertage*···S. 52, Erlaeuterungen Zu Hoelderlins Dichtung Vittorio Klostemann Frankfurt am Main, 1951.

身——他的肉体使他要活着"①。可以说，是人"存在的两分性"决定了人与自然关系的悖论。与人类中心主义者相比较，弗洛姆不只是强调人的中心地位，而且更强调通过塑造人的健康人格来化解人与自然之间的悖论。在他看来，社会历史文化固然使得人获得了自由，拥有了真正的人性，但健康的人格体现为塑造自身赖以生存的社会环境，而不是奴役。

弗洛姆将人与自然的悖论同个体的人格健全联系起来，他的核心观点是："不健全的人格才是生态危机产生的根源，要化解人与自然的冲突不是要回到自然，也不是要消灭自由，而是要重塑新型的健康人格。"② 可以看出，弗洛姆在人与自然关系的问题上，重心仍然在人自身这一最为灵动的部分。大自然本身是不可改变的，也是不需要去改变的。人类发挥了自己的智慧从大自然中吸取有用的成分为自己服务，但这种利用是需要掌握好"度"的。人必须不停地发展自己、完善自己，以获取更为自由、幸福的生活，回归原始、自然的生活是不太可能的，现代化的潮流已经证明，人只能更好地创造生活，而不是退回去。

因而在人与自然的关系中，最关键的是人能够清醒地认识到自身与自然之间的依存关系，调整自身的行为方式，做到既能够发展自己，又不破坏大自然的存在。弗洛姆说："个体必须通过某种形式与他人相联系，而这种特殊的关系性的形式便是他品格的表现。"③ 作为社会存在，个体的人格充分地体现在如何处理自身与外部世界的关系上。

在此基础上，弗洛姆将个体的人格分为"生产性人格"与"非生产性人格"两种，后者是不健康人格，将自我与他人、他物置于对立的关系之中，并因此产生对"他者"的占有，使"自我"陷入孤立之中。人与自然的关系正是在"非生产性人格"的控制下被异化了。"生产性人格"是指人的所有其他活动都要服从于"人的全部潜能的生长和发展"这一目的。当然，人能够实现自己潜能的前提是人必须是自由的。

在弗洛姆看来，个体只要拥有了"生产性人格"，作为主体的人在与其客体——自然的相处中，就必然不会把它视为自身掠夺和占有的对象，人与自然又回归于融洽相处的状态，"人不仅不再是他物的奴役者，同样

①　[美]埃希里·弗洛姆：《自为的人——伦理学的心理探源》，万俊人译，国际文化出版公司1988年版，第35页。
②　吴兴华：《弗洛姆对人与自然关系的人性论反思》，《吉首大学学报》2015年第1期。
③　[美]埃希里·弗洛姆：《自为的人——伦理学的心理探源》，万俊人译，国际文化出版公司1988年版，第51页。

自身也不再受他物的奴役，展现的是人的潜能的充分发展"①。"生产性人格"是人优良的自然本性，弗洛姆称之为"自发性"，它既符合人自身发展的需要，也是促进人与自然和谐的重要源泉，"自发性的活动是自我的自由活动，从心理学的角度讲，是人的自由意志的自由活动……因为只有人对其自我的基本组成部分都不加以压抑……自发性的活动才是可能的"②。"自发性"不同于"强迫性"，后者仅仅是出于孤独或无权利的压力而从事的活动；"自发性"也不同于"自动化"，后者类似于受到外在刺激而激发的本能反应。"自发性"是体现个人自由意志的"自由活动"，它超越理智，也超越情感和本能，是充分了解自身的生命潜能并做出积极应对的创造性活动，"自发性活动是使人克服孤独的恐怖，而同时又不使其自我的完整性受损害的唯一的途径"③。

爱是自发性活动的重要组成部分，不体现为被占有，也不体现为占有，而是彼此保持独立性并充分地肯定对方存在的价值性，在此基础上实现二者的合一。除了爱，"工作"是自发性的另一重要成分，弗洛姆这里讲的"工作"，"不是指为了逃避孤独而被迫进行的活动……而是指一种创造……它既肯定自我的个性，又同时使自我与他人及自然结合起来"④。"创造性活动"同爱具有同样的本性，既不是受外在压力被迫进行的活动，也不意味着对外界施加自身的强权，它体现为与外界的亲密沟通，正是在这样的沟通活动中，达到了与他人、自然和自身的和谐与统一。

除了爱和工作，其他所有的自发性活动，无论是感官上的，或生理上的，还是社会政治活动，都具有这样的共同特征，既肯定自身的个性，又与他人实现完美的结合。概括地说，这意味着人实现了对自身生存矛盾的解答，既克服了孤独性，又发展了自身的个性。人获得了与生俱来就向往的自由，因为自发性的活动自然而然地解决了发展个性与孤独之间的悖论。

弗洛姆的理论很好地解释了人与自然关系的矛盾性。在人与自然的关系中，人应该把自身放在何种位置成为关键问题。在众多哲学家看来，人

① 吴兴华：《弗洛姆对人与自然关系的人性论反思》，《吉首大学学报》2015年第1期。
② ［美］埃希里·弗洛姆：《弗洛姆著作精选》，黄颂杰整编，上海人民出版社1989年版，第97页。
③ ［美］埃希里·弗洛姆：《弗洛姆著作精选》，黄颂杰整编，上海人民出版社1989年版，第99页。
④ ［美］埃希里·弗洛姆：《弗洛姆著作精选》，黄颂杰整编，上海人民出版社1989年版，第99—100页。

因为过分抬高自身的主体地位而导致人与自然关系的紧张，在弗洛姆这里，人与自然关系的和谐最终须回归到人的优良本性，只有人拥有体现以爱、创造性为特点的"自发性"，才能真正地化解人与自然之间的存在悖论。

三　自然与健康

在前文中，我们已经论述了"自然"的丰富内涵及其与人关系的悖论，人对自身健康的保护蕴含在人对"自然"概念的把握和理解之中。根据叶树勋的观点，"自然"主要包含三层含义："1. 没有外力，自己如此。某物之所以'自然'，原因可能是他者不干涉（无为），也可能是不存在对其发生作用的他者（莫为）。……是一种'主体无为而客体自然'的关系模式。2. 没有意图，所为无心。意义是行为的表现没有特定的意图，不'故意'、不'造作'。……'自然'是表示主体活动（天道运行）的无意志。3. 大自然、自然界。表示一种性状或实体，与'人类''社会'相反。"① 作为自然界的"自然"，人因自然而生，自然因为人有了存在的意义，自然与人在其本质上是同源同流、和合而生的。人的存在，无论是肉体上的健康，还是精神上的健康，都是"自然"及其与人之关系的映射。当然，在哲学家们思考自然与健康问题之时，并不局限于自然的"大自然"义，可以说，自然是人的自然，人是自然的人。

无论是从"天人合一"的一元论认识模式出发，还是从"天人相分"的二元论认识模式出发，哲学家们对自然的认知最终都达成一致：在与大自然的交汇中，人对"自然"的认识和了解在不停地加深，人无法只局限于表面的、经验性的东西来认识和把握自然，更应该站在价值性、体验性的立场上来认识和把握自然。也正是在对"自然"认识的深化中，人学会了不停地调适自己的存在方式，不断地完善自身的人性，在寻求自身与自然关系的和谐一致中达到真正的健康状态。

爱默生在《论自然》篇中对"自然"概念的论述就超越了经验性的认知，开启了对"自然"概念的价值层面的思考，他说："若是一个人希望独处，那就让他去看天上的星星。从天国传来的那些光线，将会把他和他触摸的东西分离开来。……它使得人在凝视那美妙的星体时领悟到静止

---

① 叶树勋：《道家"自然"观念的演变——从老子的"非他然"到王充的"无意志"》，《南开学报》2017年第3期。

不变的崇高境界。"①

在爱默生这种诗意般的描述中，他肯定的不是人所能看到的表象，而是隐藏于"自然"表象背后的超验性价值。这种超验性价值不是经验性的，也不是体验性的，而是需要人在一种与自然的亲近中达成的哲学认识。人要想获得这种对自然的超验性认识，就要想尽一切办法与自然合一，走向自然、接近自然，在纷繁的世间万象中，在人与物的异彩纷呈中体悟到"同一"。

在此基础上，爱默生进一步区分了"自然"的表象与本质："这感觉来自由无数自然物体造成的完整印象。正是这种完整统一的意识使我们能够分辨出伐木工人的木料和诗人笔下的树木。"② 同样是大自然中的树木，在伐木工人那里只是实然存在的"木料"，是没有生命力的。而在诗人的笔下，树木却是有生命力的艺术性存在。因而自然中万物因为主体的不同而不同，只有改变主体对自然万物的把握方式，才能真正地通透人作为主体与自然万物之间的关系。

显然，在爱默生的哲学认识方式里，仅仅认知和把握住自然的表象是完全不够的，那是造成人与自然分离的真正原因。人应该认知和把握住自然的本质的全部，那才是真正意义上的了解和把握"自然"。这种兼具表象和本质的"自然"概念才能囊括世间万物的多样性，但可惜的是，世间很少有人真的能做到这一点。因为在世俗生活中，人所拥有的洞察自然本质的直觉能力和天性早已被自然所拥有的外在表象所蒙蔽，只有极少部分内心还保留着孩童般天真和天性的人才能敏锐地感受到自身与自然之间的呼应，才能恰当地运用自身的理性看透纷繁复杂的世间万象之后的本质。

爱默生提出了他的著名的"透明眼球说"："站在空地上，我的头颅沐浴在清爽宜人的空气中，飘飘若仙……我变成了一只透明的眼球。我什么都不是，却看透一切。"③ 爱默生在这里提出的"透明的眼球"在其本质上隐喻了人看待世界的方式，代表的是人的心灵的力量。通过"透明的眼球"，"我"看到了世间万物，成为万物的一部分。此时的"我"与

① ［美］拉尔夫·瓦尔多·爱默生：《爱默生集：论文与讲演录》，吉欧·波尔泰主编，赵一凡等译，生活·读书·新知三联书店1993年版，第8页。
② ［美］拉尔夫·瓦尔多·爱默生：《爱默生集：论文与讲演录》，吉欧·波尔泰主编，赵一凡等译，生活·读书·新知三联书店1993年版，第9页。
③ ［美］拉尔夫·瓦尔多·爱默生：《爱默生集：论文与讲演录》，吉欧·波尔泰主编，赵一凡等译，生活·读书·新知三联书店1993年版，第10页。

万物一体，"我"看清楚了世间的一切，明白了自身在自然中的地位，"我"是如此的渺小，又是如此的伟大。

在爱默生的哲学视界里，通过超验性的认识，"自然"和"我"实现了最终的同一，"万物一体"是世间万物存在的真正本质。正是在这种认识里，我与自然已经达到了完全相通的境界。"我"作为主体通过"自然"来认识和把握自我，又通过自我来认识和把握万物。只有这样，人作为主体的认识境界才能达到独特的通达状态。这是一种超越性的哲学认识，"我"作为认识的主体，既超越于自我之上，也超越于自然之上；既作为一个认知主体存在，又时时地超越这个认知主体而存在。正是在这个意义上，人与自然是相互拥有、不可分离的，人完完整整地存在于自然之中，自然也完完整整地存在于与人的关系之中。脱离了自然，人无法生存；脱离了人，自然的存在完全失去了意义。如他所描述的："从哲学上考虑，宇宙是由自然和心灵组合而成的。……所有被哲学界定为'非我'的事物……统统都必须归纳到自然的名下。"① 这里的"我"是作为形而上学存在的我，"我"是一切自然的源泉，自然、艺术、他人和我的身体，这些都属于"非我"，因为"我"即"我的存在"，而"我的存在"是一切的源泉，自然是"我的存在"的形式。无论以何种形式存在，"我"永远是超越于自然而存在的。在《论自然》开篇的"导言"中，爱默生开宗明义："为什么我们不该同样地保持一种与宇宙的原初关系呢？……每一个人自身的境遇，都是对他提出的疑问所作的形象回答。……大自然以同样的方式早已在它的形态与趋势中呈现了它的目的。"②

然而，人并不是总能够明白自然存在的意义，他们发明了属于自身的文化，创造了各种叹为观止的人类文明，但他们仍然未能把握属于自然的真理。相反，人开始失去了与自然的最原始的联系。在人类的历史中记载了祖先们留下来的一切历史、宗教和法律，但这些东西与现代文明已经相去甚远，我们需要拥有属于我们自己的历史和思想，这些思想体现的是新时代"我"对"自然"的一切回答和理解。"我"对自然的理解必须符合自然发展本身的规律，和自然发展的目的一致。因而，"我"作为自然的存在，其本身有着与自然相同的规律性。这里的自然不仅仅是指"大自然"，它更强调符合自然规律性的"自然而然"或者"自然无为"。人

---

① ［美］拉尔夫·瓦尔多·爱默生：《爱默生集：论文与讲演录》，吉欧·波尔泰主编，赵一凡等译，生活·读书·新知三联书店1993年版，第7页。

② ［美］拉尔夫·瓦尔多·爱默生：《爱默生集：论文与讲演录》，吉欧·波尔泰主编，赵一凡等译，生活·读书·新知三联书店1993年版，第6页。

的健康正是这样一种肉身和灵魂相统一的"自然而然",这是一种内外兼修、无物无我的心理状态。

到底什么是"健康"？纵观中西方医学史，如果一定要追溯一下"健康"概念的内涵，不难发现，无论是古希腊、罗马时期的医学家或哲学家们，还是中国古代的医学家或哲学家们，他们都不约而同地发现了人的身体与心灵、自然之间的紧密联系。著名的罗伊·波特教授在《剑桥医学史》一书中对古希腊医学是这样描述的："它是一种整体医学，强调心与身、人体与自然的相互联系……健康主要取决于生活方式、心理和情绪状态、环境、饮食、锻炼、心态平和以及意志力等因素的影响。"① 无可否认，在他关于"健康"概念的描述中，健康并非单个因素所能决定的，而是一个集合了人体状态与人所处环境关系的综合性概念，它涵括了人的身体与心灵、自然，与人所处的环境（自然的或社会的）、个人的行为方式和道德人格等各个方面。

概括起来，"健康"意味着人与自然的通达状态，这样的状态是不拘泥于某一种形式的，是灵活多变的。从最深层次的哲学意蕴上来讲，它是"我"与"非我"之间的沟通与交融，"我"作为主体存在通过一切"非我"的东西来达到对自我的深层次认知。反过来，一切"非我"的东西也因为"我"的自知与自省而与"我"和谐地联系在一起。

归根到底，"健康"不在"我"之外，而在"我"之中，它意味着人对"我"的哲学性认识和把握。因此，这一个层面上的"我"与"自然"概念具有十分相似的哲学意涵。"我"作为认知主体的存在既是自然的，又是必须超越于自然的。或者说，"我"以及我的健康既在自然之中，又在自然之外。"我"作为自然中的一分子，不得已身处于自然之中，却又常常需要在自然之外反观"我"自身的存在。只有这样，"我"才能真正地明了自己在自然中的地位，通透自己与自然之间的关系，不因为太过于自我而损害了"我"与自然之间的平衡关系。因此，人的"健康"实际上就处在"我"与"自然"之间，无论是偏离了"我"，还是偏离了"自然"，都可能产生紊乱。它不是"我"存在的某一种状态或某一时的状态，而是一个连续的、动态的、不断变化的过程。在这个过程中，我以"我"的心灵、本性感受着一切"非我"（即自然）的存在，若"我"的存在与"自然"的存在能够相通，我便能够顺利地达到健康

---

① 宋婷、沈红艺、倪红梅、何裕民等：《健康的词源学考释》，《中华中医药学刊》2014 年第 6 期。

的良好状态；反之，我的身体乃至心灵便会出现一系列的紊乱。

第二节　自然环境与"疾病"

人的生存离不开自然环境，因为人生存所需的一切物质资源都需要从自然环境中获取，从这个意义上来说，自然环境是人之生存必不可少的母体。人先天性地需要从自然环境中吸取一切所需的生存质料和养分，同时，人又需要同"自然环境"这一母体保持良好的关系，以使得自身的存在与母体的存在可持续地发展。

然而，现代社会人与自然的关系陷入两种对立的思维模式：一种是"人类中心主义"思维模式；另一种是"非人类中心主义"思维模式。这两种模式都将人与自然的关系设定在一种对立状态，强调人对自然资源的过分开发和利用，导致自然生态环境的破坏，预言人与自然将共同陷入生存的危险境地，在理论界形成了近年来比较流行的"环境悬崖"论。"悬崖""喻指这个环境生态系统存在限度和运作平衡的界限。突破此界限，则预示着危险"①。意指在人与自然的关系中，人对自身与自然环境之间的共生、共存关系的过度介入，最终破坏了人与自然环境的平衡关系并导致各种环境问题的产生。

然而，我们需要思考的问题是：人对自然资源的利用和开发应该如何才能把握好度？人们所预言的自然资源的匮乏危机，其存在的可能性有多大？我们所赖以生存的自然环境究竟应该如何界定？我们知道，人类生命的发源必然与自然有着非常紧密的联系，因为在银河系中其他星球上无法找到任何生命的轨迹，这说明人与自然从一开始就是生生相息的。人因为自然的存在而存在，而自然因为人的存在而有了自身存在的意义。因此，自然与人之间是相互赋予存在意义的，我们只能通过对人的认知来理解自然，也只能通过对自然的反观来理解人性。从这个意义上来说，人对自然的认知是无法通过数据和测量等来勘探它存在的意义的，而更应该从人对自然环境所产生的各种反应来获取对自然的认知，这样的反应便是人体所能接收和发出的各种信号，以人体所产生的各种疾病为特征。

正因为如此，人的疾病其实是自然环境在人身上的各种反应，人与自然的关系在其本质上并不体现为人与自然的对立状态，并不必然意味着人

---

① 朱平：《"环境悬崖"的伦理认知》，《道德与文明》2016 年第 2 期。

相对于自然的主体性地位，也不意味着自然环境相对于人来说的决定性作用，它体现在二者的相互作用之中，是人与自然在共生共存的过程中各自发出的反应性信号，无论是人体的疾病，还是环境问题的产生，在本质上都是人与自然关系的体现。

一 自然环境存在的"悬崖式"伦理危机

自近代文艺复兴时期以来，随着人性解放思想的进步，人的主体性地位得到不停的提升，人改造世界的能动性也不停地得到肯定，各种技术的诞生，在改造世界、创造世界的过程中体现出惊人的力量。这一切成就不得不让人惊叹自身的伟大和优越性，并因此将征服自然、改造自然的成果当作自身人性完善的体现，在人与自然之间形成对立的关系。有人预言，这样的思维模式将人和自然环境共同置于"悬崖式"的危险境地，其主要特征是人在利用、开发自然资源的过程中已经突破了应该有的界限，导致自然环境无法承受这一界限，并因而产生各种环境问题。与此同时，这些环境问题又反作用于人类自身，对人类的生存造成极大的威胁，因而实际上预示着人类自身也处在生存的"悬崖"。这一"环境悬崖式"预言是危言耸听吗？我们如何正确地对待自然环境存在的"悬崖式"伦理危机呢？简言之，在人与自然环境的关系之中，我们应该持何种态度？

实际上，"人—自然"对立性思维的产生与人类如何界定"自然环境"这一概念有关。在"人—自然"对立思维中，自然环境是处在人之外的，人也处在自然环境之外，彼此是独立的。并且在这一思维模式当中，只有人具有主体性地位，自然环境只是用来为人类服务的客体，人与自然环境是宇宙中处在不同层次的事物，如康德（Kant）哲学中所包含的"人的理性为自然界立法"① 的经典论述，但自然不可以为人立法。

显然，这样的论断过分地夸大了人的主体性作用，未能辩证地看待自然环境与人之间的关系。马克思（Marx）在《费尔巴哈：唯物主义观点和唯心主义观点的对立》一文中根据唯物主义的历史观提出的基本论断："人创造环境，同样环境也创造人。"② 可以说，人与自然环境是不可分割的共同体，人自身的发展与自然环境的发展是同步的，在"人类—自然"环境系统中，"自然与人类都分别被刻写上了对方的印迹。从而，因为有

---

① ［德］伊曼努尔·康德：《未来形而上学导论》，庞景仁译，商务印书馆 1978 年版，第 92—93 页。
② 《马克思恩格斯选集》（第三卷），人民出版社 2012 年版，第 172 页。

了人的参与，即自然人化，自然才成其为自然；也正是因为有了自然的成分，即人的自然性，人才成其为人。因此，人与自然环境在'人类—自然'环境系统中的基本关系就是一种相互创造的关系"①。然而，人类改造自然、创造自然的成果是显而易见的，人类相对于自然环境的主体性也是显而易见的。在人与自然的关系中，我们较少能够意识到自然环境之于人类的主体性，它总是默默地为人类提供各种可供利用的自然资源。在人类历史发展的长时期以来，自然环境是否也像人类一样拥有主体意识和能动性？这样的问题一直困扰着智慧的哲学家们。

　　然而，一个不可否认的事实是，无论人类如何为自身改造自然、创造自然的力量感到喜悦，自然本身所拥有的规律性和自然性，是人类永远无法企及的。换句话说，人类改造自然的力量是有限的。相对于自然本身的力量来说，人类渺小得像宇宙中的一粒沙子。正因为如此，人类必须深刻地理解自然环境的力量和主体性，才能真正地理解自身的存在及与自然环境之间的共生共赢的交互作用。人类的历史经验表明，自然不只是一种被动的可利用的资源、为理性主体所干预的物质客体，而且是一个积极的有机'主体'本身，它能够以一定的方式干扰生态平衡，影响人类的生活并危及人类的福祉。

　　"现代人已经意识到，人不是'外在的'、控制并对立于自然的主体，反而是自然活动的产物。"② 自然的主体性也是存在的，在人与自然共处共生的过程中，自然环境的变化和一系列的生态反应无不在向人类昭示这一点：自然正是以自身的主体性在与人类共处，人类在不停地彰显自身的主体性的时候，若缺乏对自然主体性的觉知，就无法真正地领会自然环境所拥有的规律性和自然性，在人类生活和生产的实践过程中，将会走向自然存在的对立面，这是造成自然环境"悬崖式"伦理危机的重要原因。

　　然而，在我们承认自然的主体性之时，并不等于承认人与自然之间的平等主体性关系。自然的存在对于人之存在的哲学意义与人之存在对于自然存在的哲学意义是不一样的，离开这一前提，我们就无法正确地理解人与自然之间的关系。自然环境就如人之生存的一个母体，人离开自然环境是无法生存的。但是自然是不需要从人这里获得资源而存在的，自然因为人的存在而拥有了存在的价值。自然与人之间的关系始于"人的存在"

———————

① 杨建学：《对环境权的再审视——以"人类—自然"环境系统为视角》，《法律科学》（西北政法大学学报）2010 年第 2 期。

② 宫炜炜、房德玖：《自然环境与道德责任——约纳斯环境伦理思想探要》，《高校社科动态》2015 年第 3 期。

这一基本的事实，人被放置于各种不同的关系中加以理解，这些关系不是由人的主观意识决定的，而是客观存在的基本事实。人借助于自身理性的发展明确了自身存在的意义，与此同时，也应该具有对自然存在的道德自觉或义务，将自然的存在放置于与自身无限的关系中去理解。使用德裔美籍哲学家汉斯·约纳斯（Hans Jonas，1903—1993）的话来说，这种"父母与孩子的关系"是一种"不可逆的关系"，因为"孩子要求父母的庇护是种不可逆的关系"①。可见，自然与人之间的关系是不可能对称和平等的，这种不可逆的关系要求人在道德理性上形成自觉的关怀义务，因为人之存在和自我实现离不开对自然环境的依赖这一先决条件。

人履行对自然界其他生物的关怀义务，实际上是基于对自我生存和实现的道德责任的反照，因为在人—自然不对等的关系当中，人自身存在的伟大意义在于它的延续性，自然之于人的哺育意义与人对后代的哺育意义在某种程度上达成契合。从这个角度来说，人对自然的依赖关系和人对其后代的道德责任是相辅相成的。因为人之存在对自然的意义就在于它的延续性，这既是作为人类存在的价值，也是自然存在的价值。因而人之存在的延续性既成就了人自身的存在，也成就了自然的存在。若未能将人与自然的关系放置于一个动态的、延续性的背景中去加以理解，仅将其理解为即时性的对等关系，势必在二者的主体性之间产生对立思维。

相对于人类来说，自然是其母体；而相对于人来说，人是自己后代的母体。从这个意义上来说，自然之于人存在的意义与人自身存在的意义是一致的，都体现在"不可逆"的延续性当中。因为这一"不可逆"性，人对自身的存在和实现拥有自觉的道德责任。也就是说，人必须通过发展自身的理性来理解自己的主体性，同时，也必须通过自身的道德理性来理解自然的主体性，这二者是相通的。就这一点而言，人必须将自身放置于与自然的关系中去理解自身存在的价值，因为自然的存在与人的存在是一体的，是同样的价值性存在，而不是工具性存在。若自然的存在仅仅具有为人之存在的工具性价值，就等于自动地将自然放置于一个"无生命的世界"，否定了它本身其实是一个能自我维持的、有机的世界，它是由各种不同层次但是相互依赖的物种和生命形式组合而成，各自拥有自身存在的特性和价值，而人必须参与到众生的普遍生活当中去，这于人自身的存在是不可或缺的。

① Wolf J. C, Jonas H. , *Eine naturephilosophische Begründung der Ethik*［M］. Hügli A. & Lübcke P. , Philosophie im 20, Jahrhun-dert, Reinbek Verlag, 1996, p. 192.

二 自然疫源性疾病——自然环境与人的对话

在中国古代哲学中，"天人感应"与"天人合一"学说一直诠释着人与自然的关系。有人提出，董仲舒之前提出的"天人感应"学说，"就其自身的逻辑论证看，缺乏系统性；而就其实用理性看，又缺乏通融性。有一个关键的问题它没有予以妥善地解决，即天人之间凭据什么而发生'感应'"①？在董仲舒的哲学论证中，他也看到了前人理论上的不足，故提出"天人合一""天人相通"学说，如他所言："物疢疾莫能偶天地，唯人独能偶天地……观人之体，何高物之甚，而类于天也。"（《春秋繁露·人副天数》）董仲舒通过天与人之间的比附来论证"天人合一"。在他看来，天和人一样有喜怒哀乐、有感觉。虽然他的目的是论证当时封建统治的合理性，赋予"天"以赏善罚恶的主宰功能，他的学说因而被认为是神秘主义和主观主义的综合体。但他至少为原来不合理的理论体系找到了合理的理由，在天与人之间找到了内在的联系。

虽然众多哲学家对董仲舒的理论持批判态度，认为在天与人之间提出"天副人数"的观点纯粹是一种理论上的牵强附会。然而也有学者认为，董仲舒在自然科学不发达的年代，能够通过"阴阳五行之气"来解释自然中的灾异现象，并强调君主的社会治理在天人互动中的重要作用，这一点值得关注。吕锡琛提出："儒学中的天人感应论将天地自然和人类社会视为一个有机整体，强调人类的善恶治乱分别将对自然界产生相应影响而出现灾祥异象，反过来又影响人类生存，这是饱含生态智慧的思想。"②

从古代哲学家们的思想中，我们不难发现，古人在自然之"天"面前是充满敬畏感和道德感的。在天人关系上，古人的认知更是饱含了哲学性的智慧。因为他们并不一味地强调通过征服和改造自然之"天"来彰显自身的主体力量，而是深刻地看到了人与自然之间的相互依存关系以及人对自然之"天"所应该负的道德责任，以此来寻求天人之间"合一"，亦即天与人之间的和谐发展。

在现代社会，随着天文学和各种现代化科学技术的发展与进步，人们能够通过日常生活与各种先进的科学手段逐步地发现，自然环境正在时时刻刻地通过各种气候、天气的变化、自然灾祸和不明原因的疾病等与人类

---

① 黄朴民：《"天人感应"与"天人合一"》，《文史哲》1988 年第 4 期。
② 吕锡琛：《儒学天人感应论中的生态智慧——兼论中国哲学研究中的问题意识》，《哲学动态》2013 年第 4 期。

进行对话。古代的哲学家们将自然灾害、灵异事件等归因于天对人实施的惩罚。现代生物学、医学探寻出的"自然疫源性疾病"① 更好地说明了"自然之天"与人之间是如何关联的。

在中国的 20 世纪 60 年代，科学家们就开始关注到自然疫源性疾病的产生和发生机制。在世界范围内，自然疫源性疾病更是受到广泛的关注。在人类不停地改造自然的活动过程之中，如开垦荒地、水利建设等，严重地改变着原来的地理环境、生态资源和气候条件，并进而改变了病原体赖以生存、循环的宿主和媒介，最终导致各种不同类型的自然疫源性疾病的崛起与蔓延，同时还引发了一些新型的自然疫源性疾病，比如原始森林的破坏会导致"森林脑炎"这样的自然疫源性疾病的减弱或消失，又比如以野生动物为宿主的布鲁氏杆菌病，会因为人类大量饲养牛、羊、猪等家畜之后，使得布鲁氏杆菌病不再单纯地依赖野生动物为宿主，而转向依赖家畜为宿主并延续下来。②

自 20 世纪 70 年代以来，随着世界发展的一体化与全球化趋势的加剧，自然疫源性疾病疫情也呈现出显著的全球化上升趋势："一方面，某些历史上得到有效控制的自然疫源性疾病死灰复燃……另一方面，新发自然疫源性疾病（20 多种）此起彼伏。"③ 与此同时，随着自然生态环境的变化，自然疫源性疾病的发病和流行趋势呈现出新的特征："1. 新的病原体不断被发现且传播频率趋快；2. 病原体呈现快速变异、新致病型菌（毒）种或亚型加速出现；3. 新发病原体毒力强、宿主群和组织嗜性越来越宽、致病机理复杂。"尤其是 21 世纪以来，新发的大部分自然疫源性疾病更是呈现出全球化趋势，"西尼罗河病毒和猴痘病毒在北美快速传播，世界范围内接连发生 SARS 疫情和高致病性禽流感等"④。

种种迹象表明，现代社会的自然疫源性疾病防控形势十分严峻，它已经逐渐地成为世界性的重要公共卫生问题，而不是某一个国家或区域能够

---

① 自然疫源性疾病，简单说来，就是野生动物携带的，而又能传染给人的疾病。疫源地就是疾病（主要是传染病）的发源地。一般的传染病，如白喉、痢疾等的疫源地就是指病人或带菌者停留的地方。某些疾病的发源地，不在人群中而在自然界内，因而这些疾病就叫作自然疫源性疾病，而它们的发源地就叫作自然疫源地。（参见蒋豫图《关于自然疫源学说及其意义》，《人民军医》1960 年第 12 期）

② 刘树贤：《自然疫源性疾病基本概念》，《医学动物防制》1985 年第 4 期。

③ Marano N, Pappiaoanou M., *Historical, new, and reemerging links between human and animal health* [J]. *Emerg Infect Dis*, Vol. 10, 2004, p. 206.

④ Binder S, Levitt AM, Sacks JJ, et al., *Emerging infectious diseases: public health issues for the 21st century* [J]. *Science*, Vol. 284, 1999, pp. 1311 - 1313.

单独解决的公共健康问题，人类与病原微生物之间的斗争与较量将进入一个全新的时期。现代科学家们更是能够通过各种技术手段探测出疾病与社会生产、生活实践之间的关联。有学者总结出影响自然疫源性疾病肆虐的因素很多，如微生物变异与进化、人类的行为和生活习俗、环境生态学的变化等。① 其中人类的行为和不良的饮食习惯以及无节制地开发、利用自然资源等因素都属于自然疫源性疾病产生的社会因素，并且成为这一疾病产生的主要因素。这一点得到了众多西方科学家的证实，不良的饮食习惯可导致多种寄生虫病的感染和传播，例如，人类生饮牛奶、羊奶等会导致产生牛结核、羊布鲁氏菌病，嗜食野生动物则会大大增加人类感染动物疫源性疾病的机会。除此之外，人类无节制地开发自然资源造成的后果也非常严重，野生动物赖以生存和栖息的地方在逐渐地缩小。同时，生物圈中的食物链也相应地被严重破坏，其结果是某些野生动物再也无法从森林深处觅食，被迫迁移到森林边缘地带的果园和牧场觅食，大大增加了野生动物病原携带者将疾病传染给人类、家畜的机会。②

1998 年以来先后在东南亚地区的马来西亚、孟加拉国等国暴发流行的尼帕病毒性脑炎就是人类应该吸取的最好教训。由于当地人无节制地乱砍滥伐，使得热带雨林地区的面积急剧地在缩小，当地的果蝠因为极度地缺乏食物而大量地迁移至森林边缘地带的农庄果园里觅食，这些果蝠在果园中排泄出大量携带尼帕病毒的尿液和唾液等，首先是果园中的猪群感染病毒致病，然后，再由猪群将疾病直接传染给人类。③ 除此之外，现代社会所拥有的便捷的交通条件使得人类的旅游业空前发达，而这又是加剧传染病在世界范围内任意传播的重要原因，各种病原体随着人口的流动远距离地快速散播，这是助推传染性疾病扩散流行的关键因素。④

工业化也是各种疾病传播流行的又一个重要原因，人类社会在工业化的过程中所产生的"温室效应"会引起全球气候的剧烈变化。目前，在全球范围内，亚热带、热带气候区已经呈现出扩张的趋势，这意味着，适

---

① 王长军、张锦海等：《自然疫源性疾病流行特点及暴发疫情处置要点》，《实用预防医学》2010 年第 1 期。

② Marano N, Pappiaoanou M. *Historical, new, and reemerging links between human and animal health* [J]. *Emerg Infect Dis*, Vol. 10, 2004, p. 206.

③ Binder S, Levitt AM, Sacks JJ, et al., *Emerging infectious diseases: public health issues for the 21st century* [J]. *Science*, Vol. 284, 1999, pp. 1311 – 1313.

④ Vincent PH, Mohammed Tahangir Hossain, *Nipah virus encephalitis reemergence, Bangladesh* [J]. *Emerg Infect Dis*, Vol. 12, 2002, pp. 2082 – 2087.

合媒介生物生存和滋生的气候区域在不停地扩大。① 例如，历史上的"厄尔尼诺暖流"曾经带来了部分地区的大量降水，这使得这些地区的蚊、螨、蛉、蜱、虱等媒介生物的密度大幅度增加。同时，这些媒介生物的危害期也明显地延长，大大地增加了人类被它们传染疾病的风险。可以说，气候效应使得某些过去局限于亚热带和热带等气候区才能存活的自然疫源性疾病逐步向温带蔓延。②

最后，人类社会的城市化进程也是自然疫源性疾病肆虐的重要原因，城市化的过度发展导致大量的垃圾和生活污水产生，如果未能得到有效的处理，便会造成人类居住环境的严重污染与破坏，并进而助长了新发传染病的滋生和蔓延。③

无论是古人对"天人关系"的哲学反思，还是现代社会的精准科学技术的测量和计算，无不在表明一点：人类对自身与自然关系的理解正在日益加深。人类曾经施加在大自然身上的各种暴行，乱砍滥伐或野生动物捕杀等，大自然正在以不断变异的病种或更新的疾病传播方式反作用于人类自身。在日益失衡的人与自然的关系里，大自然正是通过向人类传播疾病来实现与人类的平等交流，以此引起人类对自身所作所为的反思。

尽管在现代医学、生物学的研究中，科学家们的目标是通过更为精准的技术来探寻自然和人类之间的奥秘，试图通过技术的力量来实现二者之间的和谐。然而，站在道德的立场上，人类更应该将自身放置于与自然的亲密关系背景中来理解自身的存在，而不是将自然和疾病共同看作自身可以通过各种技术力量来征服的对象。诚然，在人类战胜各种疾病的历程中，确实取得了不少的惊人成就。但疾病的种类并没有随着科学技术的进步而减少，相反，更多不明原因的新病种正在以惊人的速度威胁着人类的健康。从这一点来看，人类要达到健康的状态必须将"疾病"当作自身与自然之间对话的桥梁，通过对"疾病"的哲学反思来更深刻地领悟自身在自然中的位置、作用，以及自身存在的、更为深刻的哲学性意义。

① 于长水、张之伦、从波泉等：《全球变暖与传染病动向》，《中华流行病学杂志》1998 年第 2 期。
② Simon F, Savini H, Parola P., *Chikungunya: a paradigm of emergence and globalization of vector-borne diseases* [J]. *Med Clin North Am*, Vol. 92, No. 6, 2008, pp. 1323-1343.
③ 俞乃胜：《新人兽共患病的流行近况及防控策略》，《中国人兽共患病学报》2007 年第 2 期。

三　疾病解释的环境哲学基础

在上文中，我们已经论证到，人类对自身及其与自然关系的认知必须通过对疾病的哲学反思来进行。实际上，这一点已经在当代环境哲学的理论演进中得到了论证与拓展。尽管环境哲学产生的根源在于人们对于日益严峻的生态问题的反思，饱含了人类对于自工业文明开始产生的生态环境的严重破坏、环境质量的严重衰退和环境问题的层出不穷的危机感。

实际上，这些问题与人类对自身疾病的反思具有同样的哲学基础。"自然疫源性疾病"概念的产生就标志着人们对自然环境的存在本质及其与人的关系认识的提高。在自然科学和各种技术占据主要话语权的当今社会，人类对疾病的认知水平是提高了，但是人类对疾病的感受和理解性却在下降。因为长时期以来，疾病和自然环境一样，是存在于人类自身之外的"他者"，并非与人之存在息息相关的主体。在中国古代哲人的智慧里，"自然之天"尚且与人拥有同样的道德属性与情感，懂得赏善罚恶。而在现代人的世界里，自然环境和各种技术都只是用来服务于人的手段，人性在各种异化力量中迷失，人成为自己所改造的自然界和所创造的一切技术手段的"奴隶"。

环境哲学的产生标志着哲学研究的转向，以自然科学为特征的哲学研究所呈现的各种问题证明，哲学研究必须重新确立起人的主题。如海德格尔（M. Heidegger）在晚年曾经断言："科学之发展同时即科学从哲学那里分离出来和科学的独立性的建立，这一进程属于哲学之完成。"海德格尔在这里所说的"哲学的终结"指的是哲学科学化路程的终结，重新确立起以人为中心的哲学。

环境哲学其实是人与自然之间的关系哲学，其目的是更准确地探寻人与自然之间的奥秘。"它通过对人与自然关系的反思，要求把人的道德关怀扩展到自然或自然生命那里去。"[①] 无论是寻求人与自然道德统一的先验主义哲学，还是将人与自然对立起来的科学化哲学，在其本质上都未能更好地揭示人与自然之间的内在关联。如果说中国古代哲学的核心主张在于赋予"自然"以人性，可以将其概括为一种"自然的人性化"的哲学，其终极目标就是试图达成"天人合一"的和谐境界。现代科学化的哲学则是试图将"人"自然化，可以将其概括为一种"人性自然化"的哲学。

---

① 郑慧子：《环境哲学的实质：当代哲学的"人类学转向"》，《自然辩证法研究》2006 年第 10 期。

在科学化哲学思维方式中，人所拥有的自然属性被无限地放大，导致人自身属性的迷失与异化。

　　然而，疾病的科学化趋势在现代社会已经形成势不可当的潮流。现代医学、生物学等无不将人的生命等同于自然的一部分，以此为根基来探寻疾病产生的奥秘，因而生命的本质只能用分子、原子、细胞和基因等来解释。一句话，在科学化哲学的指引下，人的生命连同人体的各种疾病都被自然化了，人们对疾病是基于分子生物学、基因遗传学等科学的诠释，而未能从人与自然的关系、人性本身去理解疾病。正因为这样，人的"疾病"常常被外化为人自身的敌人，它是外在于人的一个"不合之物"。科学化哲学要解决的问题是"是什么"？在西方医学、生物医学发展伊始，始终以这样的方式来追寻疾病产生的原因，简言之，疾病到底是什么？人们试图通过各种技术手段将细胞分解，再分解，以寻求它与原始生命体之间的关系，以及原始生命体本身发展的进路和逻辑。

　　显然，被自然化的生命，或者说，被自然化的人永远不是被放置于真正的自然中来加以理解的，它仅是自然中的一个部分，一个可以随时割裂出来的部分。在这样的致思模式下，人的自然属性被过分地放大，人仅成为一个自然的生命体。然而，人的自然属性并非来源于人本身。因为人对自然的依赖性是不可逆的，人的自然属性恰恰来自人与自然源源不断的母体关系之中。从这个意义上来说，若脱离了人与自然的关系来对待"人"这一生命体，无疑是犯了只见部分、不见整体的错误。人的存在从来不是单独的，在大自然母亲的怀抱中，人的存在只是自然存在的极小但又极有灵性的一部分。人存在的"极小"性体现为他永远不可能超越自然而存在，但人又是极有灵性的，相对于自然界的任何其他物种来说，只有人可以通过自己的智慧去改造自然世界，以使它更符合自身存在的需要。

　　总之，科学化哲学将自然中的各个部分割裂开来加以研究，而环境哲学则将人放置于与自然的关系中加以研究。尽管中国古代哲学也通过"天人关系"来理解自然的存在，但这种理解是在自然科学不发达的情况下产生的机械联系，更多地赋予"天"以人的道德属性，未能真正地揭示出人与天之间的关系。并且，在某种程度上，更多地赋予"天"以更强的道德意志，天可以主宰一切人事，但反过来，人是无法决定或干预"天"的。环境哲学的提出具有十分重要的进步意义，主要在于它将"天"与"人"看作一个有机联系的整体，既从自然与人的关系中理解自然的存在，又从自然与人的关系中理解人的存在。因而环境哲学产生的意义就是将人与自然放置于一个统一体中去理解，二者之间必须实现平等的对话。

在环境哲学前提下探寻"疾病"的本质及其存在的意义，不难发现，疾病与人的关系，正如自然与人的关系一样，从来不是对立的。疾病就存在于人自身当中，它与人是一个有机联系的整体。疾病存在的价值就如人存在的价值一样，是不能轻易被否定的，更不能采取征服或消灭的方式来加以对待。正如人相对于自然存在而言是极小而又极具灵性的一部分，疾病相对于人而言，也是极小而又极具灵性的一部分。疾病来源于人自身的存在，人的行为及其各种生活方式、理念和价值观。从这个意义上来说，疾病绝对不是人自身的敌人，它恰恰是人之存在过程中最为灵性的一部分。因为人正是通过"疾病"的认知和理解来加深对自身存在的认知和理解，这样的认知既是科学化的，更应该是哲学化的。

第三节　疾病：人与自然关系的反观

在以上的论证中，我们的结论是：人的存在与自然的存在一样是价值性存在，二者的存在意义都应该被放置于人与自然的关系中加以理解。人与自然实际上是一个有机联系的整体，人是自然的人，自然是人的自然，二者是不可分割的。然而，在承认人与自然的同等价值与主体性之时，我们仍然会迷惑于这样的问题：人与自然如何交流？

既然人与自然不可能同处于相同的语言系统之中，人与自然之间似乎存在不可通约性，这正是产生人与自然"不合"关系的重要原因。这与我们对中国古代哲学中的"天人感应"论的发问是一样的，即天与人是如何感应的？尽管在"自然疫源性疾病"概念提出之时，众多科学家也发现了疾病与自然环境之间的联系，并在此基础上产生了环境生态学、环境生物学、环境行为学等科学，强调自然环境之于人存在的意义，强调人不可因为自身的经济目的而过分地开发、利用自然资源，破坏自然生态系统。

但是对疾病的科学化认识路线，其致思方式是直线的，只揭示了疾病与自然环境之间的单向性、机械性因果关系，未能将疾病放置于人与自然关系中加以理解，因而疾病的本质只体现为人之存在的一种结果。并进而产生唯结果论的功利主义疾病观，认为疾病只是人之存在的一种带有恶之评价的结果，疾病本身是恶的，它是独立于人之存在之外的一种恶的存在，治疗应该以消除疾病这一恶的结果为目的。实际上，我们不能脱离人与自然的关系来谈人之存在的价值，同样也不能脱离人与自然的关系来认识疾病，疾病恰恰是人与自然之间的深刻对话与交流。人既可以通过自身对疾病的深刻理解来反观人与自然的关系，也可以通过对人与自然关系的反观来深刻地理解疾病。

一　疾病的"自然化"

诚然，人类对于"疾病"的认知和理解与人类对于自然的本质及其关系的深刻洞察密切相关。科学化思维方式中的"自然"是物质的，它等同于"自然物"，科学的目的就是利用各种学科的技术手段去勘察、改变和创造物质结构，自然成为一个实实在在的、具体的物质环境，自然界中的一切生命体如同自然界一样是物质的，如人体的结构可以被分解成细胞、血液、组织和器官，甚至分子、原子和基因等。因而人的生命体被自然化了，人的疾病也被自然化了。这一"自然化"的哲学致思方式与当今社会重视科学技术发展的致思方式是一致的，它们的核心观点是：人的生命和人之存在一样是可以通过各种技术手段来修正和创造的。在此前提下，人的健康和人的疾病一样，都只是人之生命体的一种存在结果，从疾病到健康，或从健康到疾病，无非是可以通过一定的科学技术手段来干涉或加以改变的物质形式。

然而，正如现代哲人所警示的："现代人混淆了自然和自然物（或自然系统），这是个严重的错误！环境哲学要求严格区分自然与自然物。……科学思维使人们只见经验的东西，不见超验的东西。人类征服了许多自然物，便误以为征服了自然。"[①] 人类对于"自然"的错误理解导致人与自然关系的错位，在"自然"被等同于"自然物"的致思方式中，人自身也被物化了，人仅仅是由各种可用科学技术手段描述的生命物质的化身。以此前提来认识疾病的本质，便会犯同样的错误，即将人的疾病物化了，疾病成为一个存在于人自身之外的物体，可以通过各种科学技术手段将其杀死、消除，将其永远地驱除到"人"之外。然而，"自然物是具体的，可被科学所认知的，而自然是超验的，只能通过哲学之思去体悟"[②]。人之物质生命形式是自然物的，但是人之存在却是自然的。以"自然物"的思维方式去理解人之生命和存在，必然将疾病当作生命物质形式的紊乱或破坏，而以自然的思维方式去理解人之生命和存在，疾病是生命本身，

① 卢风：《论环境哲学对现代西方哲学的挑战》，《自然辩证法研究》2004 年第 4 期。
② 万俊人：《清华哲学年鉴2002》，河北大学出版社2003年版，第136—152页。

疾病是人之生命和存在的一种状态，这一状态是生命体发展到一定的阶段或过程中的综合表征，它不仅映射了生命体本身的有机整合进路，也映射了人与一切"非我"存在的有机整合进路。

疾病的"自然化"源自"自然的物化"，源自我们对于自然本质及其与人关系的错误认知。无可否认，人类可以赖以生存的"自然"是物质的，人的生命体本身以及共存于自然之中的一切自然生物都是物质的，是各式各样的物质形式。不同的生命物质形式在其本质上拥有相同的成分，比如我们可以从人体之中找寻出一切可以从自然界中找寻得到的物质因素和成分，从这个意义上来说，人体被分解之后其实就和一切自然物是一样的。现代科学技术手段在帮助人认知和理解自身的生命物质结构方面发挥了至关重要的作用，人对于自身生命体结构的认知越来越精准。这样的认知与人对于自然物的认知和勘探一样，加强了人对于自身与自然的认知和把握。然而，正如自然不是自然物，人也不是自然物的一部分，疾病同样不能被物化，其道理是一样的。在不考虑人的社会性的前提下研究人的疾病，仅仅将其放置于自然的背景之中，我们仍然不能回避对自然的哲学性把握，而不仅仅是科学性认知。

然而，在现代医学和各种医疗技术发展的过程中，一个重要的趋势就是将疾病自然化了。这样做的一个危险结果就是：将疾病看作可以通过改变人体的物质、基因结构就能祛除的"他者"，由此产生了生物医学模式。在这一模式中，疾病是外在于人的，疾病可以与人分离，治疗疾病就意味着帮助病人祛除这一外在于自身的物质形式。这样的致思方式在一段时间内取得了可喜的成就，即人类治疗某些外侵性细菌和病毒而产生的感染方面取得了巨大的成就。但这样的成就是有限的，人类认知和把握疾病本质的过程当中，更多地受到"自然物"致思方式的局限。换句话说，当疾病和人一样被自然化之后，两者都不再是与外界的"自然"动态联系的、有能动性的主体，而仅仅是一个静止的、固态的、活的有机体。

二　疾病的"自然性"

疾病的自然化致思方式导致疾病的物化趋势，各种医疗技术手段的运用加剧了这一趋势的盛行。可以说，科学化思维方式使得人们迷失了自我，迷失了对疾病的正确把握。人类对自身及其疾病的认知必须实现环境哲学的转向，即深刻地把握疾病的自然性，而不是将疾病自然化。疾病的自然性来自对人与自然存在的哲学性反思，它立足于对人与自然存在的科学认知，并在此基础上将人与自然之间的内在关联当作理解人性和自然性的基础，两者在其本质上拥有内在的合一性。

在疾病的自然化致思方式中，疾病是外在于人自身的，疾病的本质不是内在于人的存在之中的。疾病就如人之生命体和存在的一个"外来客"，于生命发展和延续的某一个过程或阶段突然到访，它类似于人体的一个侵略者，可以改变人体的物质或基因结构，将人置于被控制或被征服的地位。与此同时，人类将"治疗疾病"看作可以通过一定的科学技术手段反作用于病体的行为，因而人的健康状态即疾病被征服或控制的状态。此时，疾病就如一个被驯服或被驱赶出去的"敌人"，在人之生命体和存在的发展过程中，疾病自始至终作为一个"他者"出现。它与人之生命体和存在毫无积极的关联和作用，仅仅是作为一个反面或消极的因素出现。它与人之健康状态形成鲜明的对比，但健康可以是内在于人的，疾病却不能。疾病与人的生命本身是格格不入的，它对于人之存在是威胁，是对立面，是不可调和的无价值、无意义的经验性实体。

在前文中，我们已经讨论到，自然物是可以通过科学手段认知的经验性实体世界，而自然却是只能通过哲学性反思认知的超验世界。在人与自然的关系中，人类曾经一度将自然等同于自然物，因而将人与自然的关系等同于主体—客体的关系，将征服、改造自然物当作人之主体性的体现。疾病的自然性如同人们对自然本身的把握一样，是超验的、哲学的。因为疾病本身不是外在于人的物质实体，它本质上是内在于人自身的，是人对于自身的哲学把握和超验认识。它既不是人体的外来物，也不是人之存在的即时状态，它就是人之内在的东西，它是人存在本身。疾病也不是健康的对立面，健康和疾病都是内在于人自身。尽管在医学实践中常常使用一系列的术语来描述彼此不同的表征，比如使用体温升高、心跳加速、疼痛、瘙痒等来描述疾病的特征，但是这些特征所描述的不是疾病的本质，而是人体即时的反应。如果一定要从哲学上对疾病和健康加以区分的话，只能说，健康是人体的自然而然的状态，而疾病则是人体非自然的状态，两者都是自然性的，是内在于人体的本质属性。

正如自然是一个能动的、有机的整体，人体也如自然一样具有能动、有机的本性，人与自然的存在在属性上和价值上是对等的，但在关系上是不可逆的。疾病的自然性与人的自然性、疾病的价值与人的价值一样是对等的，但是疾病和人的关系如同人与自然的关系一样，是不可逆的。从这个意义上来说，疾病对于人本身是依赖性的关系，疾病是不可能独立存在的，它也不可能超越人自身的存在而存在。因而脱离自然来谈人是机械的，脱离人自身来谈疾病也是机械的。正如我们必须立足于人与自然的关系来理解自然和人之存在的意义一样，我们也必须立足于疾病与人的关系来理解疾病和人的价值。

在疾病的自然化致思方式中，疾病和人本身是对立的；而疾病的自然性致思方式中，疾病与人是一体的。如果我们脱离人自身来谈疾病，必然将疾病置于一个孤立的状态。疾病的自然性即意味着从疾病与人自身的关系来看待疾病的本质，疾病所代表的是人自身的非自然状态，它与健康一样，都是对人自身本质的反应。因而理解疾病就如理解人自身一样是不能脱离关系来谈的。

无可否认，很多疾病在表征上往往如自然物一样是实体的存在，比如肿瘤、结石、囊肿、增生等，确实可以通过一定的技术测量手段来检测出它们的存在，它们是生长在人体之内的异物，是多余的，这样的疾病表征往往让我们产生对疾病本质的错误联想，即疾病是存在于人体的异物，它破坏了人之存在的自然状态，必须通过一定的手段祛除它们，使得人体恢复存在的正常状态。此时的人体所代表的是"我"，而一切疾病的表征所代表的就是"非我"的东西。正是这些"非我"的东西侵占了本来属于"我"的地盘，或改变了"我"的物质结构，破坏了"我"存在的自然性。

然而，疾病虽然是人之存在的非自然状态，但疾病的自然性却仍然存在于人的自然性之中。可以说，疾病的自然性是人的自然性的反映，正如人本身是自然的存在一样，疾病本身也是自然的存在。从这个意义上来说，疾病与人是不可分离的。人可以通过对自身疾病的哲学性认知来加深对自我的哲学性把握，此时，疾病是真正内在于"我"的东西，"我"通过对"疾病"的认知来领会"我"的存在，通过对"疾病"的认知来领悟"我"与外界的关系。

对疾病自然性的认知和把握必然改变对待疾病的方式，因为疾病既然是内在于"我"的自然性，"我"就必须通过对"我"自身的哲学性认识来把握内在于"我"的疾病的认知。在这一前提下，治病不应该是通过一定的科学化手段能够达到的目标，而必须立足于"我"之存在及其与一切"非我"存在关系的把握。正是在这意义上，我们认为，疾病恰恰是人与自然之间的对话或交流的必要途径。疾病所代表的人体的非自然状态预示着人必须反思"我"之行为与心理状态。在此理念下，健康就是人之存在的自然而然的状态，意味着人的存在及其与自然的关系都处在一个和谐的状态。既体现为人自身各方面的和谐，也体现为人与自然关系的和谐。当人处在自身与自然的和谐状态之时，是健康的。

但是，人对健康常常是不觉知的，自然而然的状态常常令人习以为常，这是一种自在的存在，人体自身的运行与自然的一切生物的运行一样，自在自洽地融合在一起，各为其主，各取所需。此时的"我"与"非我"合二为一，彼此相通。人体通过疾病这一非自然的状态来告知"我"之存在与"非我"存在的不和谐。疾病仍然是"我"存在的自然性，疾病的出现与"我"之存在一样是自然的，"我"通过疾病的非自然状态觉知到自我存在与一切"非我"存在的关系。因而，此时疾病的治疗并不是要将疾病祛除，或者改变自身的物质、基因结构，而是改变自身对"我"之存在的觉知及其与"非我"存在的关系。

三　疾病：自然性与道德性之合

在上文中，我们已经讨论了疾病的自然性。疾病的自然化是一种科学化致思方式，其本质体现为将疾病看作独立于"我"之外的实体，未能将疾病看作内在于"我"的自然性。疾病的本质应该源自人对于"我"之存在及其与"非我"存在关系的认知。从这个意义上来说，疾病的自然性实际上源自人之存在的自然性。关于这一点，中国古代的哲学家们有过相当多的论述，如道家的代表人物老子就认为自然性才是人存在的本性，或者说，人性体现为人存在的自然性，如他所云："道之所以大，以其自然，故曰法自然。非道之外别有自然也。"① "自然"是人之存在的本然、本真状态，是生之所以然的。

根据道家的观点，人应该遵从生命的本真之性，这是一切生物所具有的共同属性，不是人所独有的，遵从先天的本性，不因后天的善恶而改变人的本真之性，这才是人之存在的本质，自然是人之存在无法超越的根本属性，人只有遵从自然之法，顺其自然，才能与自然合一，成为与"道""天""地"一样大的主体。庄子继续发扬了老子这一观点，如他说："真者，精诚之至也。……真者，所以受于天也，自然不可易也。"（《庄子·渔父》）庄子同样强调了人之自然本性是不可以超越的，人之存在必须以人之自然本性为前提，后天习得的善恶是对人之本性的破坏，因为人的自然性与道德性是对立的。

在老庄的哲学中，人与宇宙万物一样均有其固然之本性，顾名思义，人的固然本性就是所谓"人性"。"人性"与"物性"一样，是超越于"善恶仁义"等道德属性的，是自然的。换句话说，在老庄看来，"仁义

---

① 陈鼓应：《老子译注及评价》，中华书局2009年版，第163页。

道德"这样的东西不仅不可能成为人性的内容与成分，相反，它们是扰乱人固有本性的东西，是反自然的。显然，老庄哲学充分认识到人作为生命体存在的自然性，并将其当作人之存在的自然性。实际上，人不仅仅是作为生命体存在的，人之生命体与一切自然物一样是同质的，因为在人之生命体中所能找到的元素皆可以从自然物之中找到，并且人的生命体的延续需要依赖自然物，人每天所需要的水、空气、食物等都来自自然物。

但是，老庄将人性等同于人的自然物性是狭隘的，人之存在不仅仅是作为一个生命体存在，更是作为一种关系体存在。从这个意义上来说，人之自然性与人之道德性不仅仅是对立的，还是统一的。换句话说，人性既是自然性的，又是道德性的。人的自然性体现为本真的、原始的自然物性，人的道德性则体现为人与"非我"存在的关系属性，是具有善恶评价的。以此为前提来反观"疾病"的本质，我们才能正确地认识疾病及其对人之存在的意义。

疾病的自然化致思方式，在其本质上只是承认了疾病的自然物性，将疾病当作外在于"我"的物质实体，而未能看到疾病的自然性。疾病的自然性即承认疾病存在于"我"之中，疾病与"我"是同一的，或者说，疾病也是"我"之存在的本真状态。与健康相比较，健康是"我"之存在的自然而然的状态，而疾病则是"我"之存在的非自然状态，这一非自然状态也是人之自然性的体现。并且，人之非自然状态相较于人之自然状态，是更为可能的一种状态，从这个意义上说，疾病才是人之存在的常态，人的生命体与疾病是同在的。

在老庄等人对人之自然性的论证中，他们重点强调人之自然性与道德性之间的对立，并认为人之道德性是对自然性的抹杀，因而他们强烈地反对后天形成的善恶道德性，强调人的自然性。在后世对人性的论证中，哲学家们试图找到自然的人性与后天的道德性之间的关联。如荀子说："今人之性，生而有好利焉，顺是，故争夺生而辞让亡焉……然则从人之性，顺人之情，必出于争夺，合于犯分乱理，而归于暴。故必将有师法之化、礼义之导，然后出于辞让，合于文理，而归于治。"（《荀子·性恶》）荀子承认人之自然性、情、欲等，这些都是人生下来就有的本性，如好利、好声色、有疾恶等，但是顺从人的本性并不必然产生好的结果，因而顺性而为、顺情而为、顺欲而为等是有限度的，一旦超过了一定的限度就会产生恶的结果，必须通过礼义师法来限制这一恶的产生。因而，与老庄等人过分地夸大人的自然性相反，荀子看到了人的自然性与道德性的统一。简言之，只有承认了人的道德性，人的自然性才能得到合理的保障，否则人的自然性将成为毁灭人之存在与社会秩序的罪魁祸首。

在前文中，我们已经讨论到，疾病与人自身是一体的，这样的统一关系不仅体现为生命体本身，更是体现为人之存在与一切"非我"存在的关系体。因为疾病的本质与人的本质是同一的，因而必须立足于人的本质来理解疾病。在疾病的自然性当中，我们重点强调了疾病的自然性区别于疾病的自然化，疾病的自然化仅仅将疾病看作外在于"我"之存在的物质实体，未能将疾病看作内在于"我"的自然性。然而，与人之存在的本性一样，疾病的自然性仅仅解释了人之存在的一方面，而健康作为疾病的对立面，它所代表的仍然是人存在的自然性，与疾病不同的是，健康是人之存在的自然而然的状态，而疾病却是人之存在的非自然状态。

这一非自然状态不是用生之自然来描述的，人的生之自然性体现为健康。疾病的非自然状态是后天获得的，它与体现为"生之自然"的健康是对立的，但又是统一的。疾病与健康统一于人之存在的自然性之中，但健康体现的是人的生之自然性，而疾病是人之存在的关系属性，是后天的，具有道德评价的，它体现于人之存在与一切"非我"存在的关系之中。人生来与一切"非我"存在是统一的，人所拥有的一切物质质料和所需要的一切物质质料都可以从"非我"的存在中找到。但是，这样的统一性是发展变化的，疾病便存在于人与"非我"的对立关系之中。从这个意义上来说，人要达到健康的自然而然的状态，就必须明了自身存在的对立统一关系，在与"非我"存在的道德统一之中达到"生之自然"状态。

第三章　疾病与社会

在第二章中，我们探讨了疾病与自然的关系，其中最为主要的结论是：疾病的自然化是科学化哲学致思方式中的概念，疾病的自然性才是环境哲学致思方式中的概念。疾病的自然性源自人之存在的自然性，是与人之存在的自然而然的状态——健康相对立的状态，即人之存在的非自然状态。疾病的非自然状态是后天获得的，它与体现为"生之自然"的健康是对立统一的，疾病的本质存在于人与一切"非我"存在的关系之中。人们可以使用科学化的指标来测量和解释健康和疾病，却无法使用同样的手段来解释健康和疾病本质。因为健康和疾病的本质更体现为人与"非我"存在关系的哲学反思，人对"我"之存在的认知在健康与疾病的对立统一关系中不停地得到升华。从这个意义上来说，疾病的本质更应该是关系性、社会性、道德性的，体现在人与一切"非我"存在的关系之中。

立足于人之存在与一切"非我"存在的关系来探寻疾病的本质，疾病与疾病的表征存在本质上的差别。在现代生物医学中，科学手段所探测的是疾病的表征，可以通过体温、血压、细胞总计数等一切生理指标来衡量。然而，疾病的表征并不代表疾病的本质。从科学化哲学的致思方式出发，疾病被自然化了，但疾病的本质体现为自然性与社会性的统一。虽然在第二章中，我们重点提出了"疾病的自然性"这一概念以区别"疾病的自然化"，目的是区别科学化哲学与环境哲学致思方式，以便更好地解释人与自然的关系。然而，对于疾病的本质来说，疾病的社会性、道德性却是更为根本性的东西。总的来说，疾病和健康都是人之自然性的体现，但是相比较而言，健康是更为自然性的概念。

在日常生活之中，人们对健康的察觉和敏感性是不强烈的，因为健康是人之存在的自然而然的状态，是生之所以然，是伴随着人的生命而产生的哲学性概念。或者说，哲学性的健康概念是只要人的生命存在，生就是健康，而科学化的健康概念需要使用一系列的指标去描述健康。以此来理解哲学性的疾病概念，它是对人之生的社会性、道德性的概括。因为疾病是诉诸人之存在及其与"非我"存在的关系来谈的，这意味着，离开了"非我"存在，疾病就是不存在的。社会性、道德性的疾病概念常常是以"非我"为参照体系的，若个体生来只以自身的存在为目标，不考虑与一切"非我"的关系，那么个体的存在本身就是健康的，以自身为参照体系来评价个体的生命，生就是健康。从这个意义上来说，那些被界定为有某种"疾病"的个体，并不是这一个体存在的本身出了问题，而是将这一个体放置于一定的社会、道德体系中评价所显现出来的差异性。这一点，尤其体现在对精神疾病的诊断和界定上，从社会文化论的视角来看，不同的文化参照体系造就不同的精神病评价标准。换句话说，在一种文化里被界定为精神、心理疾病的行为特征，在另一种文化体系中就有可能被认为是正常的。

疾病的社会性、道德性是隐性的，需要通过疾病的各种表征来显现。因而在日常生活中，人们更多地看到疾病的表征，而非疾病的本质。从这个层面来说，对于疾病本质的认知，疾病的治疗容易陷入科学化的致思方式。即将疾病等同于疾病的表征，以消除各种疾病的表征来治疗疾病，以疾病的自然化为基础来探寻疾病产生的原因。因而常常局限于"疾病"的事实来治疗疾病，而未能诉诸"疾病"的价值来治疗疾病，将事实和价值二者对立起来。事实上，疾病既反映了人之自然性存在，也反映了人之社会性存在。

作为社会存在的人更体现为价值性存在，立足于此来理解疾病，疾病的本质是人作为社会存在的价值性评价。现代"社会医学"概念提出的目的在于改变将疾病自然化的趋势，同时将疾病的社会性、道德性彰显出来。从盖林（Gaylyn）首次提出"社会医学"这一概念之始，社会医学作为一门学科不停地发展、深化。无疑，"社会医学"加深了人们对于疾病的哲学性、社会性的认知，不再局限于疾病的自然化来探寻疾病产生的原因。但人们对疾病的自然性、社会性和价值性的认知仍然停留在一个比较肤浅的阶段，对于疾病的社会性的认知局限于社会学领域，未能上升到哲学或价值哲学领域。

第一节　疾病与社会、心理的关系

在探讨疾病的社会性之前，我们有必要区分"疾病的自然性"和"疾病的社会性"这两个概念。在第二章中，我们界定"疾病的自然性"有别于"疾病的自然化"，科学化的致思方式是将疾病自然化了，或者更确切地说，将疾病自然物化了，未能深刻地理解疾病的自然性。"疾病的自然性"是诉诸人之存在与"非我"存在的关系来谈的，这里的"非我"主要指除"我"之外的一切自然物，是人与自然界其他生物之间的关系。同样地，"疾病的社会性"也是诉诸人之存在与"非我"存在的关系来谈的，但是这里的"非我"主要指"我"之外的一切其他人，是"我"与人类社会中其他人之间的关系。立足于人群来研究疾病是现代社会医学、公共卫生学、预防医学、卫生管理学、社区医学等学科的主要任务，其范围从传染病、慢性病、地方性疾病到各种精神性疾病如抑郁症、精神分裂症等，其主要目的是找寻疾病产生的流行病学、人口学或社会学原因，以此作为疾病预防或治疗的理论支撑。

然而，我们在这里所探讨的"疾病的社会性"与现代意义上的医学社会学是有差别的，或者说，与单纯社会学视域下的疾病研究是不一样的。社会学对于疾病的研究主要诉诸社会学的知识或社会调查研究的方法。我们这里所讲的"疾病的社会性"是从哲学、伦理学的角度来讲的，它重在反思疾病的本质与人作为社会存在之间的关系。从这个层面上来讲，疾病的社会性实际上就来自人的社会性，或者说，人的社会存在性。从这一点来说，哲学意义上的"社会"有别于社会学意义上的"社会"，我们所指的"疾病的社会性"来自哲学意义上的人之社会性的反思，它是抽象的、道德和价值层面的，而社会学意义上的"社会"是具体的，诉诸具体的人口或人群分布特征来研究。

然而，即使是在最新版的社会学教科书中也很难找到有关"社会"一词的具体解释，"社会"一词成为和"人"这个概念一样无须过多解释的、自明的概念。因此，无论在研究中，还是在日常生活中，"社会"意指有人的地方，它本身并不需要过多的解释。社会学的主要任务是如何划分"社会"类型，比如根据不同的文化来划分，或者根据不同的地理位置、社会制度来划分，就形成了绝然不同的社会类型。哲学中的人的社会性，也离不开社会的政治、经济、文化制度等，但是哲学中的人的社会性更强调人作为社会存在的伦理性和道德性。从这个意义上来讲的社会是抽象的，是人作为社会存在的属性，是普遍的、一般意义上的人的属性。

因而立足于人的社会性来谈疾病的社会性，它不局限于社会的政治、经济和文化制度等所营造的社会环境，而更强调人作为社会存在与他人的道德关系。这一关系是抽象的，它是人作为个体存在与一切同样作为社会存在的"他者"之间的伦理关系。从这个角度来讲的"社会"，不仅仅包括由一定的社会文化、政治和经济等营造的社会氛围，更包括人与社会环境互动过程中产生的心理。因而疾病的社会性是将世间万物统一于一体之中来谈的，如中国古代哲学中的"天人合一"观念，我们这里讲的疾病的社会性，也涵括了人、自然和社会及其相互作用过程中产生的心理及文化。从这个意义上来说，疾病的自然性和社会性是统一的、相辅相成的。因为人与自然的关系、人与社会的关系、人与自我的关系等从来都不是可以分开来探讨的，它们在其本质上统一于"我"之存在的过程之中。

虽然我们区分了"疾病的社会性"和"疾病的自然性"，但实际上，疾病的社会性离不开疾病的自然性，我们在谈疾病的社会性之时，必然也离不开人与自然的关系，并将人、自然、社会及其产生的心理统一囊括于其中。在中国古代自然主义哲学家老庄那里，过分地强调人的自然性和社会性二者的对立，认为人的社会性、道德性抹杀或消解了人的自然性。但是，只看到二者之间的对立，看不到二者之间的统一，这是片面的。同样地，疾病的本质也如人的本质一样，是自然性与社会性的统一。并且，相对于疾病的自然性来说，疾病的社会性是更为根本的，这一点体现在人与自然、社会的能动作用中。人通过一系列改造自然的实践活动成为他自身所处的生活环境的主导者和创造者，人类与自然的关系正是因为这种创造性的活动而发生了根本性的转折，首先体现为人与自然渐渐地分离，人的社会属性越明显，其自然属性就越弱化。

人与自然关系的改变实质上引起了人的自然属性的变化，但我们不能单纯性地将这一变化归结为自然的生物学过程，它在本质上还受众多社会因素制约。因而这一变化既具备生物学意义上的特点，又同时具备十分深刻的社会性质。从这个意义上来说，人与动物有着根本的差别。黄淑萍曾经提出，人与周围的环境（自然的或社会的）所建立起来的各种联系，在本质上完全区别于动物与其所可以生存的环境所建立起来的各种联系。正因为这样，"大多数人类疾病的发生与发展完全不同于动物类似的疾病。此外，有很多人体疾病如糖尿病、心肌梗死、支气管哮喘等等，在动物身上根本就不可能发生，或者不会在自然条件下完整地发生。这些疾病在一定意义上可以看作是人这个'物种'的疾病，受人类与动物本质区别及有人类生命活动与动物生命活动本质区别所制约的疾病"①。依此类推，那些精神性疾病、心理疾病如抑郁症、强迫症等，就更不容易出现在动物身上。即使出现如疯狗、疯牛等动物疾病现象，其病理机制也拥有完全不同于人类精神性疾病的规律和意义。因而在某种程度上我们可以推断出，某些疾病仅仅是人类所独有的，或是人类在经历了长期的自然进化后提高了对某些疾病的易感性之后产生的结果；或是人在特殊的社会环境中产生的特殊性疾病。尽管在经历了几十年的发展之后，以上观点也在一定程度上被推翻。更多的观点支持很多疾病是人与动物所共有的，但仍然无法就此抹杀人类与动物疾病之间的本质区别。因而我们仍然可以这样说，在根本上，人与动物有着本质区别导致了人与动物的生命活动有着本质区别，最终也决定了人与动物的疾病也存在本质区别。而这些本质区别实际上就是"人的社会性"在起作用，正是人所拥有的社会性决定了人所能患的疾病也拥有社会性，而动物的疾病是没有这个特点的。换句话说，动物疾病的发生更多地遵循自然规律，而人类疾病的发生和影响机制却离不开他所处的具体社会环境。

除此之外，与任何高等哺乳动物中的物种相比较，人所可能获得的疾病的形式和种类都更为多样化。关于这一点，黄淑萍也曾经提出，在人这一生命体中可以找寻到的不同种类的肿瘤疾病，与其他的哺乳动物所可能患的肿瘤疾病相比较，在数目和数量上都要多很多。由此可见，在自然选择的作用下，某些疾病已经自然地选择出那些抵抗力较低的物种。"人由于社会因素的作用而摆脱了自然选择，同时也就失去了用自然手段抑制病理发生的防护性机制。"② 这意味着，在自然选择的作用下，人所具有的社会性的提高使得人体对某些疾病的易感性提高了，导致某些疾病可以轻易地攻击人体，但在动物身上却毫不起作用。以艾滋病为例，人感染后的病死率极高，几乎没有药能够很好地控制此病的发展进程，此病却无法影响到动物中的非洲绿长尾猴。这一动物被认为是艾滋病病毒最初的宿主，由于长期的自然选择作用，使得它的机体早已经适应了这一病毒并获得了免疫性。从这里可以看出，人的生命体不仅受生物学规律的影响，而且受那些能够作用于其机体生物过程的社会因素的调节。正因为如此，

---

① 黄淑萍：《社会因素影响健康与疾病的哲学思考》，《广西民族学院学报》（哲学社会科学版）1996 年第 4 期。

② 黄淑萍：《社会因素影响健康与疾病的哲学思考》，《广西民族学院学报》（哲学社会科学版）1996 年第 4 期。

"研究人的健康与疾病问题，必须要考虑到生物因素与社会因素的相互关系、相互作用的问题"①。这正与我们的观点是一致的，疾病所具有的自然性与社会性，正如人自身所具有的自然性和社会性一样，是对立统一的。在以上认识基础上来谈疾病与社会、心理的关系，我们仍然需要对医学领域中的"社会"、心理与社会的关系、疾病产生的社会道德本质等进行详细论证。

一 医学领域中的"社会"

无疑，在现代医学研究领域，重视社会因素对健康的影响已经是一个世界性的话题，如有学者所总结的，"300 多年前经济学家配第认为：政府增加预防疾病的经费，国家可减少近 9/10 的健康经济损失……诺尔曼说：医学的核心是社会科学；维尔啸说：政治从广义上讲就是医学……1977 年WHO 总干事马勒提出人人享有卫生保健，把社会因素对健康的影响提到全球高度"②。可以说，重视社会因素对人的健康和疾病的影响是人类对于医学本质规律认识的加深，无论是将疾病与社会的经济发展、贫穷和政治联系在一起，还是将影响疾病产生和发展的社会因素凸显出来，在其本质上都体现为疾病的社会性。

然而，正如我们在前文中所提到的，人们对于"社会"一词的理解是不明确的，"社会"这一概念被内隐在社会群体、社会阶层或社会结构的划分之中，因而人们常常是根据一定的标准来划分社会的类型，而并无科学、明确的"社会"概念。这一点在医学领域中的"社会"概念中也体现得非常明显，在现代医学中所产生的医学社会学、社会医学、医学人文、影响医学发展的社会因素等，都与"社会"有关，但却又是在不同层面上来划分的"社会"。

无疑，无论从哪一个学科视角来定义"社会"，地域的标准是最为简单明了的，无论是以国家、省份、区域为单位来进行划分，都会得出比较清晰的社会划分概念，如中国文化、日本文化、欧洲文化、东南亚文化等。但是这一标准往往不利于人们更好地理解人的社会文化特质，因而在人文社会科学当中，常常是以文化类型来划分社会的，比如中西方文化的对比，其中并无明确的地域概念，而是从文化特征来划分的"东方"和

---

① 黄淑萍：《社会因素影响健康与疾病的哲学思考》，《广西民族学院学报》（哲学社会科学版）1996 年第 4 期。

② 梁浩材、陈少贤：《社会因素与健康》，《中国社会医学杂志》2007 年第 2 期。

"西方"，这里的东方文化不一定存在于中国这一地域内部，它可能散布到全世界各地，只要体现为东方文化特征的，都可以称为"东方文化"。依此类推，"西方文化"概念及其特征也是一样。以此为基础来研究医学中的"社会"，带有明显的社会文化特征。但是其解释的视角又是不一样的，总结起来，目前大致上形成了社会结构论、社会文化论、社会建构论、社会反应论等众多不同的理论，它们的共同特征就是立足于社会文化来解释疾病或探寻疾病产生的原因。相比较而言，社会结构论、社会文化论更多地强调社会文化环境对于人造成的结构性压力；而社会建构论和社会反应论却更强调社会对于文化规则的定义和归类，不同的文化类型塑造了不同的心理疾病。

首先，关于社会结构论，比较典型的代表是美国社会学家默顿（R. K. Merton，1910—2003）提出的"失范理论（Anomie Theory of Deviance）"。默顿认为，一直以来，美国的主流社会文化赋予"成功"与"财富"以极其重要的社会价值，在这种价值理念的引导下，人们对经济上成功的渴望与追求远远地超过人生中其他的目标。然而社会现实却不尽如人意，如他说描述的："社会中的大部分人通往经济成功的道路被社会系统阻断，因为穷人和少数群体所可能得到的教育资源是非常有限的……因此，这类人群就更容易因挫折采用越轨的方式来获取想要的成功，进而更容易患有心理疾病。"①

在社会结构论视角中又存在两种不同的假说："机会压力假说（Opportunity and StressHypothesis）"和"漂流假说（Drift Hypothesis）"。这两种不同的假说分别从不同的视角来解释社会结构与疾病产生之间的联系，"机会压力假说"的主要观点是：社会中那些处于较低经济地位的人群，在生活中更容易遇到各种压力事件。并且，由于他们相对缺乏缓解不良经济状况的资源和有利条件，这导致他们逐渐丧失应对生活压力事件的能力。如果这种压力持续地得不到缓解，它就会持续地增强，进而导致这些人群更容易置身于致病的不良生活环境中。概括起来，"机会压力假说"把具有对抗性的社会文化环境看作某些人群容易患上心理疾病的主要原因。

"漂流假说"几乎持同样的观点：社会中的某些个体更倾向于流动到不利的社会文化环境中，并且，面对这种不利的生活环境，这些个体自己是完全无能为力的，根本没有办法主动去改变这样的不利环境，也无法逃

---

① 王健、袁殷红：《心理疾病成因的社会学阐释》，《医学与哲学》2017年第11A期。

脱，因而这样的个体更容易患上心理方面的疾病。除此之外，这两种假说在很多时候也被用来解释为何那些生活在城市中经济劣势地区的人群更容易患上精神分裂症。

其次，关于社会文化论，与社会结构理论一样，这一理论的着重点在于阐明：社会文化情境对个体的心理具有极强的塑造作用，并且，在某些情境中不可避免地产生心理压力。以美国新精神分析学派代表人物卡伦·霍妮（Karen Danielsen Horney，1885—1952）、埃希里·弗洛姆（Erich Fromm，1900—1980）以及亨利·沙利文（Harry Stack Sullivan 1892—1949）为代表的社会文化学派强调社会文化结构对个体的性格特征和神经症状的决定性作用。与此同时，同时期的人类学研究中也随之出现了"文化学派"和"人格学派"，他们共同的理论是强调社会文化习俗在塑造个体人格中的关键性作用，个体所拥有的看似正常或异常的认知思维、情感情绪和行为意志等，都是在一定的社会文化氛围中被塑造形成的。

这一理论的基本研究假设是：个体的心理疾病实质上是在一定的社会文化氛围中被塑造形成的，社会整体的思维方式和具有互动意义的象征性表达等，这些东西不仅塑造了个体心理疾病中比较外显的内容，同时也塑造了个体心理疾病中内隐的特征。例如，有关研究发现："中国人更倾向于使用外显的躯体症状表达内在的心理痛苦；而西方人则更倾向于通过心因性的术语来表达类似的心理痛苦；欧美女性中常见的神经性厌食症（Anorexia Nervosa）就很少出现在肯尼亚当地妇女的身上。"① 这意味着，要深刻地理解个体的心理疾病，必须要能够深入地了解他或她所处的社会文化背景。根据这样的理论相应地也可以推断出："只有从个体所处的相关文化背景出发，才能有效解释个体所患有的心理疾病。"②

再次，社会建构主义理论。社会建构主义理论者们认为所谓"心理异常"和"心理正常"的区分并无特定的客观标准，而是与相应的社会文化对个体特定行为类型的定义有关。因而他们的研究目标并不指向有心理障碍的个体，而是指向心理疾病赖以产生的文化分类。社会建构论者的基本研究假设是："心理疾病的本质存在于定义何为正常或异常的文化规则中。"③ 这里的意思是，个体的心理疾病是人根据一定的文化规则建构

① Stuhlhofer E W. , *Psychopathology and Culture*: *Intercultural Exposition of Anorexia Nervosa* [J]. *World Journal Psychotherapy*, Vol. 1, No. 8, 2015, pp. 33 – 38.

② 王健、袁殷红：《心理疾病成因的社会学阐释》，《医学与哲学》2017 年第 11A 期。

③ Hacking I. , *The social construction of what*? [M]. Cambridge, MA: Harvard University Press, 1999, pp. 100 – 125.

出来的。他们认为，个体正是通过一定的社会经验建构起对世界与自我的认知，因而如何定义社会的"越轨行为"，不在于个体的行为本身是什么样的，而在于社会的文化价值系统对"越轨行为"是如何定义的。

法国社会学家埃米尔·涂尔干（Émile Durkheim, 1858—1917）开启了从个体行为转向越轨文化来分析"越轨行为"的先河。美国当代著名文化人类学家鲁思·本尼迪克特（Ruth Benedict, 1887—1948）接纳了涂尔干这一做法，她认为："其他文化中常常被认为是正常的行为，如偏执、恍惚状态，西方文化中就定义为异常；在西方文化中被认可甚至会被褒奖的狂热行为在其他文化中则会被视为异常。"①

法国哲学家米歇尔·福柯（Michel Foucault, 1926—1984）把涂尔干的做法扩展到了西方心理疾病研究的历史中，他甚至把"疯狂"视为一种社会文化上的定义，而非个体的非正常行为。在他看来，"心理疾病不是由个体的所作所为造成，而是由其所处的文化对这些行为的归类。并且，这些文化归类法则并非一成不变的，而是随着每个时代的主流思想模式的变化而变化"②。现代美国社会心理学家索玛斯·谢夫（Thomas Scheff）持同样的观点，他提出，个体心理疾病是对"被标定的社会准则的违犯（Labeled Violations of Social Norms），而非个体的内在精神困扰"③。

最后，社会反应论。这一理论主要研究社会文化如何影响人们对心理症状及心理疾病患者的看法，其关注的重心从心理疾病患者身上转移至对症状做出反应的个体身上，其代表性理论是"标签理论（Labeling Theory）"，最初是美国社会学家霍华德·贝克尔（Howard S. Becker）用来解释社会犯罪的。其主要的观点是：个体成为心理疾病患者是因为被社会贴上了心理疾病的标签。另一个代表人物索玛斯·谢夫（Thomas Scheff）认为："心理疾病只是人们对特殊行为无法归类下的最佳解释。"④ 布鲁斯·林克（Bruce G. Link）提出"修正的标签理论"（Modified Labeling Theory），他指出："被污名化的个体认识到自己已经被赋予了消极标签……在

① Benedict R., *Anthropology and the abnormal* [J]. *J Gen Psychol*, Vol. 10, No. 1, 1934, pp. 59 - 80.
② [法] 米歇尔·福柯：《临床医学的诞生》，刘北成译，译林出版社 2001 年版，第 96—117 页。
③ Scheff T J., *Being mentally ill: A sociological theory* [M]. 2nd ed. Chicago: Aldine Publishing CO., 1984, pp. 53 - 65.
④ Scheff T J., *Being mentally ill: A sociological theory* [M]. 2nd ed. Chicago: Aldine Publishing CO., 1984, pp. 53 - 65.

与别人交流时更加不自信并且具有防御性。"一般地，因为心理疾病患者事先预见了他人会歧视自己，就会主动地选择一些社会策略以应对，例如避免与他人交流、隐瞒自己的疾病信息，或尝试改变他人对自己的刻板印象等。但林克不认为这些策略对于改善个体的心理症状是有意义的，相反，"只会使得个体表现出孤立、意志消沉并且烦恼忧伤，进而导致更少的就业机会"[1]。

以上社会学理论主要将社会经济、社会文化与个体的心理联系在一起来解释疾病，诉诸文化与心理的关系。从社会文化角度来阐释的"社会"必然通过个体的心理来反映，可以说，疾病不直接来自社会文化，而来自个体对既定社会文化的认知与反应，心理疾病来自个体在一定的社会文化构建基础之上的自我构建。从这个意义上来说，社会文化本身决定了个体所生存的客观社会环境，而个体的自我构建决定了个体所能存在的主观社会环境，这是个体主观认知上的心理环境。

个体的心理疾病更多地来自自身所处的主观社会环境。换句话说，个体生活的满意度、幸福度并不直接来自真实、客观存在的社会文化环境，而来自个体对自身所处文化环境的认知或构念。无疑，这样的理论虽然也看到了主观社会与客观社会之间的差别和联系，但是过分地夸大了社会情境、社会文化对人的决定性作用，未能彰显出人在与社会的互动作用中的主体性地位。在这样的社会理论中建构起来的医学理论，必然也是诉诸社会文化分层及其特点来解释人及其疾病，比如人所拥有的社会职业、社会阶层、社会性别、社会角色、社会经济地位、社会流动等。然而在人与社会的关系当中，社会的政治、经济、文化、道德等对于人性的塑造作用是必不可少的，但是人在社会中的能动作用和主体性也是不能被忽略的。

医学领域中的"社会"必然具有比社会学领域中的"社会"更为宽广的论域，其中最为主要的一点就是如何确定人在社会中所真实扮演的角色，只有这样，医学才是真正地关于人的科学。换句话说，如果将人界定为完全被动地接受社会文化塑造和构建的客体，未能正确地把握人自身所拥有的理性认知能力和主体作用，以此来解释疾病的来源，是非常主观的，也是非常机械的。

在前文中，我们已经探讨到，疾病的社会性其实就来自人自身存在的社会性。这一概念是从哲学、伦理学的角度对人的存在和疾病的本质所作

---

① Link B G., *Understanding labeling effects in the area of mental disorders: An assessment of the effects of expectations of rejection* [J]. *ASR*, Vol. 52, No. 1, 1987, pp. 96 – 112.

出的阐述，它诉诸的是人与社会的关系。事实上，人既受自身所处的社会
文化环境的影响，也能通过自身的主体作用去影响所处的社会文化环境，
只有从人与社会文化环境的互动作用中去理解人和疾病的本质，我们才能
发现动态的人性和动态的疾病特征。从这个意义上来讲的"社会"，是人
存在的社会性，涉及诸多关系，人与自然、人与人、人与自我、人与社会
等都可以被囊括其中，此语境中的"社会"既是一个综合性的概念，又
是一个一般性的概念，它指的是人作为社会存在而拥有的一般属性，即社
会性。

实际上，关于疾病的社会性，中国古代的哲学家们就有了较为深刻的
认知，如《黄帝内经》作为一本原始的经典医籍，其中只用了30%左右
的篇幅写医学知识，其余都是有关文化、哲学、心理、政史等，提倡
'天人合一'"①。由此可见，疾病的社会性不仅仅体现为从社会文化的角
度来理解疾病，它本身包含对于疾病的形而上学的把握，是从社会文化、
心理、制度等因素中抽象出来的疾病的一般属性。从这个意义上来说，疾
病的社会性不等于致病的社会因素，因为致病的社会因素是固定的、不变
的、具体的，而疾病的社会性却是一般的、动态的、辩证的。

从哲学的高度来解释医学中的"社会"和疾病的社会性，已经被现
代中国某些智慧的医学家所提出来了，如樊代明所提出的"整合医学"
概念，以及"系统医学"概念的出现等，都反映了医学领域对人之存在
与疾病的哲学之思。樊代明的"整合医学"概念首先承认医学是关于
"人"的科学，这意味着医学的研究和实践离不开对人的本质的探索，而
不仅仅将人看作一个生物体，更应该整合各种学科，展开对"人"的全
方位研究，这里面就包含了对人的生命及存在价值的反思，如他所说：
"整合医学是对人的生命和价值在医学领域最高层次的体现，是真正展现
对人类、对生命的人文关怀精神。"② 他所提出的"整合医学"在其本质
上体现为对人之生命和存在价值的关怀，而不仅仅是治病，以此为基础来
发展医学，来解释疾病，因而这是一种哲学性的医学发展观。这与以
"疾病的自然化"为基础的科学性医学发展观以及局限于社会文化环境来
解释的疾病观都是有差别的。

正如某位学者所批判的，生物科学和科学化哲学等被引入西方医学之

① 马凤岐、王庆其：《先秦文化与〈黄帝内经〉的思维方式》，《中医杂志》2016 年第 21
期。
② 孙新红、匡奕珍：《医学是"人"学——基于樊代明院士"整合医学"理念》，《医学争
鸣》2017 年第 3 期。

后，在医学研究和应用中出现了两个显著的弊端："一是用静止的科学理论及方法研究动态生命体的结构和功能；二是人体与环境发生分离，凡事都在人体内找原因……而忽略了人体与自然及社会是共生、共存、共赢的。"① 在这样的思维模式指导下的现代医学，对病因模式的探寻显得尤为怪异。比如，本来很多健康的影响因素可能存在于人体之外，人们却不遗余力地要从人自身体内去发现。同时，影响生命的应该是整体意义上的人体或综合性因素，人们却不遗余力地从身体中的部分或单分子中去寻找。由此，他大声疾呼："人类是到了应该驻足深思医学对于人类真实意义的时候了"，"医学是不确定的科学，生命只有概率，没有定数。科学技术是固定的结果，而医学是变化的。用固定的办法去探索或规范变化的事物，是行不通的。"②

由此可见，医学的发展必须立足于人的社会性，立足于人存在的本质和价值来研究。人无论是作为生命体存在，还是作为社会存在，都处在不停地发展和变化过程之中。必须立足于人的社会性来研究人的健康或疾病，而不是处在某一个时间点上的人的生命体。在这一思维模式下方能理解疾病的本质，正如人之存在的复杂性一样，疾病也是极其复杂多变的，它受时间、空间、关系和概率等的影响，任何时候，医务工作者都不能只局限于某一个视角去理解疾病。正因为如此，语言甚至也可能是某些疾病的病因，更是防病治病的重要手段。被称为"医学之父"的希波克拉底说："医生治病有三大法宝，语言、药品、手术刀。"③ 他把语言排在了第一位，可见在医学发展初期，语言在医学中具有重要地位。

然而，承认了人之存在的社会性，由此来反思疾病的社会性，并在此基础上发展符合"人"之存在价值的医学科学，这仅仅意味着我们跨出了生物医学模式的第一步。实际上，现代生物—心理—社会医学模式的提出就已经很好地证明了人类对医学本质的反思，但它的论证模式又是笼统的，仅仅从三个方面描述了人之存在的本质，并没有论证出人在生理、心理和社会三方面的内在关联。或者说，人是如何体现这三方面的综合的？

无疑，社会文化环境论者已经很好地将客观文化环境与个体主观的心理疾病联系在一起，因而疾病来自个体对一定社会文化环境的主观反应。然而，值得一提的是，尽管如此，疾病仍然存在极大的个体差异，我们从

① 孙超：《多元医学存在的人文基础和哲学基础》，《医学与哲学》2003 年第 4 期。
② 樊代明：《HIM，医学发展新时代的必由之路》，《医学争鸣》2017 年第 3 期。
③ 樊代明：《HIM，医学发展新时代的必由之路》，《医学争鸣》2017 年第 3 期。

"人的社会性"推导出的"疾病的社会性",它只是体现为人之存在与疾病的一般性。那么,我们又如何去解释疾病的个体性差异呢?换句话说,即使是假定某些人群(比如穷人)更容易获得某些心理方面的疾病,假定获得这些心理疾病的原因来自主体对客观文化情境的认知及其在此基础上产生的自我构念,但是我们仍然可以毫不犹豫地断定,这样的结论是不带普遍性的,人群中的更多人获得某种疾病的结果不足以证明它的一般性。

由此,我们必须承认疾病获得性的个体差异。由社会阶层、社会地位、社会性别、社会职业等划分获得的对疾病的社会性的认知,最多只能说明疾病的群体性差异,是无法说明疾病的个体性差异的。正因为如此,我们认为,医学领域中的"社会"是复杂的,更应该从人之存在的社会性这一哲学高度去理解。而要探寻疾病发生的原因,又必须立足于个体及其所拥有的一切社会关系及其动态的发展变化来进行研究。

二　疾病与个体"主观社会"构建

"主观社会"是相对于"客观社会"这一概念来说的。然而,在我们说"客观社会"的时候,理解上不会存在太多问题,相当于我们所赖以生存的社会环境。但说到"主观社会"就会存在很多理解上的问题,例如,我们之前讨论到的社会建构理论就将个体对一定社会文化的认知和理解并在此基础上做出的自我构念当作个体所实际存在的"社会",尽管他所指的社会也是自我主观建构的社会,但是与我们讲的"主观社会"存在差别。

同时,这里讲的"主观社会"与格式塔心理学家勒温提出的"心理环境"一词也有差别。德裔美籍心理学家、拓扑心理学的创始人库尔特·勒温(Kurt Lewin,1890—1947)所提出的"心理环境"并非客观事物的组合或人们通常所理解的外在环境,而是指对人的心理发生实际影响的环境。根据"实在的是有影响的"这个标准,勒温把心理环境分为三类:"准物理的事实""准社会的事实"和"准概念的事实"[①]。那么,到底如何理解勒温所提出的这三类"心理环境"呢?

首先,应该如何理解"准物理的事实"?如果将个体所处的环境看作一个纯粹物理意义上的环境,那么,这个环境不只是在不同的个体那里存在视角的差异性,例如儿童和成人就拥有完全不同的看法。即使是同一个

---

① 高觉敷主编:《西方近代心理学史》,人民教育出版社 2001 年版,第 348 页。

人，其看法在不同的情况下也可能是完全不同的，因为同一个体看待客观物理环境的视角也会随心境而改变。因此，对个体的心理实际产生影响的是"准物理的事实"，而不是真实的客观事物本身。

其次，如何理解"准社会的事实"？例如，一个母亲为了让自己的儿子能够乖乖地听话，就故意拿"如果他不听话，警察会来抓他"这种可能发生的事实吓他，使儿子因为害怕"警察来抓他"而听话。对儿童产生影响的并非客观的事实，而是在他的主观想法中形成的"警察的权威"，而不是客观存在的"法律权威"。

最后，如何理解"准概念的事实"？例如，当一个儿童在做数学题目之时，"数学概念的客观系统"和能够在他头脑中所运用的"主观的数学概念系统"也不可能完全一致，实际发生影响的是在他主观意识里形成的"准概念的事实"，而不是"客观概念的事实"。

综观以上，勒温提出的三类"心理环境"，我们可以发现，勒温所提出的"心理环境"概念将个体的认知当作彻底的、主观意识中的东西，而不是"主观见之于客观"的东西，这对于儿童或认知能力发展不够完善的个体来说，其发生的可能性和概率是比较大的，但对于那些认知能力比较高和成熟的个体来说，其发生的可能性和概率是有待考究的。因此，勒温的"心理环境"一词显然是不够客观的，带有浓重的主观唯心主义色彩。

实际上，为了将其与"客观环境"区别开来，勒温将人的心理环境称为"准环境"。这一环境由"准物理的事实、准社会的事实、准概念的事实"组成。他提出，在实际生活中，无论个体是能够准确意识到的那些事情，还是无法准确意识到的那些事情，只要这些东西能够成为"心理的实在"，在其本质上都可以真实地影响着个体的行为。依照这样的理论前提，儿童与成人在同一物理环境中产生的心理差异以及同一个体在不同情境中产生的心理差异，实质上与他们所处的"客观物理环境"关系不大，而与对个体产生实际影响的"心理环境"有关。

关于勒温等人所提出的"心理环境"概念，众多的批判一致认为这一概念主观唯心的成分太多，否定了意识产生的客观存在基础，"基本上是从某种纯粹的心理出发，杜撰了他们的学说"①。无可否认，勒温等人提出的"心理环境"学说在描述个体即时产生的心理情绪如焦虑、恐惧等方面是科学的，但这一理论无法用来描述个体稳定的人格或性格特征以

---

① 苏世同：《心理环境论》，《吉首大学学报》（社会科学版）1999 年第 4 期。

及个体的心理发展和成长。正是在这个意义上，我们认为，"心理环境"这一概念不足以描述我们在这里所提出的"主观社会"概念。

尽管在现代心理学和医学研究领域，科学家们在不停地修正"心理环境"这一概念，以使得它更符合人之主观意识与客观世界之间的真实联系，但实际上，他们更多地将心理理解为情绪，从个体情绪到群体情绪，从个体心理到社会心理，不一而足，但是都局限于从情绪、情感、心态等方面对个体的主观认知环境进行描述。毫无疑问，心理学中所提出的"心理环境"概念是价值中立的，既不涉及个体的价值评价，也不涉及社会的价值评价。

尽管也有学说将个体的心理环境与个体存在的意义之思联系起来，但是这一意义是以个体存在为中心的价值思考，是一种纯粹的心理意义，不涉及个体同任何"他者"关系的价值评价，其来源和产生的基础都是个体主观意义上的情绪、情感和心理状态，不涉及任何价值上的标准和出发点。即使是对社会心理、群体情绪的描述，都只是局限于即时的情绪状态，在医学中，这样的情绪状态甚至可以用血压、脉搏、心跳等来进行测量。可以说，对于个体或群体来说，这样的"心理环境"是随时可以改变的，但不具有稳定的连续性。与我们这里所讲的"主观社会"概念近似的，还有近年来频繁出现在社会学领域的"主观社会指标"概念，它指向人们日常生活中的每一个角落。这一概念缘起于20世纪中叶西方某些发达国家所开展的民意调查研究，一些研究工作者发现了使用"客观社会指标"评价社会发展的局限性，进而转向研究与人的满意度相关的主观评价指标，如可感生活质量、价值观、幸福度等。

到20世纪60年代，一些研究者才明确地提出"主观社会指标"概念。20世纪80年代后，一些国内学者对"主观社会指标"的相关研究也开始进行，主要代表人物有郑杭生、李强等。他们一致认为："主观社会指标是用来反映人们对社会生活的直接体验，以及人们对社会关系、社会现象主观感受的综合质量与数量标志。"① 具体一点，"主观社会指标"更多地指向人们对客观事物的心理感受，因而也被称为"感觉指标"，包括愿望、情绪和满意度等。它将人的幸福度与人的心理状态挂钩，而非外在的物质条件。

陈立新认为，社会要尽可能地满足人在物质、文化与社交等各方面的需求，就个体而言，幸福度体现为内心真实的"满意度"，它的社会学量

① 李莹：《国内主观社会指标研究概述》，《前沿》2009年第6期。

表是"主观社会指标"①。显然，相对于心理学中的"心理环境"这一概念，社会学领域所提出的"主观社会指标"这一概念的主要特征是提出了个体的主观价值评价。个体满意度是对客观社会是否符合个体需要的价值性描述，它重在凸显出个体的感受性或感受度。从这个角度来说，无论是真实存在的"客观社会"，还是个体主观构建的"心理社会"，其实对于个体的生存都并无实际的意义，只有个体主观上需要的社会才是有意义的。

无可否认，这一概念极好地诠释人作为主体存在的需求和感受性，以此来诠释人存在的意义，是非常可观的，同时也能较好地诠释个体的差异。因为对于不同的个体来说，相同的事物可能其存在的意义是不一样的，这与个体的需要息息相关。然而，同"心理环境"这一概念一样，"主观社会指标"所能描述的仍然只是人作为存在即时所拥有的情绪、状态或价值评价。因为人的感受性和满意度仍然是一个不稳定的指标，它是可以随着社会客观存在以及个体的主观需求的变化而变化的。在以上概念基础上提出我们的"主观社会"概念，主要包含以下几层意思。

首先，个体认知层面的"主观社会"。尽管在提出"客观社会"概念之时，我们反复强调它存在的客观性，是真实存在的客观文化环境。但实际上，与个体的存在能够发生真实反应的社会文化环境却是有限的。个体所处的客观社会文化环境并不是指以总的客观物质文化环境为基础的现存社会环境，而是他或她能够接触到的或认知到的真实客观环境。从这个意义上来说，我们从整体社会环境出发来划分的社会阶层，并由此而界定出来的"穷人"就是一个不准确的概念。因为对于一个长期居住在小村庄，从来未能踏出他或她真实所处的社会环境的人来说，他或她主观认知中的"社会"就是他或她实际生存的社会，那里很有可能并无太多的贫富差距概念。与他或她发生真实社会关系的群体或个人之间，并不存在太大的差别与距离，因而在他或她的"主观社会"里，并不存在"贫穷"这一概念。因而人作为社会存在，此时与他或她所处的社会环境处在一个较为平衡的状态之中。因此，每一个体的"主观社会"都是一个有限的"世外桃源"，它是随着个体的认知和处境而发生改变的。

其次，以客观社会关系为基础的"主观社会"。任何个体在构建自身"主观社会"的时候都离不开他或她真实所处的社会关系。因而，对于一个婴儿来说，他或她的社会就是母亲；而对于一个小学生来说，他或她的

---

① 李莹：《国内主观社会指标研究概述》，《前沿》2009 年第 6 期。

社会开始增加到家人以及学校里的同学、老师等；而对于一个成年人来说，除了他所能建立起来的真实社会关系，还包括通过其他手段建立起来的虚拟社会关系。因而此时个体的"主观社会"是与自身有直接关联的社会关系与没有直接关联但是主观上能够将其关联在一起的其他社会关系的综合。对于一个从来不关心政治的妇女来说，她的"主观社会"与国家、国际整体的发展局势毫无关系，因为她并没有将其与自身所处的环境做出任何有意义的关联。

最后，价值评价中的"主观社会"。以个体的满意度和感受性为基础的"主观社会指标"在一定程度上体现了个体存在的价值感和意义世界，但是这种个体存在的价值感和意义世界是立足于个体来说的，未能将个体的价值放置在社会整体中进行评价。或者说，未能体现出个体存在的社会价值。社会对于个体需求的满足，所体现的是个体的价值；相反，个体对社会需求的满足所体现的是个体的社会价值，两者是相辅相成的。我们所讲的"主观社会"是个体价值评价中的社会，它既体现了个体存在的个人价值，也体现了个体存在的社会价值，是个人价值与社会价值的统一体。从这个意义上来说，个体的"主观社会"包含了个体对自身存在及其与"他者"之间关系的价值评价。

综上所述，个体因自身所拥有的"主观社会"而千差万别，并且这一"主观社会"是随着个体的认知、个体主观上所拥有的社会关系和价值评价而不停动态发展的。在个体存在和发展的过程中，与个体产生真实社会关系的是个体的"主观社会"，因而，个体与社会的关系可以转化为个体与自身"主观社会"的关系。从这个意义上来说，只有理解了个体的"主观社会"，才能理解人存在的社会性，也才能理解疾病的社会性。这一"主观社会"存在以下特点。

首先，个体的"主观社会"是不停发展变化的，因为个体对社会的认知、个体所拥有的社会关系、个体的价值观都是不停发展变化的。个体的"主观社会"随着个体自身的认知、心理和社会化程度的提高而不停地发展。或者说，个体的认知水平越高、心理的成熟度越高、价值观越完善，其"主观社会"就会越丰富，作为人之存在的社会性就会越明显。而我们要理解人所拥有的疾病，无论是作为个体存在的人，还是作为群体存在的人，如果只是简单地从社会文化环境、社会阶层、性别、职业和社会地位等进行探索，实际上是同时将个体所处的"主观社会"割裂开来进行探索，因为它们只是分别代表个体"主观社会"中的某一个方面，是我们根据个体所可能处在的"客观社会"来划分的标准。

实际上，从这一视角划分出来的个体差异并不具有普遍性，所提出来的社会文化环境、阶层、性别、职业等概念与个体主观认知上的并不一定相符，其对个体心理造成的压力也不具有普遍性。例如，我们根据一定的社会经济标准划分出的"穷人"与"富人"，并根据这一划分去探寻容易发生在所谓"穷人"群体之中的疾病的病因，但身处其中的个体也许对于贫穷和富裕的认知或价值评价并不如此，由此来理解发生在某一个体或群体身上的疾病，必然产生认识上的偏差。比如国内那些众所周知的长寿村，那些长寿的村民，他们就是很明显的"穷人"或"弱势群体"。而那些肿瘤患者很多都来自富人群体。

其次，个体的"主观社会"既体现了个体作为社会存在的一般性，也体现了个体的社会差异性，是一般性与差异性的统一。个体"主观社会"的一般性是指作为社会存在的人都有自身的"主观社会"，是普遍存在的；个体"主观社会"的差异性是指每一个体的"主观社会"是不同的，因个体的主观认知、所拥有的社会关系和价值观等而不同，并且个体的"主观社会"因个体存在的发展叙事而千差万别。因为个体的"主观社会"是不停发展变化的，所以个体作为人之存在的社会性就镶嵌在个体生命历程中的历史叙事当中。从这个意义上来说，要理解人之存在和疾病的社会性，必须诉诸个体生命中的历史叙事。从本体论、存在论层面讲，生命的历史叙事实实在在地构成人之存在的基础与底色，它以一种连续性的方式呈现出生命中的每个历史片段、每一段意义非凡的生活事实，这使得个体的生命不再是一种孤独的存在，而通过生命的叙事与"他者"的生命紧密地关联起来，成为"关系性的存在"。生命叙事不局限为外在的、经验性的表达，而是对相关生活经验的本质揭示，无论是个体的生活经验，还是集体的生活经验。叙事不仅仅是"主观意义上的产物"，如法国哲学家、人类学家克洛德·列维·斯特劳斯（Claude Levi-Strauss，1908—2009）所说："故事能行理论所不能之事，它或许在表面意义上'不像现实生活'；但它却在某一更核心地带在我们眼前树起了有关现实可能最像什么的一个形象。"①

再次，个体"主观社会"充满了价值与道德的冲突。个体"主观社会"的建构不是一帆风顺的，充满了各种价值与道德的冲突。在各种社会理论中，也揭示了个体从社会文化环境中获得的结构性压力或心理挫

① ［美］拜伦·古德：《医学理性与经验：一个人类学的视角》，吕文江、余晓燕、余成普译，北京大学出版社 2010 年版，第 235 页。

折，但那只是个体"主观社会"中价值冲突的表象，其真实的根源在于个体内部的价值、道德冲突。个体生命的历史叙事与个体的"主观社会"存在反差，在个体"主观社会"中所秉持的价值观念是正向的，代表着主体主观意愿的生存方式，是个体存在的正向意义所在。但个体生命的历史叙事不总是按照主观意愿的方向发展，当它们之间存在张力或冲突的时候，个体就会在身心两方面感觉到压力，疾病因此而产生了。例如，长期任职于美国疾病预防与控制中心（Centers for Disease Control and prevention，CDC）的流行病学家罗伯特·汉（Robert Hahn）认为疾病是一种"我"不想要的生命状况，或是一种对生命的实质性威胁，它会导致出现"我"不想要的状况。显然，他所揭示出的"疾病的本质"是站在患者的视角获得的。既然"生病"是人并不想经历的"生命的艰难状态"，因而只有当事人的主观感受和价值判断才能界定"病因"或"疾病的真实状态"。"疾病不仅仅是我得的，而且从本质上来说它们是由我自身决定的。"① 因而，如何判断个体是否"生病"应该取决于"病的承受者"，因为患病的最初经验只有患者自己才能体会，"医疗人员总是在病痛露面之后才与它打交道"②。在英语中，"patient（病人）"的词根为拉丁语中的"pati–"，意思是"遭受、忍受折磨"；在甲骨文中，"病"是一个象形字，意思是人躺在床上很不堪的模样。

正因为如此，"现代病理学"实际上可以被认为是关于"pathos（困扰的）"的科学，诚如美国著名的医学史专家约翰·C. 伯纳姆（John C. Burnham）所描述的："它关涉思想的官能和维持生命的器官都普遍经受痛苦。"③ 在此基础上产生的叙事医学，其思维方式与生物医学模式是截然不同的，又如有学者所描述的："叙事医学是一项医生深度参与的实践。……疾病对于患者，它是体验到的处境；对于医生，它们是呈现的处境。……医生到病人的故事中去捕捉病人的个性及其与病情的关系……不再仅作为这个世界的冷静的旁观者。"④

简言之，叙事医学就是立足于病人个体生命的历史叙事来体验病人的

① ［美］罗伯特·汉：《疾病与治疗：人类学怎么看》，禾木译，东方出版中心2010年版，第17页。
② ［美］约翰·伯纳姆：《什么是医学史》，颜宜葳译，北京大学出版社2010年版，第101页。
③ ［美］约翰·伯纳姆：《什么是医学史》，颜宜葳译，北京大学出版社2010年版，第54页。
④ 方新文、郭宁月、刘虹伯：《论叙事医学的根基与价值》，《医学与哲学》2018年第5A期。

意义世界，或者说，作为参与者共同参与到病人的"主观社会"的构建，将那些与病人有关的生命要素以历史叙事的方式做出有意义的呈现，并将之与病人的病情联系起来。美国现代著名的心理学家、教育学家杰罗姆·布鲁纳（Jerome Seymour Bruner）曾经指出："逻辑—科学模式寻找普遍真实性的条件，而叙事模式寻求事件之间的特殊联系。两种模式都是形成意义的'理性方式'。"① 因此，立足于个体的"主观社会"，我们才能真正地理解人之存在和疾病的社会性。从以上我们对个体的"主观社会"所做的分析来看，疾病与个体生命的历史叙事中的价值、道德冲突存在内在的关联。关于这一点，在近些年有关道德与健康、疾病关系的众多研究中，已经发现了个体的道德认知与疾病的发生学之间的关联，如"道德创伤"② 概念的提出、有关疾病的道德隐喻③、疾病的道德化的研究④、有关传染病的伦理学⑤、女性伦理冲突与情志疾病⑥、性别公正与女性健康⑦、公共健康伦理⑧等论题的探讨都强调了疾病与个体道德或社会道德之间的紧密联系。然而，就目前的研究来看，关于道德与疾病关系研究的论域是很宽泛的，可以说道德充斥着人类生活的方方面面，以此为基础来研究它与疾病之间的关联是笼统的。正是在这个意义上，我们有必要对疾病的社会道德本质做一个简单的梳理，并在此基础上阐明道德与疾病之间的真正关联。

三　疾病的社会道德本质

在前文中，我们已经探讨了疾病的社会性与人之存在的社会性的关联，主要诉诸个体的"主观社会"这一概念。个体生命因为自身"主观社会"的发展和变化而有了历史的叙事，并在此过程中承载了人之存在的意义、价值和道德判断等。然而，其中一个关键的问题在于，我们可以

---

① Bryner J. , *Actual minds, possible worlds* [M] . Cambridge, MA: Harvard University Press, 1986, p. 118.
② 杨放、常运立：《道德创伤：军事医学伦理新概念》，《医学与哲学》2015 年第 11A 期。
③ 孙雯波、胡凯：《疾病的隐喻与疾病道德化》，《湖南师范大学社会科学学报》2010 年第 6 期。
④ 张玉龙、陈晓阳：《疾病的道德化解读及其文化意义》，《科学技术哲学研究》2010 年第 5 期。
⑤ 雷静、薛晚利、张娟妮、张英：《传染病防治中的伦理学问题探讨》，《医学与哲学》2006 年第 8 期。
⑥ 王宇、迟淑清：《试论女性伦理冲突与情志疾病》，《医学与社会》2007 年第 4 期。
⑦ 张励仁：《性别公正与贫困地区女性健康促进》，《农业考古》2008 年第 3 期。
⑧ 肖巍：《公共健康伦理：一个有待开拓的研究领域》，《河北学刊》2010 年第 1 期。

用人之存在的社会性来解释疾病的社会性，用个体的"主观社会"来解释个体存在和疾病的差异性，但是这只能解释"疾病的本质性"问题，仍然不能解释"疾病从哪里来？"这样的问题。

在心理学研究中，更多地将疾病的产生归因于人的"应激反应"以及在此基础上产生的情绪变化，如有学者界定的："应激反应是人体的一种本能，会诱发各种负性的产生，表现为震惊、愤怒、恐惧等情绪，应激反应的激活则会导致生命体征的波动。"① 因为很明显，人的情绪会导致一系列生命体征的改变，因而从人的生命体本身来寻求病因是一种致思方式。如另一位学者所揭示的："临床研究表明，心理应激可增加高血压、冠心病以及心理疾病的发生概率。"② 众多的临床经验性的知识表明，心理上的应激反应与某些疾病的发生之间确实存在高度的相关性。然而，我们应该继续追问的是：人体为何会发生"应激反应"？如果心理的"应激反应"仍然只是人体的一种本能式的反应，那么它仍然只能解释疾病的特征，无法解释疾病的发生，正因为如此，我们必须找到能够产生心理"应激反应"的真正根源。

实际上，探寻疾病的病因，或者疾病的发生学几乎是众多科学家所致力于完成的事情，然而，如果不能从人体自身内部寻找疾病的病因，必须将人体与外在世界关联起来进行研究，由此产生出疾病的社会道德模式，或者说，疾病发生的生物—心理—社会模式，如有学者就通过调查发现："家庭伦理、社会公德、生活方式、人际关系、心理健康高认知水平者健康疾病发生率明显低于低认知水平者，提示伦理道德认知水平与健康疾病有某种内在的关联性。"③ 然而，我们知道，关联性不等于事物之间的因果性，因而这样的关联性研究充其量只是揭示了这些伦理道德因素与疾病产生紧密联系，而不能直接推断出那些因素就是产生疾病的根源性因素。

在中国哲学史中，诉诸个体道德或个体道德认知水平来探寻疾病的发生学是很早就有的事情，如佛教哲学中就提出"魔"这一形象的概念，用来形容一切能导致人产生疾患的意识活动。在佛家哲学看来，"魔"象征着一种能够主动侵害人的生命机体的"病"。《楞严经》中，详细地列

---

① 王芳、周鹏、王沛坚：《氧化应激致衰老相关内皮功能障碍及潜在的内源性可干预靶点》，《成都医学院学报》2014 年第 3 期。

② 黎娇、况九龙：《阻塞性睡眠呼吸暂停低通气综合征氧化应激与心血管疾病相关性的研究进展》，《实用医学杂志》2014 年第 12 期。

③ 梁时荣、周琰：《基于伦理道德、社会、心理认知与健康疾病的相关性研究》，《中国医学伦理学》2016 年第 2 期。

出了 50 多种被称为"魔"的病态意识活动，简称为"50 阴魔"，并形容它是人平常看不见、摸不着的"阴"，超出人的感官意识之外，不是人能够轻易通过感性认识把握得到的东西；但同时它又是侵害人体的"魔"，意思是它实实在在地影响着人的生命体，时时地对人体产生危害，如影随形。

佛教哲学的经典理论揭示："种种病苦，皆由心来。"实际上，有关人的疾病产生于自身不健康的意识活动的理论，早在 3000 多年前的《黄帝内经》一书中就提出了"七情六欲致病说"，揭示了人类疾病发生的深层病根在于个体的主观意识活动，并在此基础上提出了"精神内守，病安从来"的保健治疗方法。① 因而有关疾病源自人自身不健康的意识活动这样的一些理论，其中所包含的"不健康""心魔"等实质上都与个体的道德认识活动有关，所谓"心魔"不过是个体在道德认识活动中产生的邪恶思想，从而导致个体精神上的不稳定和病态，并且这样的邪恶之思深刻地侵害了个体的生命机体，使得个体发病，如中了邪魔一般，失去正常的精神和生理状态。

美国当代心理学家、伦理学家理查德·T. 诺兰（Rechard T. Nonan）提出："一个人如果选择那些有可能导致精神疾病的行为，就等于否定了个体人格的完整和社会的圆满。他做出这样的选择是要承担道德责任的。"② 疾病不仅与个体不健康的意识有关，而且与不健康的行为有关，个体由于自身人格和道德的不完满，导致去选择那些不健康的、可能导致疾病的行为，是个体缺乏道德责任而产生的结果。

同样，美国现代杰出心理学家弗兰克·戴维·卡德勒（Frank David Cardelle，1946—2010）认为："一个心理健康的人，首先是一个人生意义的追寻者、探索者。而一个人能探求具有真善美价值的人生意义，正依赖于他正确的价值观和道德观。"③ 不健康源自人生意义的缺失，个体因为自身的道德或价值冲突而产生心理上的冲突或神经上的失调。显然，相对于仅仅从心理上的情绪来解释疾病产生的原因来看，诉诸个体的道德认知或个体内在的道德、价值冲突来解释疾病的发生要深刻得多，因为"情绪绝非纯粹心理层面的问题……道德价值观、处世准则以及道德行为是个体情绪的重要根源"④。与探寻疾病的本质和疾病的发生学一样，研究者

① 周永奇：《道德与健康的伦理透视》，《江苏社会科学》2016 年第 5 期。
② 周永奇：《道德与健康的伦理透视》，《江苏社会科学》2016 年第 5 期。
③ 周永奇：《道德与健康的伦理透视》，《江苏社会科学》2016 年第 5 期。
④ 周永奇：《道德与健康的伦理透视》，《江苏社会科学》2016 年第 5 期。

们也试图从社会对待疾病的态度来界定"疾病",以找到内隐在"疾病"概念中的社会道德本质。如肖巍提出的,疾病实际上暗含了人们的道德评价在内,对于"疾病",或更为准确点,类似于"精神疾病"之类的概念和范畴,人们总是对其持排斥或拒绝的态度,因为这些概念和范畴本身具有导致人们身体虚弱、机体失去相应能力等明显的特性。从这个意义上来说,疾病总是带有不好的特性,它使得人无论是生理上、心理上,还是社会处境上都产生压力。

因而人们对于"疾病"的态度不总是保持中立的描述和评价。并且由于某一些复杂的社会目的,对于"疾病"的界定往往朝着有利于描述者的特殊目的看齐,因为"任何概念的界定总与利益关系紧密结合在一起……例如制药企业希望放宽精神疾病及其产生障碍的定义,以便更多的人服用抗抑郁症药物"[1]。从这个角度来说,"疾病"不仅仅是作为一种病存在了,它承载了社会或社会中的某一部分对它的期待。正因为如此,"疾病"这一概念很容易被打上道德、文化的标签,它因而不再是个体生理上出现的某些毛病,而跟个体的道德品质,甚至个体所处社会的文化意识形态等都有着非常密切的联系。

疾病的道德化常以一种"文化隐喻"的方式出现在文学作品当中,如有研究者这样描述:"疾病在社会中的存在已经远远超越了生理层面的具象意义,总有一些鬼魅般的阴影萦绕在疾病中,被附着上越来越多的社会文化、道德和政治意义。"[2] 美国文学家苏珊·桑塔格(Susan Sontag,1933—2004)认为,现代社会的"疾病"逐渐地被隐喻化,从"身体的病"转换成一种道德或政治评价,"暧昧地表达我们的道德情感和态度以及道德上的评价,揭示出个体与社会之间深刻的失调"[3]。疾病的道德化使得"疾病"成为一把衡量人性的尺子,进而升华成政治或道德审判。当然,并非所有的疾病都隐含人类的道德评价,一般来说,"在当时社会被认为难以治愈……或具有强传染性……或跟性有关的疾病道德隐喻的色彩浓厚"[4]。

疾病隐喻揭示的是世人对待疾病的态度,疾病及其给人带来的苦难常

---

① 肖巍:《"好生活""精神健康"与社会公正》,《中国医学伦理学》2011年第5期。
② 孙雯波、胡凯:《疾病的隐喻与疾病道德化》,《湖南师范大学社会科学学报》2010年第6期。
③ [美]苏珊·桑塔格:《疾病的隐喻》,程巍译,上海译文出版社2003年版,第5页。
④ 孙雯波、胡凯:《疾病的隐喻与疾病道德化》,《湖南师范大学社会科学学报》2010年第6期。

以一种"恶"的罪名指向人性及其所处社会的非道德性。在病因未明的情况下,"疾病"与社会道德的关联能使人暂时逃脱对自身肉体的拷问,那些久治不愈的疾病带给人的痛苦被暂时掩盖在对社会道德的质疑之中。"人类对特定疾病的道德渲染,那种寻找意义的思维模式使某一疾病所附加的意义,渐渐超越它的本名。"① 此时,患病或是因为个体有道德缺陷,或是患者咎由自取。患特定的疾病被认为是罪恶的和羞耻的,因而传染病患者自动成为"疾病=堕落"公式里的最受欢迎的填充物,"他们要么象征着普遍的放纵,要么呈现着道德的松懈乃至政治的衰败"②。

关于疾病的道德隐喻,存在着两种相反的看法,一种认为:隐喻并非完全与真假无关,它间接地显示出本体论和认识论的意义。无论在何种类型的社会里,不同阶层或层次的人群为达到各种意图而将疾病隐喻化,逐渐地被接受成为生活中的常态。虽然"疾病的隐喻"看似自然而然,但它实际上与"以己论人""以心定仁"的思维方式有关,"人们对疾病的恐惧和联想所塑造的隐喻一直都在遮蔽疾病原本的真相。在我们的身边以隐喻的方式阐释疾病,使之成为某种社会共同想象的意象的过程仍然在继续"③。借用桑塔格的话来说:"居住在由阴森恐怖的隐喻构成道道风景的疾病王国而不蒙受隐喻之偏见,几乎是不可能的。"④ 而另一种相反的观点认为,疾病的道德解读,其真实的意义在于为医学提供了丰富真实的病患体验,"文学为医学提供了鲜活的病人世界和病痛体验。……疾病道德化的文学书写在为从医者提供不可多得的治疗资料的同时,也成为病患者抒泄病痛与死亡恐惧的绝佳出口"⑤。

近年来,对于疾病的社会意义和道德价值的思考不再局限于个体的疾病,或者某些疾病产生的原因,研究者们将眼光放得更为长远,他们更多地关注人群健康或公共健康,从健康这一正面的视角来解决个体和人群的卫生问题。如肖巍所提出的"公共健康"概念:是指"公众健康"或"人口健康",这一定义实质上隐含了丰富的社会性内容和意义,从公众、人口等所包含的词义上来讲,"凡是与公众健康相关的问题都可以理解为

① 黄集伟:《你走神儿不如我走神儿》,作家出版社 2005 年版,第 213 页。
② 黄集伟:《你走神儿不如我走神儿》,作家出版社 2005 年版,第 213 页。
③ 孙雯波、胡凯:《疾病的隐喻与疾病道德化》,《湖南师范大学社会科学学报》2010 年第 6 期。
④ [美] 苏珊·桑塔格:《疾病的隐喻》,程巍译,上海译文出版社 2003 年版,第 5 页。
⑤ 张玉龙、陈晓阳:《疾病的道德化解读及其文化意义》,《科学技术哲学研究》2010 年第 5 期。

公共健康问题，如社会医疗体系与制度……环境保护、流行病、健康教育、交通以及性行为和吸烟等"①。"公共健康"这一概念强调群体性健康，而不是个体健康，公共健康是那些"挽救人口统计学意义上的生命和减少患病率的方法"②。"公共健康"必须通过社会的力量和政府的行为来实现，因其涉及的领域宽广，所以公共健康伦理的思维空间颇具有开放性。

　　无疑，这一视角进一步拓宽了疾病的社会道德性这一研究视域。从研究疾病的反面——健康入手，所有的问题和制度将拥有更多正面的意义，尽管它们所要解决的问题是一样的，都是以个体或社会群体的卫生、疾病或健康为主题，但是，相对于疾病的隐喻和道德化，"公共健康"赋予个体或群体的疾病以更多正面的、积极的伦理价值。由此可见，健康和疾病问题不再是单个个体的事情，而是一个公共性社会问题，任何生活在社会中的个体都有责任和义务维护和促进公共健康。疾病和健康因而成为社会公共事务，而不是某一个体的伦理道德之事。

　　尽管"公共健康"概念拓宽了疾病研究的公共性论域，但是在临床医学中，在人们的生活中，疾病仍然如"斯芬克斯之谜"一样困扰着人们，探寻疾病产生的原因，以更好地预防、治疗疾病仍然是当前医学科学发展中的重要任务。正因为如此，有关疾病的本质、疾病的发生学等研究仍然是当前医学、生物学、哲学、社会学、心理学的热点。尽管"叙事医学"已经赋予医学研究以另一种致思模式，赋予个体的疾病以历史的叙事，从中探寻个体存在的意义世界。

　　一些道德哲学家也提出了个体的道德、价值冲突在致病过程中的决定性意义。但是这些都不足以解释疾病的本质和发生，最多只能说明疾病与个体生命中的某些历史事件的相关性，它们有可能是造成个体生命体机能改变的重要原因，但不是必然发生的。或者说，它们之间不构成必然的因果关系。在疾病的治疗过程中，即使是找到了个体疾病产生的历史叙事，并赋予它们以高度的相关性，但是问题的关键是，我们是否有能力去改变这一历史事实？比如假定某人所得的抑郁症来自他或她所处的社会阶层，或者说糟糕的家庭关系、婚姻关系等，那么疾病的处方是什么呢？个体所拥有的社会关系、价值观、生命历程，这些相关性因素构成了个体自身的

① 肖巍：《公共健康伦理：一个有待开拓的研究领域》，《河北学刊》2010 年第 1 期。
② Michael Boylan Ed.，*Public Health Policy and Ethics*，Klu-wer Academic Publishers，2004，p. 3.

"主观社会"。于个体而言，这是他或她作为人之存在的全部意义世界；于他人而言，疾病体验和共情只能作为疾病认知的前提，而不是疾病治疗的处方。

第二节 社会伦理冲突与疾病的意义

在上文中，我们已经谈到了比心理环境、应激反应等更为深层次的疾病来源内含于人自身的价值、道德冲突，在个体"主观社会"的建构中，我们也提出了个体价值观的动态发展这一特点，因而似乎我们已经找到了疾病产生的真正原因。立足于社会的伦理、道德冲突来探讨疾病，其论域要更为宽泛。然而我们不得不承认，只要我们仍然将疾病是什么、疾病的发生学之类的问题放在重要位置，我们就很难理解疾病本身及其对于人之存在的意义。因为我们仍然停留在本体论、认识论的层面上来探讨疾病，未能真正地进入价值论领域。如有学者提出的，"解剖学、生理学、病理学……分子生物学等学科实际上就是医学本体论理念下出现的学科，还有现代化的检验科、影像学科等。……无不是在本体论思维下产生的结果"[1]。

然而，医学本体论思维模式困惑很多，首先，不断被细化的疾病分类使得现代医学研究虽然更加具有空间感，但缺乏个体生命应该有的历史性视角和动态叙事。其次，现代化医学呈现出结构性突出并富于模式的特征，引导着医生和患者遵循着模式化、标准化的疾病诊断和治疗过程。医学本体论模式的主旨就是寻找到疾病的确切病因。问题的关键在于："为什么有些疾病我们始终找不到确定性的病因？我们是否应该改变医学本体论的思维模式？"[2] 疾病认识中的误区逐渐地被人们意识到，继而看到了人体致病的生物、心理和社会因素等，并产生了疾病的关联模式。这一模式将疾病看作人体功能的失衡状态，归因于个体与自然、社会环境之间的不协调状态，至此，"医学领域认识疾病的视角开启了从社会—历史层面

---

① 李久辉、鲁琳、胡晓燕、李浩正：《疾病病因学模式研究与"道德创伤"致病因素》，《中国医学伦理学》2018 年第 2 期。

② 李久辉、鲁琳、胡晓燕、李浩正：《疾病病因学模式研究与"道德创伤"致病因素》，《中国医学伦理学》2018 年第 2 期。

看待、认识疾病现象的时代"①。

　　近期学界提出"道德创伤"概念，将它定义为"一种可确认的致病因素，普遍存在于当今社会的和平时期以及战争时期"。②"道德创伤"理论重新诠释了病因学关联论模式，也补充了生物—心理—社会的医学模式。无疑，这一概念极力地弥补医学本体论模式中所存在的缺憾，将人的疾病放置于一定的关系中去加以理解和对待。这个意义上的"疾病"，不仅仅跟个体的生命有机体有关，更和个体所处的自然、社会环境及其与个体所能建立起来的各种关系实体存在密切的关联。

　　从以上可知，无论是医学的本体论模式，还是疾病的关联模式，其目的还是寻找病因以治疗疾病。显然，承认疾病的关联模式是比医学本体论模式更具有解释力的模式，代表了认识上的一种飞跃。然而疾病的关联模式并非真正地解决了问题，在我们将致病的心理、社会因素彰显出来的同时，并没有改变我们对人之生命体与疾病的根本性认识。不得不承认，人们始终如同寻找"长生不老药"一样去迫切地寻找疾病的病因，以采取相应的手段消除"疾病"。从这个意义上，疾病于人之存在的意义而言，仍然是一个异己之物，或异己的力量，或是"敌人"，或用更为抽象一点的概念——"他者"来表达。

　　无论如何，疾病和人本身的关系是一种不可调和的对立关系。换句话说，人们对于疾病的态度或价值评判标准仍然是站在人之生命体本身来谈的，疾病意味着人体或心理上一切痛苦、不适症状的根源，无论是从生命体本身寻找的，还是从与生命体的关联物中寻找的，其本身仍然没有将人之存在从人的生命体中抽离出来。疾病的关联模式凸显了人的主体性地位，将人从物化的客体形式中解放出来。但是，人成为主体之后，仍然是一种物化的主体形式。在"我"和世界的关系之中，"我"和自然、他人、社会等等构成了一种物—物关系。在此情况下，疾病仍然是一种物化的形式出现，因而无论是生物学意义上的病因，还是心理—社会的病因，无非都是作为一种物化的关系形式与人之存在联结起来。正是基于这样的思考，我们认为，必须立足于人之存在的本质来进行探索，人之存在是作为物的存在，还是作为关系体存在，或者作为价值存在，其意义是不一样的，对疾病及其意义的探索必须立足于我们对人之存在的本质性思考。

---

① 李久辉、鲁琳、胡晓燕、李浩正：《疾病病因学模式研究与"道德创伤"致病因素》，《中国医学伦理学》2018 年第 2 期。

② 李久辉、鲁琳、胡晓燕、李浩正：《疾病病因学模式研究与"道德创伤"致病因素》，《中国医学伦理学》2018 年第 2 期。

一　人的"社会存在"本质

必须得承认，人首先是作为生命体而存在的，这是一种"自然存在"。正如我们在前文中已经探讨了的人存在的"自然性"。然而人作为"自然存在"不同于"自然存在物"，前者是哲学本质性的规定，后者是实体的规定。但人更是作为"社会存在"而存在的，人的"社会存在"是什么？要弄清楚这个问题，先要弄清楚"什么是社会？"这一问题。

立足于人所拥有的社会关系来解释社会，解释人，这是马克思主义哲学的特点，如马克思说："社会本身，即处于社会关系中的人本身。"①"人不是抽象地蛰居于世界之外的存在物。人就是人的世界，就是国家，社会。"② 以此为基础来解释"社会存在"，脱离不了人在生活和生产实践中所实际产生的各种关系，因而马克思继续这样阐释道："人的本质不是单个人所固有的抽象物，在其现实性上，它是一切社会关系的总和。"③社会的经济结构就是由这些生产关系的总和构成，法律和政治等上层建筑都是建立在其基础之上。

基于马克思主义哲学经典著作的解读，现代很多学者认为，马克思主义哲学并非没有本体论，它的本体论是建立在社会关系基础之上的"社会关系本体论"，或更为抽象一点，是一种"社会存在本体论"。如俞吾金所说的：就其实质而言，马克思的社会存在本体论乃是社会生产关系本体论，因为马克思对资本主义社会的商品、人、抽象劳动以及货币、价值、资本乃至全部经济范畴都进行了深入的研究，然后得出这样的结论："社会存在本质上体现为一种关系。"④ 因而在马克思的笔下是这样描述的："一个黑人就是一个黑人，只有在一定的关系中，他才成为奴隶。一架纺纱机就是一架纺棉花的机器，只有在一定的关系中，它才成为资本。"⑤ 从这里可以看出，"物的存在"因为有了各种各样的社会关系而成为"社会存在"，这样的存在与"物的存在"有着本质上的区别，一个"黑人"作为一个自然存在的人，其本身并无太多的社会属性，只有他成

---

① 《马克思恩格斯选集》（第2卷），人民出版社2012年版，第791页。
② 《马克思恩格斯全集》（第3卷），人民出版社2002年版，第199页。
③ 《马克思恩格斯选集》（第1卷），人民出版社2012年版，第135页。
④ 转引自俞吾金《存在、自然存在和社会存在——海德格尔、卢卡奇和马克思本体论思想的比较研究》，《中国社会科学》2001年第2期。
⑤ 转引自俞吾金《存在、自然存在和社会存在——海德格尔、卢卡奇和马克思本体论思想的比较研究》，《中国社会科学》2001年第2期。

为奴隶之后，"奴隶"一词才更好地解释了他的"社会存在"本质。

那么，马克思所讲的"社会关系"是什么样的关系呢？马克思指出："生产关系是随物质生产资料、生产力的变化和发展而改变的。……它总是处于一定历史发展阶段上的、具有自己的特征的社会。"① 因而在马克思的思想观念中，"人是最名副其实的政治动物，不仅是一种合群的动物，而且是只有在社会中才能独立的动物。孤立的一个人在社会之外进行生产——这是罕见的事"②，并且，"全部社会生活在本质上是实践的"③，从而确认了"以实践为基础、以主体和客体关系"为线索的认识思路。

立足于"社会关系""实践"等概念来解读马克思主义哲学中的本体论，几乎成为后世学者的基本做法。比如，现代学者刘卓红、彭玉峰等人在解读卢卡奇的著作《关于社会存在的本体论》时提出，卢卡奇就是立足于"关系"本身来理解马克思主义哲学中的本体论的。他认为，讨论"社会存在"这一概念离不开"实践"这一基本概念，因为在马克思主义哲学中，"实践"才是人存在的根本方式，人在实践中形成的关系及其交互作用成为马克思论述"社会存在"的起点。"实践"的关系特质决定了"主—客体关系"在马克思哲学中处于基础性地位。正因为如此，卢卡奇认为社会存在绝不是"实体存在"，而是以人的实践为出发点的"主—客体关系"存在。卢卡奇在《关于社会存在的本体论》一书中论述了"劳动"概念及其本质，"有理由把劳动看成是每一社会实践，每一积极的社会行为的模式"④，它形成"真正意义上的主—客体关系"⑤。这表明，"由实践所产生的社会存在也同样具有关系的属性，社会存在就是一种'关系'本体"⑥。

问题的关键在于，立足于"实践""生产关系""社会""主—客体关系"等概念来解释人的"社会存在"本质，它只是诠释了人作为"社会存在"的一般性，未能诠释出人作为"社会存在"的特殊性。或者说，

---

① 转引自俞吾金《存在、自然存在和社会存在——海德格尔、卢卡奇和马克思本体论思想的比较研究》，《中国社会科学》2001年第2期。
② 《马克思恩格斯全集》（第30卷），人民出版社1995年版，第25页。
③ 《马克思恩格斯全集》（第1卷），人民出版社1995年版，第56页。
④ ［匈］卢卡奇：《关于社会存在的本体论》（上卷），白锡堃等译，重庆出版社1993年版，第50页。
⑤ ［匈］卢卡奇：《关于社会存在的本体论》（上卷），白锡堃等译，重庆出版社1993年版，第52页。
⑥ 刘卓红、彭玉峰：《社会存在是"关系"本体——解读卢卡奇〈关于社会存在的本体论〉的一个新视角》，《学习与探索》2012年第5期。

这些概念只是概括了人作为一般"社会存在"的特性,如何解释人作为"类存在"在不同历史阶段、不同社会类型中的差别呢?显然,将"关系"作为本体来解释人的"社会存在"本质是不够的,因为"关系",或者说,马克思提出的"物质关系""生产关系"确实是人在实践过程中产生的属人关系,是人作为"类存在"而特有的社会关系,是人区别于同样作为"自然存在物"的动物的本质性区别。

虽然,在实践的基础上,马克思等人也增加了人作为"社会存在"的历史性,以更好地区别人与动物存在的本质。可以说,人在物质资料的生产或再生产的过程中创造了属于自己的整个历史,因而这样的过程无疑被打上了历史的印记,并作为人存在的社会根据。但是人的物质生产和再生产总是要以一定的"生命生产和再生产"为基础的,因而这一实践过程总是无法完全脱离与自然的关系,但更多地显示出它的社会性。从这个意义上来说,人作为"类存在"所特有的物质生产实践固然离不开生命的生产与再生产,但它同时是人的生命生产与再生产的必要前提,这使得人的生命生产在本质上与动物的繁衍完全不同,因而实际上,我们"可以把物质资料的生产与再生产看作人存在的社会本体"①。因而生命、物质的生产与再生产从一开始便是本源意义上的,人也因此而作为一种关系存在着。如果说,"作为生命生产与再生产基本形式的家庭关系构成了生活世界中多重社会关联的出发点,那么,物质资料的生产与再生产借以展开的劳动分工,则孕育了更广泛的经济、政治、社会联系"②。

从以上可以得出,人作为"社会存在"而存在的特殊性实质上体现为社会伦理道德性。显然,人作为社会存在需从"物质生产"和"生命生产"这两个方面来发展自身的社会关系。"生命的生产与再生产"过程既衍生出亲子、兄弟等伦理关系,也衍生出个体不同的家庭角色;同样地,"物质的生产与再生产"既形成劳动者之间关系,也使得人成为分工系统中彼此相异的特定角色。

杨国荣指出,两重生产使得人的社会关系愈来愈多样化,但"作为关系中的存在,人也往往相应地被定格在这种逐渐分化的关系项中,成为承担某种固定功能的角色。……人的存在蕴含了导向片面化的可能。……不断克服分化所蕴含的片面化趋向,是人的存在过程无法回避的问题"③。

---

① 杨国荣:《道德与人的存在》,《中州学刊》2001 年第 4 期。
② 杨国荣:《道德与人的存在》,《中州学刊》2001 年第 4 期。
③ 杨国荣:《道德与人的存在》,《中州学刊》2001 年第 4 期。

这意味着，"关系"仅仅是人作为"社会存在"的开始，是本源意义的、一般性的；而人作为"社会存在"的具体体现却是有差别的、特殊意义上的角色定位，是可以量化的"社会存在物"。或者说，"关系"仅仅阐释了人作为"类存在"的一般属性，而"伦理道德"却可以阐释人作为"类存在"的特殊定位。

道德作为存在的一种规定它同时又参与了存在本身的实现和完善，可以说，人作为社会存在，在各种活生生的生活历史中，通过各式各样的生活和生产实践活动，并进而通过构建和完善须彼此共同遵守的社会伦理原则、行为规范、价值标准等来完善自身存在的问题。正因为如此，那些因为社会角色、社会分工、利益分配等而分化出来的、作为"社会存在物"而存在的不同社会成员和个体，又常常是基于他们所能共同遵守的社会伦理道德准则而联合在一起。伦理道德更为深刻的本体论意义在于："'伦理地'生活使人既超越了食色等片面的天性（自然性或生物性），也扬弃了特定社会角色所赋予的单向度性，而在这一过程中，道德同时也为个体走向具体存在提供了某种前提。"[1]

二　社会伦理冲突中"人的存在"

在上文中，我们已经探讨到，人作为"社会存在"的关系本体。可以说，社会关系是人作为"社会存在"的本体性的来源，是终极性的。但是关系本体只能用来解释人作为"社会存在"的一般性，而伦理道德却是用来解释人作为"社会存在"特殊性的东西。这是因为人既作为"社会存在"而存在，也作为"社会存在物"而存在。作为"社会存在物"存在的人是由他自身所拥有的不同社会角色和分工来区别的。可以说，人作为"社会生存"，分别从"生命生产"和"物质生产"而获得了自身作为"社会存在物"的定位，即在社会中的实体性地位。从这个意义上来说，人作为"社会存在"的属性是一致的，但是作为"社会存在物"的地位却是千差万别的。

社会的伦理道德既用来完善人作为"社会存在"本身，又用来完善人作为"社会存在物"与"他者"之间的关系。作为"社会存在"的人，其自身的完善体现为自身内在价值的提升；作为"社会存在物"的人，与"他者"之间的关系需要制定一定的社会道德规范、价值原则等来做出调整，使得彼此之间和谐共进、相得益彰。从这个意义上来说，伦

---

[1]　杨国荣：《道德与人的存在》，《中州学刊》2001 年第 4 期。

理道德使得人从两个方面得到完善和改进，人正是基于这样的完善和改进而获得不同于其他物种的优越性和独特性。

　　然而，人作为"社会存在"的不完善性是显而易见的，这一不完善性既来自个体自身的不完善，也来自社会的不完善。人自身的不完善体现为人作为存在的自然性与社会性之间的矛盾：一方面，人作为自然物存在，需要不停地满足自身作为"自然存在物"的各种欲望，尤其是对"他物"的占有欲望；另一方面，社会中的"他物"是有限的，人无穷的欲望和有限的自然资源之间产生了巨大的张力。因而，就个体而言，人自身内在的欲望、情感等自然天性常常使得人无法调和自身的自然性和社会性；就关系体而言，人在"我"与他者之间无法轻易获得平衡。这样的冲突常常体现在社会的伦理道德价值体系之中，它一方面使得人获得了具有自身规定性的角色与分工；另一方面又试图在不同的"社会存在物"之间做出有效的平衡，以使得自身的存在方式更为合理。因而人总是在一个不断修正的过程中寻找更为完善的"我"及存在的方式。

　　社会伦理道德的冲突既预示着人自身存在的不完善，也预示着人作为"社会存在物"与"他者"之间关系的不完善。从这个意义上来说，人无论是作为"社会存在"，还是作为"社会存在物"，从来都不是已经完成了的存在，而是处在不停地动态发展过程之中，如杨国荣说："人与世界的关系具有二重性：一方面，人内在于这个世界；另一方面，人又把这个世界作为自己认识、作用的对象，这种作用在总体上展开为一个'成己''成物'的过程。"① 从这一点来看，人的存在不是一成不变的，而是具有时空性的。人在不停地完善自身及与"他者"关系的过程中成就自身的主体性和价值性。社会的伦理道德规范体系在一定程度上反映了社会"实然"的价值规定，但社会诉求的是"应然"的价值规定。人就是在社会伦理道德的"实然"与"应然"的价值转换中不停地完善自身的存在方式。

　　人作为"社会存在"的另一个特别之处在于人可以反思自己的存在，反思自己作为"社会存在物"的存在方式，这也是人作为"社会存在"不同于其他存在物的地方。然而人对自身存在的反思往往是思辨性的，不是实践性的。人所做的实践活动都会产生一定的结果，无论是好的结果，还是坏的结果，有实践就会有实践的产物，因而从实践—实践的结果是直线式的、因果关系的。而人的反思活动却不是，它是曲线进行的，人在反

① 杨国荣：《成己与成物——意义世界的生成》，《学术界》2008年第5期。

思过程中如果不能否定自身的"前在"或"此在",就很难得到自身存在价值的提升。从这个意义上来说,伦理道德或价值的冲突正是人对自身存在进行反思的结果。因此,"实践"是人作为"社会存在"的本源性来源,而"反思"则是人之存在价值的本源性来源。

人正是通过对自身存在的反思生成自己的"意义世界"。然而哲学家们似乎并不赋予每一个人以这样的存在意义,在海德格尔看来,"此在"的本真性生存即存在的意义,而存在的意义又是在本真的"时间性"和"历史性"的基础上显示出来的。所以,"只有当死、罪责、良知、自由和有终性同样始源地共居于一个存在者的存在中,就像共居于烦中,这个存在者才能以命运的方式生存,即才能在其根据中是历史性的"①。然而,"海德格尔探讨存在问题的入手处是此在,而此在作为人的存在指的是个体。尽管他强调个体在生存中总是处于'共在'的状态中,但在生存的决定性问题上,每个个体都必须单独处理。在这里,个体仍然是中心"②。

由此可见,人作为"社会存在"而存在,其生存样式总是以"共在"为前提;但人作为"社会存在物"而存在,其生存样式总是以"此在"("我")为前提。因而实际上,人之存在总是体现为共性与个性的统一,社会伦理道德的冲突因这两者之间的矛盾而产生。

三 疾病于"人之存在"的意义

如前文中所述,历史上,从人作为"自然存在物"出发,发展出生物医学模式;而将人作为"社会存在物"出发,发展出医学的关联模式。有学者曾总结出疾病研究的两个主要方向:"1. 以研究疾病本身(人的病)为主要方向,其所揭示出的内容体系将以反映个(本)体内容为主要特征,这一模式称为本体论模式;2. 以研究患病的人(病的人)为主要方向,其所揭示出的内容体系将以反映躯体的、心理的、社会的以及整个自然界的内容为主要特征,这一模式称为关联模式。"③ 生物医学模式将人看作一个完整的生物体,从人自身的内部来寻找病因。如"坎农把生命的本质视为内稳态,每一个描述内稳态的变量处于确定值,这就是生命,内稳态的破坏是死亡"。但是这一"内稳态"无法用来解释疾病,疾

① M. Heidegger, *Sein Und Zeit*, *Max Niemeyer Verlag*, Tuebingen 1986, s., p.385.
② 转引自俞吾金《存在、自然存在和社会存在——海德格尔、卢卡奇和马克思本体论思想的比较研究》,《中国社会科学》2001年第2期。
③ 李久辉、鲁琳、胡晓燕、李浩正:《疾病病因学模式研究与"道德创伤"致病因素》,《中国医学伦理学》2018年第2期。

病的发生意味着内稳态变量固定地偏离到不同于原有正常状态的另一个数值，但生命体在生病期间的这个值，也是内稳态。只有当这种稳定的"偏离"都不能保持时，生命才会走向死亡。如果把"死亡"看作一种不可逆转的状态，疾病的内稳态则处于正常和死亡之间。这种"疾病内稳态"是如何从"生理内稳态"转化而来的，则一直没有搞清楚。[①]

无疑，医学发展几千年的历程所做出的贡献仍然是解释疾病，找到病因，并因此而找到治疗的方法。医学发展的这种致思方式并不是只有医学科学研究才有，在医患关系中，医生面对患者，似乎自然而然地必须能够解答患者所提出的这样的问题："医生，我到底得的是什么病？"如果这一问题得到明确或满意的回答，患者紧跟着会发出下面的疑问："医生，那我为什么会得这种病？"毫无疑问，患者只有在这两个问题都能得到满意的答复之后，才不会对自身的疾病产生怀疑，而这样的医患交流也才能算是一次比较成功的交流。如果这两个问题中的其中任何一个不能得到较满意的答复，那么，这段医患交流将面临比较尴尬的状态，并且患者对医生的业务水平将持非常质疑的态度。

正因为如此，对疾病是什么、疾病的病因等问题的解释已经成为一种普遍性的发问。并且，在当代医学临床实践中"确定某种疾病的病因、部位（器官、组织）已经成为现代医学的一个标志，而且，这一观念还在不断地被重复和强化"[②]。因而找到病因、治疗疾病已经成为现代医学的习惯。无论是生物医学模式，还是疾病的关联模式，在这方面都有了一定的突破，这更加强了人们对于疾病的病因学探索的积极性。

实际上，关于疾病产生的病因，生物医学模式并非毫无解释力，比如对于肺结核、白喉、艾滋病、身体某部位炎症等疾病的解释就是充分有力的。那些致病的外显因素如细菌、病毒及其他微生物削弱、损害人体的防御功能，或从人体的伤口处侵入，这些都是已经被科学所证实的。然而有关高血压、肿瘤、糖尿病和抑郁症等，以及各种心理或精神疾病，生物医学模式是无法给出充分解释的。这说明，生物医学模式的科学性是存在的，但它的解释力是有限的。疾病的致病因素，无论是外在的，还是内在的，仅仅立足于人的生物体本身，从人体内部寻找病因已经成为一个无法自圆自足的方法。正因为如此，现代社会开发出生物—心理—社会的医学

① 金观涛、凌锋：《破解现代医学的观念困境》，《文化纵横》2018年第2期。
② 李久辉、鲁琳、胡晓燕、李浩正：《疾病病因学模式研究与"道德创伤"致病因素》，《中国医学伦理学》2018年第2期。

模式，这是一种疾病的关联模式，它立足于人的社会关系来探索疾病产生的原因，这一模式的突出特征在于不局限于人体本身来解释病因，而是从人与自然、人与他人、人与社会的关系中去寻找合理的依据。就个体而言，疾病的关联模式立足于个体生命的历史与社会叙事，从纵向与横向两个维度探索导致疾病的社会性因素。

如我们前文中所述，"社会医学"概念提出的目的在于弥补生物医学模式有限的解释力。然而，"社会医学"思想并非近代才产生的，尽管它的出现是因为生物医学模式无法很好地解释"精神疾病"，但这样的思想在人类早期就有了。甚至可以说，在生物医学模式不够发达的年代，人们主要诉诸社会医学思想来解释疾病，比如西方的宗教中，就将疾病与道德戒律联系起来，"疾病"有时被看作一种警示，告知某人故意或无意之中所触犯的"神的戒律"，应该据此改正自己所犯下的过错，重修"与神之间的关系"，祈求疾病就此离开。"这可以解释为什么人们会为生病的亲人和朋友祈祷并献出祭物。从另一个角度来讲，上述行为或可改善患者的情境——改善患者与社会的关系，加强其与社会的相容性。"①

然而，相较于人体的复杂性来说，社会的复杂性更甚，立足于人的社会关系来解释疾病是更为复杂的致思方式。尤其是相较于生物因素来说，致病的社会、道德因素是更为隐性的，因而在临床诊断中是很难根据隐性因素来解释疾病及其来源，对于疾病的具体治疗更是显得玄妙而不可测。即使是近期一些社会医学研究者提出的"道德创伤"概念，尽管其带有明显的病因学模式，但是何为"道德创伤"？"道德创伤"与"心理创伤"的关系是什么？"道德创伤"的发生学是怎样解释的？种种问题仍然困扰着现代的研究者们。

显然，他们的目的是提出"道德创伤"这一概念将引起个体疾病的社会因素实体化，这样就能更好地确定疾病的来源，甚至在此基础上实施一些具体的道德上的调整和干预。显然，这一致思模式将个体内在的道德或价值冲突作为"道德创伤"的内源性因素，个体致病的原因是基于个体内在良心的责罚或谴责，在一定程度上，相当于个体内在良心的自省。如常运立等提出的："道德创伤作为一种特殊的道德认知与道德实践，是个体反道德行为对自我良知的伤害，是个体在自省基础上的深刻反思……道德创伤行为在本质上是个体对自己反道德行为的忏悔，是个体对行为对

---

① 李久辉、鲁琳、胡晓燕、李浩正：《疾病病因学模式研究与"道德创伤"致病因素》，《中国医学伦理学》2018年第2期。

错与善恶的辨别，是一种道德能力的呈现。"① 显然，道德创伤是以个体内在的"道德冲突""价值冲突"为前提的，并且它在一定程度上昭示着个体道德认知能力的提升。因为如果个体缺乏这样的道德反思能力，将会沉溺于"一直作恶"，因而也就不可能产生"道德创伤"。无疑，"道德创伤"这一概念的作用既为疾病的关联模式提供了一个更为具体的实在物，因为如人体中的任何伤口一样，它给人一种实在的联想，这使得那些错综复杂的、致病的社会因素有了一个突破口，又为具体的医疗实践提供了一个切实可参照的物的形式。

虽然一些学者也区别了"道德创伤"和"心理创伤"，认为后者更倾向于认知能力的失调，而非道德上的评价。比如一个严重心理障碍的人，他或她未必会出现道德上的问题。而"道德创伤"虽然存在与"心理创伤"相同的一些症状，比如恐惧、噩梦、高度警觉，远离他人、孤僻、缺乏对他人的信任等。但"道德创伤"无关于个人心理能力或认知能力的障碍，它关乎个体内在的道德或价值冲突，是个体基于自身直接或间接的"非道德行为"而产生的良心不安与谴责，这种深刻的内疚甚至达到了无法控制的程度，只能用结束自己的生命来终止。无论如何，"道德创伤"概念的提出为我们理解疾病的关联模式打开了通道，具有开创性的意义。然而，我们仍然必须从以下几个方面对当前的医疗模式做出反思。

首先，假定"道德创伤"这一概念是成立的，但它仅仅是从个体的道德认知出发来谈的，个体被放置于一个理想的社会道德环境中，此时，唯有个体的道德评价标准与社会的道德评价标准一致才是优良的个体。在此逻辑基础上，"道德创伤"的修复自然而然地依靠个体自身的道德反思或自省，并提升自己道德认知的能力。但实际上，个体的"道德创伤"未必意味着个体道德能力的缺陷或道德认知水平的不足，还有可能是社会道德环境的低劣导致个体人性力量的消减。比如在中国社会的某一个特定时期，文化制度上的众多钳制、压抑和歪曲，使得个体的道德良知无法正常地显现，只能以一种道德异化的方式被动地接受生活的安排。甚至是社会落后的道德观念成为杀人的无形工具，将实际上十分健康的人置于死地。因而，"道德创伤"概念的内涵需要得到进一步的挖掘。

其次，目前的医学发展模式，无论是本体论的，还是关联模式的，自始至终不放弃对"病因"的探索，其研究目的非常直接，就是要查明疾

---

① 常运立、杨放、陈化等：《"道德健康与道德创伤"系列讨论之一："道德健康与道德创伤"概念辨析》，《中国医学伦理学》2018 年第 3 期。

病的真相。无可否认的是，无论是哪种模式，都是以"疾病"本身为目的的，无论是疾病的本质，还是病因，抑或是治疗、控制疾病的手段，"疾病"是独立存在的主体。"疾病"和"我"并非一体，"疾病"作为一个单独存在，"我"只是疾病的载体。因而，其核心都是"疾病"，而非人本身。而且，即使是"道德创伤"概念，究其本质也只是将个体的道德或价值冲突当作一种无形的损毁力量，对主体的身心造成伤害。这种伤害于"我"本身是一种消极的力量，而非积极促进的力量，作为社会存在的"我"需要勇敢地、积极地调整自身的本心、本性，以一种看似自我成长的方式来挑战这一力量，我们姑且可以称之为"内心强大"或"道德智慧"，却丝毫不需要去关心属于"我"的真正人性的东西，比如内心的自由，或正义感、同情心等。显然，义务论式的"道德创伤"理论是不足以解释疾病的，因为它尽管将道德冲突、价值冲突等与"我"联系起来了，但是未能揭示出道德与价值冲突等于"我之存在"的真正意义。正因为如此，我们仍然需要回到个体作为社会存在的本质性问题进行探讨，回到"人之存在"本身，以此来理解疾病及其于"人之存在"的意义。

无可否认，"疾病"本身无论以何种形式出现，生理的、心理的，或是精神方面的，都不可能获得正面的价值，甚至不可能获得价值。在心理学中，常常将价值归为人所需求的东西，因为人本身的需求而赋予事物于价值。这样的价值意涵无疑带有很主观的意味，是基于人的观念而产生的主观评价，"把人的观念作为价值的根源并不能给价值确立可靠的根据，只会给价值相对主义提供否定价值的借口"①。然而主观价值评价在人的存在过程中是常见的，人们对于事物的喜好和厌恶是显而易见的，比如对于健康、财富、地位等的喜好，几乎是基于人的本能而产生的。相反，人对疾病、贫穷和落后等的厌恶也是本能的。然而基于喜好来评价的价值是不确定的，因为人的喜好是会改变的，并且，不同的主体所喜好的对象之物也是不一样的。正是基于这一思考，有学者认为，需要立足于人之存在的客观性来确立"价值"概念，如他说的："人的存在是现实的存在，具有客观实在性，由此确立的价值也具有客观实在性。……事物的价值会随着人的存在及其建立的关系的变化而变化，但是人的存在作为价值的根据是永远不会改变的。"②

---

① 兰久富：《重思价值的本质——人的存在是价值的根源》，《哲学动态》2012 年第 2 期。
② 兰久富：《重思价值的本质——人的存在是价值的根源》，《哲学动态》2012 年第 2 期。

　　首先，在常人的思维里，疾病于人而言是根据自身的喜好态度来定价值的，而不是根据人的存在。因为通常情况下，人们将"疾病"看作病本身，而不是"生病中的我"。此时的"疾病"无论是何种因素致病，在"我"的价值评价里，都是"病"和"我"的关系，而非在"我"之中。疾病被隔离于"我的存在"之外，代表了阻碍"我"发展的消极力量，常常与死亡联系在一起，这与"我"的主观价值评价是不可能符合的，因为"向生"是人的本能，而不是"向死"。虽然"疾病"并不代表死亡本身，但它是一种死亡倾向，因而疾病带给人的主观感受，除了疾病所引起的各种身体的不适症状之外，就是人对死亡的恐惧。正因为如此，在常人的思维里，消除不适症状是对待疾病的首要措施，因为那些痒、痛、出血、眩晕等足以扼杀个体对美好生活的向往。其次，便是对死亡的恐惧，无论处在何种年龄阶段，死亡总是让人难以接受，尽管死亡是生之必然；尽管死亡从本质上来说其实每天都在进行，人的生命体从出生开始即不停地走向衰老、死亡。

　　尽管如此，人作为存在体的主观愿望中所需求的是"生"，只有"生"才具有价值，"死"对于人来说，是没有任何价值的。在中西文化传统之中，我们都能找到很多关于生死的哲学论述，但作为常人，较少有人能够反思生死问题。比如中国传统文化中就强调避谈"死"，"未知生，焉知死？"（《论语·先进》）这表明了对"死亡"的态度，关于"生"之事，我们尚未能够了解透彻，又何苦去关心"死"？"死"对于人来说，意味着终结，既然终结了，也就没有必要去思考它了，死是超出人之理性范围的事情。

　　西方文化虽然并不像中国传统文化一样完全避谈"死"，但也并不去彰显"死"对于人之存在的价值，而是以"死"来反观"生"，如海德格尔关于"死"的论述："'烦'（Care）这个概念更能说明死与存在的关系……它最本真的、也是最后的形式就是'面对死亡的决断'。只有在面向死亡的心境中，人才能体验到存在的全部意义……是死亡使人更明确关于自己的存在问题。"[1] 可以说，海德格尔将"死"当作体验人之存在全部意义的通道，只有面对死亡，人才能真正地去关心自身的存在问题，并因此而对自身的存在进行调整，这是人生之能动性的体现，因而死反而是生之本源。

---

　　[1]　罗寰宇：《"向死而生"的存在——论冯至〈十四行集〉海德格尔的存在思想》，《现代文学》2009 年第 3 期。

　　海德格尔在《存在与时间》一书中就专门讨论了人之"死",将"死"亡提到本体论高度,"为死而在"在海氏的死亡哲学中占据核心地位。海德格尔其实在"人之存在"和"人之死"之间建构起对立统一的关系,人只有深刻地洞悉死亡这一与"生"对立的存在状态之于人的意义,才能真正地明白自身存在的意义,因而个体的"存在"与"死"之间看似对立,其实是统一的。个体要深刻地洞察自身作为存在的"生"之意义,就要"先行到死中去"。如海德格尔所描述的,这样的存在状态其实"就是先行到这样一种存在者的能在中去:这种存在者的存在方式就是先行本身"①。"此在"在现实生活中体现为"非本真存在","非本真"的存在状态意味着人会被各种关系所左右,被那些实际上毫无生气的"常人"所淹没,其属于人的最真实的属性会被各种"闲言"所遮蔽,个体丧失了自我本真的状态和个性。只有"先行到死中去",时刻地去体味死亡的过程和本质,人才能以倒叙的方式从终结的死亡之中洞悉人活着的意义。然而,"先行到死中去"仅是"此在"领悟到"本真存在"的可能途径,体验死亡只是个体达到本真状态的一个通道,其目的并非让人知悉和感受死亡,而是通过死亡的通道唤回个体的良心。与此同时,也只有个体"良心的呼唤"才能时刻地感受死亡,人才能够达至"本真存在"的状态。因此,"人生的目的不在别处,而在于时刻体味死亡。……据说只有'为死而在',人才能去感悟世界,领悟人生的本质"②。因而死对于人之存在的意义就是它是激发人所有生存斗志的来源,因为"死"这一必然性,才造就出生之不同的可能性。人在对死亡恐惧的战胜中完成自身对于生的能动性的创造,以此作为个体对生所负的道德责任。

　　然而,哲学家们总是以"死"论"死"的,关于"死"的概念,要么是一种体验性的感悟;要么是一种形而上学的思考。在海德格尔那里,即使是活生生的死亡事件都不能成为人体验"死"的直接来源,因而对"死"的体验必须如王阳明的"龙场悟道",是一种亲自经历过的类似于"死"的特殊"道场","我"在这一境遇当中真实地领会了"死",虽然就在生之不远处,但又触不可及。而生对于人来说确是实实在在的,人的肉体、生活中的每一件事情、每一段历史,都是实实在在的。

　　让人真实地体会到"死"的人生境遇应该是"生病",任何一个处在

---

① [德] 马丁·海德格尔:《存在与时间》,陈嘉映、王庆节译,生活·读书·新知三联书店 2006 年版,第 301 页。

② 冷成金:《"向死而生":先秦儒道哲学立论方式辨正——兼与海德格尔的"为死而在"比较》,《中国人民大学学报》2012 年第 2 期。

病中的人，哪怕是一个三岁小孩都会忍不住问："妈妈，我会不会死？"因而实际上，"死"于人来说其实是不可回避的问题，人生的很多境遇都自带"死之倾向"，尤其是疾病。以"死"论"死"仍然只是一种思辨形式、悟道式的宗教性体验。海德格尔以倒叙的方式从作为生命终点的死亡来看待人生的意义，其本质上是揭示了生之长度的有限性，以时间来衡量人之生。然而，即使我们很好地掐住了人生的时间长度，并因此而为人生注入更多的内容和价值，使人生之能动性发挥到极致，人所感受到的只是作为"此在"的真实，如海德格尔所描述的，各种社会关系，各种庸人琐事。

除此之外，还有真实地代表"死之倾向"的各种病痛。因而"疾病"对于人之存在的意义，其实就体现在人所真实地感受到的"死亡的可能性"，这是立足于人生活中的真实而得来的真实体验。从这个意义上来说，"死亡的必然性"是超出人之理性范围之外的，是一个不可改变的终点。但是，"死亡的可能性"却是可以被掌控和改变的。人的能动性不仅仅体现在丰富自身生命的内容上，也体现在尽可能地延长自身生命的长度上。"疾病"恰恰以一种内在的"死亡可能性"促进人去思考自身的存在。此时，"我"必须作为一个整体、一个全部去思考我作为人存在的意义，因为"我"既作为一个独立的生命体而存在，也作为一个与世上所有"他者"关联在一起的社会体而存在。"疾病"以一种可能的方式告知主体关于存在的真相，生命的、关系的、精神的本质于个体生病之时方显得如此真实而深刻。

第三节　疾病的现代性、后现代性与公共性

现代性意义上的疾病与人们对待疾病的方式以技术化为基本特征，高新科学技术在临床领域的应用，使得疾病本身出现多样化的特征，无法再局限于传统意义上的自然性和社会性来看待疾病。疾病的现代性如社会的现代性一样内涵丰富而多面，在人类可检测出的各种不同种类的疾病面前，一般意义上的生理、功能和系统的紊乱已经无法描述现代性的疾病，转而更多地使用基因突变、增强等来描述，人体成为一个可以通过一定的技术随时改变程序和生命密码的数据库。与此同时，疾病的后代性是对疾病现代性的反思，正如后现代性是现代性的延续和发展的成熟形式一样，疾病的后现代性也反映了人类对疾病哲学认识的飞跃，它极力地反对疾病

治疗的技术化和过度彰显的人的主体性，而提倡采取更为人性的方式对待疾病，实现医学与人文的结合。同时，因病而生的医患关系不再局限为可以用医德调和的人际关系，而是需要一整套完整的政治、法律和经济制度来调和的复杂社会关系。

无疑，人类对疾病本质的认知及其治疗方式中包含了权利、自由、理性和自主等社会政治精神，无论是慢性疾病，还是传染性疾病的治疗和管理，都不再是个体的生理或心理上的问题了，而关涉到社会医疗机构、医患关系、医疗保障、社会医疗制度、法律等众多层面的问题。因而疾病的现代性呈现出前所未有的公共性特点，它不再是个体的身体或心理出了问题那么简单，而是将整个社会的各个管理系统与个体联结在了一起。

可以说，生物基因技术打开了人生命的密码，每个人的身体及其产生的疾病呈现出高度个体化的特征，同时，从疾病产生的社会学来看，每一个体的疾病叙事也是完全不同的，因而一般化的生理检验标准引起质疑，"20 世纪医学将健康、疾病指标化约为'正常人平均值'的做法显然不再适用于当下"[1]。高度个体化的疾病认知方式引起另一种矛盾，"由于遗传及个体所处的环境各不相同，任何个体都具有不同的特点……现代医学不能完整地揭示人体生命整体的真实面貌"[2]。这意味着，过分地寻找疾病产生的一般原理，忽视人生命的个性特征的做法是不可取的。

除此之外，现代性的疾病被分解化了，那些过于精细和精准的医疗技术已经将人体分解得支离破碎，疾病的现代性体现为个体化和整体性之间的矛盾。21 世纪以来，各种传染病的肆虐加深了人们对疾病公共性的认知，疾病的预防和治疗不再是个体的事情，也不局限为某一个区域或国家的事情，而是需要全世界人民团结起来共同抵御的风险和威胁。

一　疾病的现代性

我们是在最一般意义上来谈的疾病的自然性和社会性，随着社会的现代化进程，人类给"疾病"下的定义和对待疾病的方式发生了巨大的变化，我们可以称之为"疾病的现代性"。无疑，疾病的现代性来自社会的现代性，我们无法回避现代性本身来分析疾病的现代性。

对于现代性本身而言，哲学家们有太多的描述，但都无法完全囊括它

---

① 金观涛、凌锋：《破解现代医学的观念困境》，《文化纵横》2018 年第 2 期。
② 杜治政：《论医学科学的现代性构建——也谈医学与科学》，《医学与哲学》2016 年第 6A 期。

的内涵和特征。并且，现代性是发展的，在人类对于现代社会及其文化特征的描述和概括中，现代性的内涵不停地得到丰富和升华。当然，我们仍然无法脱离疾病的自然性和社会性来讨论疾病的现代性，从某种意义上来说，在现代性的社会里，疾病已经超越了它本身的自然性和社会性，带有超自然性和社会性的特征。

首先，疾病的超自然性体现在疾病已经不完全是传统意义上的身体的、系统的、结构的和功能的疾病了，它是可以通过改变生命的基因序列而改变的程序或数据库。同时，人的生命体也可以通过植入某种技术人工物以实现功能的增强，因而疾病的现代性不仅仅体现为阻止破坏生命进程的一切内在的或外在的因素，更体现为通过各种技术来提升的超人性的能力，生理的、智力的或道德的。

在此情况下，人和技术的二元对立经受考验，"人和技术的增强混合实体出现使得技术和人的界限日益变得模糊，导致主体和客体、自然和人造的概念面临挑战"①。更不可思议的是，现代性的技术可以通过改变人体的生理密码来实现道德上的控制，直接通过技术将人的自然性和社会性二者联结起来。人的社会性和道德性是可以通过改变生理结构和基因密码来获得的东西，而不是后天的道德教化产生的结果。从这个意义上，我们认为，因为技术而产生的疾病的现代性，具有超自然性的特征，人的生命法则不再是不可违抗和改变的客观规律，而是可以通过技术改变的超能力。

其次，从疾病的社会性来看，现代社会的结构、制度和各种意识形态的东西都变了，社会的性质变了，这意味着疾病的社会属性也变了，产生疾病的社会因素也随之变了，很多新型的不明原因的病种，都跟改变了的社会环境和文化有关。与此同时，人与疾病的关系变了，这决定了人对待疾病的方式变了，这些都可以统称为疾病的现代性。单从现代性本身来看，它的一个最为主要的特征是关系的断裂，传统意义上的因地域而结成的关系体彻底打破，人与人之间的关系因社会结构和形式的改变不停地被解构和重构。吉登斯指出，断裂性是现代性的首要特征，但现代时期的断裂是一种特殊的"断裂"（discontinuities），"是指现代的社会制度在某些方面是独一无二的，其在形式上异于所有类型的传统秩序"②。社会制度

① Sharon T., *Human Nature in an Age of Biotechnology: the Case for Mediated Post-humanism* [M]. Dordrecht: Springer, 2013, p. 4.
② ［英］安东尼·吉登斯：《现代性的后果》，田禾译，译林出版社2000年版，第3页。

或社会结构作为人类组织社会的基本方式往往决定了人的社会性，而疾病作为人的社会性的反映，在很大程度上取决于社会的基本制度和结构。例如，福柯在《疯癫与文明》中提出"疯癫"这一精神的病态，从病理意义上来说，疯癫并非生理上出现紊乱，而是其行为方式与社会上的大多数人不同，成为"社会的他者"。这种病态如巴赫金（Barhtin）笔下的"狂欢的笑"，人在某一个时刻，比如狂欢时候的醉酒状态，是可以完全超越社会规则的界限，成为纯粹地受自然本能操纵的人。埃希里·弗洛姆则认为，在现代社会里，"最正常的人就是病得最厉害的人，而病得最厉害的人也就是最健康的人。……在病人身上，我们能看到某种属于人性的东西尚没有被压抑到无法与诸种文化模式相对立的程度"①。他看到的是病态的社会对人性造成的压抑，因而他呼吁对社会制度和结构进行改造，以使得塑造人性的社会更为优良，从而为人性的优化赢得良好的社会环境。

我们在这里要谈的疾病的现代性，显然不能脱离社会本身发展的现代性和因此而产生的"人的现代性"。如李强等人提出的，对于处于社会转型期的中国人来说，多元文化和社会变迁给"自我建构的变革带来了强大的动力，自我建构的复杂性比以往任何时代和任何国家都要复杂"②。因而，相对来说，身处现代社会的现代人有着更为复杂结构的"自我"。那么，如何理解人的"现代性"呢？顾名思义，"现代性"这一概念是随着现代化社会的产生而产生的，是与"传统"相对应的概念。无疑，现代社会相对于传统社会的一个最明显的特点就是它的复杂化、科学化、技术化和信息化，这决定了我们必须打破传统的思维来理解现代社会的人性和"自我"。例如，美国哲学家马歇尔·伯曼（Marshall Berman）所描述的现代性有着不可克服的内在矛盾："所谓现代性，就是发现自己身处一种环境之中，这种环境允许我们去历险，去获得权力、快乐和成长，去改变我们自己和世界。但与此同时，它威胁要摧毁我们所知的一切，摧毁我们表现出来的一切。"③"现代性"于人本身而言就像一股无法驾驭的无形力量，它操纵着人的一切，既让人在一切现代性的成果中享受到快乐，但同时也使人处在一种生存的威胁之中。

总之，现代性充满了各种人生存的悖论，它在丰富人性的同时，也使

① ［美］埃希里·弗洛姆：《弗洛姆文集》，冯川等译，改革出版社1997年版，第567页。
② 李强、苏慧丽：《自我建构与社会适应的关系——三重自我视角》，《西南民族大学学报》（人文社会科学版）2015年第3期。
③ ［美］马歇尔·伯曼：《一切坚固的东西都烟消云散了——现代性体验》，徐大建、张辑译，商务印书馆2003年版，第15页。

得人性消亡。因而，可以说，现代性的一个集中的特点就是"去人性化"。在各种纷繁复杂的科学技术、信息网络所交织的现代社会中，人越来越失去原来的生存依据，而成为被技术化、物化和客体化的对象。疾病的现代性如人自身的现代性一样，呈现出众多纷繁复杂的特点。可以说，在传统与现代的交织当中，现代性也呈现出曲折往复的发展趋势。或者说，现代性不是直线式发展的模式，它总是在传统与现代的各种交融和斗争中逐渐融合。例如，杨运来在描述少数民族文学中的疾病叙事时写道：20世纪50年代至70年代这一历史时期，我们国家有关少数民族题材的文学作品中包含的"疾病"与"医疗叙事"，基本上可以被看作一种有关中国社会现代性的宏大叙事。在这一宏大的历史叙事中，"家族祖先、宗教信仰、神灵观念、自然习俗"等少数民族拥有的、颇具代表性的传统民俗文化，首先被看作"现代性一体化"的异质性因素加以排除，其次，这些传统习俗文化被视为构建现代民族国家的重要障碍，甚至是人们疾病的致病之因。相反，那些现代性之"科学技术、功利理性、进步观念"等则是人们的治病之良策。

然而，20世纪80年代以来的文学作品中，有关"疾病"与"医疗叙事"的题材则转向另外一种相反的叙事模式——"还乡"叙事。这一叙事模式将"现代性之科学技术、功利理性、进步观念"等视为现代疾病的致病之因，而将少数民族中几近消失的民俗传统文化视为治疗现代病之良策。无疑，这种叙事模式的转向"体现了新时期少数民族作家们对于现代性的反思，以及对于民族传统文化的回望。当代哈尼族文学中的疾病与医疗书写正反映了这一叙事模式的转向"①。无疑，杨运来对少数民族疾病叙事的洞察代表了现代性所体现出来的一种特点，即现代性总是在现代和传统的交融之中曲折前进，人们对于文化的敏感性和接纳程度总是弹性的和反思性的。

在现代化进程中，人对于自身存在和自我的反思是其中心任务。在各种以科学技术为中心的现代性文化之中，人首先所要反思的是由科学技术所构造的现代世界是否真的是自己的安身立命之处。尽管在文学叙事之中，通常将这种反思的落脚之处理想化了。但无论文学叙事中如何为人的"自我"安置落脚之处，都代表了人内心最为真诚的愿望。例如，在苏童的新历史小说《米》这一现代性叙事文本中，就形象地使用"米"这一

---

① 杨运来：《当代少数民族题材文学中疾病与医疗叙事的转向——以当代哈尼族文学中的疾病与医疗叙事为例》，《名作欣赏》2017年第36期。

人在生活中必不可少的物质基础来描述在城市的现代化进程中，人是如何迷失"自我"而又试图找回"自我"的。在《米》这一文本中描述了最为重要的疾病意象——梅毒，代表的是人在现代性社会中的深刻的病根。主人翁五龙先是因为生活窘迫而从村庄逃难至都市，但是发迹后的五龙生活开始了各种放荡和淫乱，其根源在于他内心深处的空虚和无着落。这种精神上的空虚状态和不停膨胀着的个人欲望最终使得他在妓院中不慎染上梅毒，此时，五龙的欲望冒险在达至顶峰时陡然坠落，疾病打碎了五龙的世俗理想，使得他的人生考量不得不由外在的世俗追求转向内在的思考。可以说，主人翁五龙思想上的顿悟是由疾病与死亡开启的。

王宇等人这样剖析道："都市是其野心得以实现的世俗舞台，也是苦痛与疾病的根源。真正能够慰藉他的一直以来都是'米'，也是'米'的匮乏才使他从田园走向了都市。"① 五龙的"疾病"是自我身份同一性的混乱，疾病和死亡成为主人翁五龙反思自身存在的开始。对于他来说，在城市的现代化进程中所体验到的物质欲望的满足既是他灵魂的安顿之处，又是他自掘的"墓地"。他在物质的欲望之中迷失了"自我"，在疾病和死亡的威胁之中反思"自我"。于他而言，现代化只不过满足了他一时的物质欲望，却始终改变不了他的"乡村人"的社会身份。在作者看来，这种自我的迷失在城市之中已经成为一种典型的"都市病"。人们在不停地追求和满足着自身的物质欲望的同时，却始终无法找到自己的安身立命之处。那些看起来光怪陆离、变幻莫测的都市欲望生活，正像人们为自己所挖掘的坟墓，除了疾病和死亡，已经别无生机可言。

然而，在文学叙事之中尚且可以为人找到一个安身立命之处——返乡，在现实的中国社会，人连这样的"自我回归"机会恐怕都没有了，因为现代性已经充斥了中国社会的每一个角落，现代意义上的乡村远非传统中国社会意义上的"世外桃源"，这也是为何现代中国很多人感叹"回不去的乡村"。从某种意义上来说，它可能比城市承载着更多的人性迷失。当然，限于篇幅，在这里，我们不就此论题做出进一步的阐述。我们要进一步思考的是为何疾病和死亡总是成为个体进行自我反思的起点，疾病对于人而言究竟意味着什么。在众多的文学作品中，无论是哪个朝代产生的经典的或非经典的作品，总会将人身体的疾病与社会的疾病联系在一起，因而，疾病常常隐喻了社会和时代所拥有的道德文化病症。

---

① 王宇、游澜：《"后新时期文学"中的疾病话语与现代主体》，《厦门大学学报》（哲学社会科学版）2018 年第 1 期。

现代性总是相对的，在晚清时期、新民主主义革命时期、"文化大革命"时期、改革开放初期出现的众多文学作品中，疾病的文学叙事所反映的是人们内在"自我意识"的觉醒。通过疾病的隐喻，文学家们直指社会所包含的道德病症，是社会在现代化进程中所必然出现的伦理道德观念的新旧更替。在更为现代性的社会，疾病和死不再是通过隐喻的方式来反思，而是直接与身体、社会的医疗文化和体制联系起来进行反思。可以说，在更为现代性的社会之中，人们的"自我"觉醒已经体现为全方位的、更为彻底的模式。然而，正如众多文学作品中的疾病隐喻一样，在现实生活之中，疾病和死也承载了非常重要的人生意义，而在人的现代性进程中，人们对于现代性的反思必然也离不开对疾病和死的深深体悟。

无可厚非，现代性意义上的疾病和死对于人的存在来说，已经有了全新的意义，而这样的意义正在促使人们反思自我的存在，反思现代性社会给人的身体和死亡所带来的种种迷失。如关于死亡本身，单世联认为，现代意义上的死亡在某种程度上体现着"死亡"本身所拥有的现代性本质。现代性死亡于人而言，不再是自然而然的、生老病死的过程中的一个必然而又偶然的环节，不再是人生命历程中的自然性事件，而是可以通过一定的技术手段来进行控制的社会性事件。死亡的现代性本质，"一方面，表明我们正试图如同征服自然一样去征服死亡……但另一方面，它又改变与破坏了死亡的内在本质与应有地位以及人面对死亡所应有的方式与态度"①。

可见，死亡的现代性本质在于人们将其看作一个可以通过技术加以控制的过程，而不是顺从生命自身所拥有的本质性规律来遵从死亡对人的安排。在这样的死亡价值指导下的人的选择，就是不停地使用各种技术来控制或延迟死亡的进程，以使得自身的生命得到更多的展现。尽管现代社会的人们在这一方面取得了不少的进展，在一定程度上丰富和延展了生命的长度，同时也在控制人的生命历程中取得了可喜的成果，但是人们对于死亡及其价值本身的认知却陷入了误区和困境，在死亡的自然性和社会性二者之间产生了张力。

可以说，现代性的死亡困境来自"技术死亡"这一现代性死亡模式与传统的"自然死亡"模式之间的差异和张力。"自然死亡"遵从的是生命的自然性规律，指的是个体生命在历经了生长、壮大、衰老这一自然的历程之后，按其正常的自然性进程来终止自身的存在。用中国传统文化中

---

① 胡宜安：《论现代人的死亡困境与现代性》，《中国医学伦理学》2018 年第 5 期。

的相关词语来形容就是：个体生命因"天年已尽"而"无疾而终"或"寿尽而终"。因而传统意义上的"自然死亡"于人本身而言的价值就是"寿终正寝"，它与人之生一样是一件自然的事情，传统的死亡价值观尊重人死亡所包含的本有价值，并不将其看作一件违背人生幸福的事情，而将遵从自然规律的死亡看作人生幸福之一，因而中国传统死亡文化中将"自然死亡"列为人生的"五福"① 之一。

这样的死亡理念在西方传统文化中也有相应的记载，如 1909 年版的《德意志大百科全书》对"自然死亡"定义如下："自然死亡是非正常死亡的反义，因为非正常死亡乃是疾病、施暴或机械性周期干扰的结果。"另一本哲学百科辞典则这样定义："自然死亡，就是在无自然疾病、无特定原因状况下的死亡。"② 显然，西方文化中将"自然死亡"定义为"正常的"，这在其本质上也赋予"自然死亡"以正面的价值和积极意义，与那些非正常死亡如疾病、施暴和因机械性的周期干扰而导致的死亡相比较，"自然死亡"的价值就体现在它是自然而然的正常死亡，而非任何其他外力或外在的因素干扰而导致的个体生命的加速死亡。因而，在中西传统文化中的死亡概念里面，"自然死亡"就是正常死亡，它彰显的是个体生命本有的价值，是内在于个体生命的自然性历程，而非外在于个体生命的、可以随时改变的生命历程。

然而，"死亡一旦被纳入现代性框架，便从主体生命的内在本质中被抽离，转换成对象物的外在本质，从而被物化、客体化为异己的死亡"③。这意味着，现代性死亡将死亡看作外在于自身的、客体化的异己力量，是与人之生命相对立的东西，而不是内在于人生命中的本质性东西。正因为如此，现代意义上的死亡是可以通过各种技术性手段来对付和改变的东西，它就如人生命中的一个敌人，可以通过技术性手段来杀死或控制，人的生命在此基础上可以被任意延长或加速。这个意义上的死亡，它已经不与人的生命本身联系在一起，而与外在的技术联系在一起，并因为各种技术手段而获得不同的社会性意义和价值，人们在这种"技术死亡"模式

---

① 原出于《尚书·洪范》，是古代中国民间关于幸福观的五条标准。《尚书》中所记载的五福是：一曰寿，二曰富，三曰康宁，四曰攸好德，五曰考终命。即：五福的第一福是"长寿"；第二福是"富贵"；第三福是"康宁"；第四福是"好德"；第五福是"善终"。

② ［德］弗兰茨·贝克勒：《向死而生》，张念东、裴揾红译，生活·读书·新知三联书店1993 年版，第 38 页。

③ 胡宜安：《论现代人的死亡困境与现代性》，《中国医学伦理学》2018 年第 5 期。

中失去对死亡本身应该有的价值认知和判断，死亡被实实在在地纳入人之生的对立面，成为人所不欲求的反面的、消极的东西。

但是，死亡的必然性（不可避免性）这一自然属性又不得不使人陷入各种焦虑和恐惧，产生对"技术死亡"的各种非理性的依赖。美国当代生命伦理学家、海斯廷斯中心（The Hastings Center）创始人丹尼尔·卡拉汉（Dan-iel Callahan）教授在《麻烦的生命之梦》一书中把"前现代的死亡"描述为"温驯的死亡"，这是一种主要由家庭和社会的人情安慰来缓解和掌控的死亡模式；而把"现代性的死亡"描述为"野性的死亡"，在这种死亡模式中，人们逐渐对死亡失去了相应的、来自家庭和社会的人情控制。这一点正如美国生命伦理学家托马斯·A. 香农（Thomas A. Shannon）所总结的："因为死亡的方式让步于技术和制度。"① 而荷兰生命伦理学家曼弗雷德·凯茨·德·弗里斯（Manfred F. R. Kets de Vries）也这样描述过，在现代社会，"人们运用各种手段，尤其是医学技术，来压制死亡焦虑，并将死亡体验去人格化。……现代社会的死亡方式让死亡变得越发恐怖了"②。"技术性死亡"的一个本质特征就是将人的生命仅仅看作肉体生命存在，人的死亡也只具有肉体死亡的意义，因而，人的死亡仅仅具有自然性意义，而非社会性意义。从这个意义上来说，疾病和死亡的技术化，并由此而带来的物化和客体化等特征是疾病现代性的重要表现。

无疑，疾病总是与死亡联系在一起，人们对于疾病的态度其实所真正反映的是人们对于死亡的态度。死亡作为生命的对立面，它总是促使人们更多地去反思自己的存在，这也是为何很多哲学家要通过反思生死来加深对生命本质的认识。在现代性社会的进程之中，人们的疾病和死亡观念不仅受科学技术的影响，还受到日益发展的人工智能、网络技术等的影响。在以人体为中心的生物医学模式之中，人的疾病仅仅是人生理上的各种不适；而在以人为中心的生物—心理—社会的医学模式当中，人的疾病跟人自身的存在、人存在的社会意义联系在一起。

这样的关联性疾病模式决定了医学科学发展必须改变传统的思维，因为人体及其社会性意义总是处在不停变化发展过程之中，以动态的思维来研究人体的疾病意味着把人当作一个不停变化发展的、关联性的整体来对待。如杜治政所提出的，医学是以人体的生命为研究对象的，人的生命体

---

① ［美］托马斯·A. 香农：《生命伦理学导论》，肖巍译，黑龙江人民出版社2005年版，第72页。

② ［荷兰］曼弗雷德·凯茨·德·弗里斯：《性、金钱、幸福与死亡》，丁丹译，东方出版社2010年版，第211—212页。

和其他自然科学如物理学、化学、数学研究的对象是截然不同的，因为人的生命体不是静态发展的物体，而是时时刻刻处于内外环境不停更替的新陈代谢过程之中。人的生命体本身具有很强的自组、自控和自稳的应对内外环境的适应能力，并且，由于遗传及个体所处的内外环境的千差万别，决定了每一个体都具有其自身不同的生理特点。

肇始于 14 至 15 世纪初，借助于物理学、化学、数学等自然科学方法而获得进步的现代医学科学及其应用中的各种技术，其实是"不能完整地揭示人体生命整体的真实面貌"的①。又如英国著名的天体物理学家、数学家斯蒂芬·威廉·霍金（Stephen William Hawking, 1942—2018）所揭示的，21 世纪将是复杂性科学并重的全新时代，"过去被经典科学的简化理性所排除的多样性、无序性、个体性因素重新进入了科学研究的视野"。医学当然也在这一复杂科学体系之列，因为人体的生命系统作为一个"内稳态完全集"，每一个内稳态在不同的时刻都会呈现出完全不同的数值，这意味着，"疾病与健康本质上都是高度个体化的，20 世纪医学将健康/疾病指标化约为'正常人平均值'的做法显然不再适用于当下"②。显然，种种有关医学科学发展的理论预示着，整体性和个体化是疾病无法回避的现代性，这将是未来的医学科学发展的重要指向。

二　疾病的后现代性

现代性总是和社会的现代化密不可分，现代性涉及政治的、经济的、社会的和文化的历史过程之间的互动关系，"世俗政治权力的确立和合法化，现代民族国家的建立，市场经济的形成和工业化过程，传统社会秩序的衰落和社会的分化与分工，以及宗教的衰微与世俗文化的兴起，这些深刻地反映了现代社会的形成"③。简言之，现代性是工业文明社会因工业化、城市化而产生的世俗化与科层化运动，社会生产和生活方式的改变一方面带来社会管理和组织形式的改变，另一方面也带来人性的彻底改变。相对于以"上帝"为中心的时代来说，现代性体现在人彻底地摆脱了"上帝"的束缚；相对于传统社会的各种不自由状态来说，现代性体现在人彻底地成为自己的主人，体现为在认识世界和改造世界过程中的各种主体性和自主性。

---

① 杜治政：《论医学科学的现代性构建——也谈医学与科学》，《医学与哲学》2016 年第 6A 期。

② 金观涛、凌锋：《破解现代医学的观念困境》，《文化纵横》2018 年第 2 期。

③ ［法］米歇尔·福柯：《福柯集》，杜小真译，上海远东出版社 2003 年版，第 2—4 页。

概括起来，现代性是关于"理性""合理性""合工具理性"的思考，以确定性、条理性和普遍性为内涵，以科学性、技术性、主体性为特征。"现代性总是与传统相对立的"①，"但并不是一种简单的对抗关系"②。它是传统的延续，因而也可以被称为"后传统"③。现代性体现为不停地被肯定和接纳的人的主体性改变，在以科学和技术为本位的社会现代化进程中，人类的理性增长以及由此而带来的一切，都可以被统称为现代性的产物。主体在现代性的过程中彻底地打破了神和自身的束缚，体现为理性和自由两方面的增长。运用"社会结构转型"来分析，现代性具有"积极和消极双重效应"，"就现代性作为批判和超越'人的依赖'的社会结构出场而言，它具有历史的积极作用……就现代性迷恋于'物的依赖'而压抑'自由个性'的社会结构而言，它又具有历史的消极作用"。④

基于以上对"现代性"本身的总结，我们来分析"后现代性"和"疾病的后现代性"概念。正如上文中所分析的，后现代性是现代性的延续，也是对现代性的反思。在工业文明刚开始的阶段，人们对于社会的转型还处在比较朦胧的认识阶段，对于突如其来的社会变革和技术革新，各种文化思潮、意识形态和道德价值的兴起和涌动，人们对于因此而产生的现代性认识和反思同样需要经历一个历史过程，后现代性正是在人们对各种价值进行反思和评价的过程中产生的，是对现代性的修正和调整，反映的是人们对于现代化进程中的各种产物的理性态度和自主意识。

疾病的后现代性也来源于对疾病的现代性反思，在各种医疗技术操纵下的临床实践、医学研究和公共卫生问题等，都需要做出慎重和缜密的分析和思考，以应对各种层出不穷的新问题。与竭力探索疾病本质的现代性相比较，疾病的后现代性更体现为如何树立对疾病的正确态度，或如何理性地对待疾病和疾病治疗。更准确一点，在以生物科学技术为基础的现代化医学观里，关于"疾病是什么"问题的探索已经充分地展现了人自身

① ［英］安东尼·吉登斯：《生活在后传统社会中》，载乌尔里希·贝克、安东尼·吉登斯、斯科特·拉什《自反性现代化——现代社会秩序中的政治、传统与美学》，赵文书译，商务印书馆2001年版，第72页。
② 傅永军：《现代性与传统——西方视域及其启示》，《山东大学学报》2008年第2期。
③ 陈华兴：《现代·现代性·后现代性——论A.吉登斯的现代性理论》，《浙江社会科学》2006年第6期。
④ 韩庆祥：《现代性的本质、矛盾及其时空分析》，《中国社会科学》2016年第2期。

的主体性，各种生物医学技术在揭开疾病的神秘面纱方面让人惊叹，但令人遗憾的是，技术性的疾病治疗方式并未减轻人们的痛苦，也并未减少人们对死亡的恐惧，相反，人们在层出不穷的疾病面前感到更无能为力。正因为如此，后现代性视野中的疾病展现了人类更多的理性，反对将疾病和死亡技术化成为核心主题。

　　概括起来，疾病的后现代性更体现为一种对疾病的态度或方式，不管疾病是什么，或高新的医疗技术在消除疾病或增强人的能力方面如何，疾病和技术的关系、人和疾病的关系、人对待疾病的态度成为更亟待思考的问题。尤其是人对待疾病的态度问题更是关键，在各种看似什么的疾病面前，"疾病本身是什么"与"人们愿意选择将其看作什么"相比较，后者更为关键。如桑塔格所描述的，"任何一种被作为神秘之物加以对待并确实令人大感恐怖的疾病，即使事实上不具有传染性，也会被感到在道德上具有传染性"。在那些身患重病的病人面前，人们总是出于本能地躲避着，即使是最亲近的人。病人就像印度种姓制度中"不可接触的人"一般成为"社会的他者"。①

　　疾病左右着人与人之间的关系，因为人们会自动地根据自身的价值判断赋予疾病以不同的意义，因而疾病本身是什么，是否具有传染性并非最重要的问题，而疾病对于人而言意味着什么更为重要。人们对待疾病的态度蕴含了人的道德价值观和判断，有没有科学的依据并不重要，重要的是在"患病的人"和正常人之间无形地砌上了一堵墙。疾病成为一种价值判断，而非事实判断。

　　无疑，现代性是矛盾的，后现代性体现为将这种矛盾理清楚。比如疾病的现代性体现为疾病的技术化和科学化，但如果离开这些医疗技术，人们在疾病面前更为无能为力，后现代性如果存在，它便是对现代性做出积极的反思和回应，是人们对于一切现代化进程中出现的矛盾性事物的重新思考。如鲍曼（Bormann）所说："后现代性并不一定意味着现代性的终结，以及对现代性的怀疑和抛弃……后现代性是现代性的成年。"② 后现代性即对现代性本身做出积极的批判，又如刘小枫所言："'现代性'本身尚是一个未理清的题域，当欲不清楚的'现代性'而'后'之的'后现代'论述仍然要以'现代性'知识学来界定自身时，发现关于'现代

---

　　① ［美］苏珊·桑塔格：《疾病的隐喻》，程巍译，上海译文出版社 2003 年版，第 7 页。

　　② ［波兰］齐格蒙特·鲍曼：《现代性与矛盾性》，邵迎生译，商务印书馆 2003 年版，第409—410 页。

性'的知识学尚在漂浮之中。"① 吉登斯指出："如果说我们正在进入后现代的阶段，那就意味着，社会发展的轨迹正在引导我们日益脱离现代性制度，并向一种新的不同社会秩序转变。"②

在某种意义上来说，后现代性意味着人们在经历了一长段时间的现代性考验之后的理性和主体性的升华。从工业时代进入互联网时代，人们的社会生产和生活方式再次面临着挑战，与此同时，各种不同的道德价值观念也在左右着人们的理性思维和道德认识，道德在后现代性的社会里，体现出更多元主义和相对主义的特点。而这些同样地体现在人们对待疾病及其治疗方式之中。高新科学技术的开发和应用给社会带来的正负面效应促使人们重新反思人与自然、人与人、人与社会的关系，并试图在工具理性和价值理性二者之间做出权衡。

无疑，以高新医疗技术为核心的现代"疾病治疗"充分地展现了人在疾病方面的工具理性增长，那些看似为人类解决了各种病苦的先进治疗一方面增强了人本身对付疾病的能力，但另一方面也消减了人本身的尊严和价值。无论如何，在现代性视域里，疾病治疗成为具有绝对正面道德价值的事情，正是人们赋予"疾病"或"患病的人"以消极的道德评价或判断，治疗就成为这一消极道德评价的反面，自带正面的意义。

然而，由于缺乏对"疾病""疾病治疗"本质的正确认知，人们正日益以激进的方式对待疾病和生命。各种疾病治疗的激进手段并没有在绝对意义上减轻疾病带来的痛苦，也没有在更为完整的意义上提高生命质量。在后现代性视域里，人病关系成为更为主要的论题，人们急需对"疾病""疾病治疗"等做出批判性的伦理反思。吉登斯说："随着现代性的出现……仅仅因为一种实践具有传统的性质就认可它是不够的……（现代性的）社会实践总是不断地受到关于这些实践本身的新认识的检验和改造，从而在结构上不断改变着自己的特征。"③

尽管在现代性的过程中，无论是在价值领域，还是在实践领域都出现了很多矛盾，但人类不能因为这些矛盾而止步不前。吉登斯所指出的便是现代性的发展性，对现代性作出反思绝对不是意味着回归传统，重新以传统的价值来建构社会的道德规范体系，而是在实践中不停地向前发展，人

---

① 刘小枫：《现代性社会理论绪论现代性与现代中国》，上海三联书店1998年版，第2页。
② ［英］安东尼·吉登斯：《现代性的后果》，田禾译，黄平校注，译林出版社2000年版，第40页。
③ ［英］安东尼·吉登斯：《现代性的后果》，田禾译，黄平校注，译林出版社2000年版，第33—34页。

们当以更为理性、成熟的主体性精神指导社会实践。

无疑，疾病虽然饱含了人们的价值判断，但它终究不能只停留在价值判断领域，无论人们对疾病持何种褒贬态度，它始终与人的生命息息相关。相对于社会的生产和生活实践来说，疾病及其治疗无疑是一种身体实践，人的身体作为一个完整的、系统的、活的有机体，它具有天然的实践意义，无论是作为行为的承载者，还是作为思想的承载者，身体实践是人活着最为基本的实践。而疾病就是这一身体实践过程中最为敏感的部分，它有效地指挥和掌控着身体同时作为自然物和社会物的发生和发展。在身体所有感官的感性活动和认识中，疾病承载着身体所有的不适，痒的、痛的、麻木的和不听指挥的、淤堵的等；同时，在人的所有的思想和理性活动中，身体的每一个细胞、每一根神经都会紧跟着思想的活动而活动。而疾病正是在身体的感性或理性的活动中肆意地驾驭着人的苦乐，而所有的治疗方式又尝试以消除疾病所带来的生理不适来实现人对苦乐的正常感知。现代性视域中的疾病理念，将身体实践中的感官与感性活动凸显出来，生理意义上的疾病阻止、减弱或消除成为目的。

后现代性视域中的疾病更凸显身体实践中感性和理性两部分的互动，因而身心关系成为身体实践活动中更为重要的问题。然而，在现代化医学实践中，最让医者抓狂的却是他们无法确定人的"精神病"到底是什么，人们又该如何区分"精神病"与"神经病"，它们几乎有着共同的表征，那就是与常人不同，是人正常理性的丧失，无论是语言的、行为的和思想上的，但从生理上又几乎检查不出任何指标的异常。如福柯所描述的人的"疯癫"状态，古典时期的人们将其视为非人的东西隔离起来供人观看，他们不认为疯癫的人与自己有任何关系，而将其视为一种"兽行"，相应地，疯癫的人是一种具有奇特生理机制的动物，而不是人自身所包含的怪物，将其彻底地排除在人之外。此时的"疯癫"是完全被排除在资产阶级伦理道德体系之外的，纯属"道德败坏"的东西，医学的手段根本无法对疯癫进行治疗，而应该用纪律和酷刑来驾驭或摆脱这种兽行。

然而，到了18世纪生物医学时代，人们又开始从身体内部来探寻疯癫的来源，将其视为神经系统的紊乱，甚至将其与身体较低部位的器官的运动联系起来，将其置于"某种欲望的伦理体系中，它们代表了肉体的报复，人之所以生病，乃是情绪过分炽烈的结果"[1]。然而，肉体上的探

---

[1] ［法］米歇尔·福柯：《疯癫与文明：理性时代的疯癫史》，刘北成、杨远婴译，生活·读书·新知三联书店2019年版，第145页。

索毕竟是有限的，它无法诠释人的理性及其与非理性的边界，因而人们对于疯癫的认识和理解，"从物质原因到超越物质的谵妄，都将土崩瓦解，而散落在由心理学和伦理学争相占领的领域的整个表面"①。因而，身体的叙事与疾病的叙事一样，最终需要诉诸人自身的叙事，它完完整整地落在人的社会关系领域，与人所处的所有关系有关。

　　疾病所拥有的心理的、伦理的意义是无法由身体自生的，它来自身体所处的世界，来自身体与世界的互动并因此而产生的各种联系和互动。后现代性视域中的身体与疾病叙事，充斥着人的整个生命叙事，同时，它与整个世界所构成的人类"共同体"的叙事也密不可分，人从出世到离世，都在不停地谱写着属于自己的"剧本"，如张曙光所描述的："这个由人们赋义并给予解释的世界，反转来教化和范导着每个人的身心活动。……每个人都是他的身世的剧作者，又是剧中人物……每个人的身体既属于他自己，又只能维系于所属的共同体。"② 技术化条件下人对自己的身体主体性提升了，但同时又发现自己没有安身之处，这种矛盾性植根于现代性的矛盾之中，灵肉分离是现代性社会中的常态，人生已经失去了归路，在各种不同的现代化文明的碰撞和交替中，人在各种对立冲突的社会境遇中无处安身。人的个体性和社会性、目的性和手段性等的二重对立，在新的社会文化环境下凸显出来。可以说，在后现代性的视域里，人对自己身体的主体性和对心灵的无主体性成为困扰人们的主要问题。在西方社会，"上帝"死了，人们失去了对宗教的信仰，科学和技术成为新的主宰者，在各种错综复杂的欲望和社会关系里，人心找不到出路。

　　在中国社会，一切都似乎在沿袭西方的路，一切又与西方文明格格不入，除了西方社会出现的现代性问题，中国社会中出现的现代性冲突更为激烈，因为它不仅需要面对西方文明中的二元冲突和对立，还需要面对中国传统与现代文明的分裂和对立，对"上帝"的信仰和人与人之间的信任同时消失在现代性的过程中。在看似被彰显的人的主体性背后，隐藏着人与自然、人与人、人与世界各种关系的悖论，人们正在面临更加难以估量的复杂关系，无论是人的身体、自我发展，还是人赖以生存的自然，都在被过分夸大的人的主体性背景下，一方面遭受毁损；另一方面又竭尽全力地实施报复，"现代性已经把人类自身二重性的矛盾发展为悖论……人

_____

① ［法］米歇尔·福柯：《疯癫与文明：理性时代的疯癫史》，刘北成、杨远婴译，生活·读书·新知三联书店2019年版，第147页。

② 张曙光：《"身世"与现代人的"安身"问题》，《哲学动态》2010年第11期。

的身心问题已成为相当普遍和严重的问题。……而人类越是加紧改造自然、盘剥自然，自然灾变也就越是向人的身体实施报复"①。人与自我、自然无法统一，在变相的人的主体性背后是人自身的生存危机。

在各种社会关系中，单单就医患关系这一论域来说，医学的、政治学的、经济学的、伦理学的、法学的、心理学和管理学等学科知识，都无法真正地深入到问题的本质。从某种意义上来说，医患关系的错综复杂与对立冲突来自整个现代性社会的矛盾性。可以说，矛盾性是现代性的永恒主题和不变特征，从传统到现代，再到后现代的发展过程中，人自身的发展实现了从无主体性到主体性，再到主体间性的飞跃。

然而，正是主体的多元化带来价值的多元化，在不停地解构和重构的过程中，人的价值本身也陷入矛盾，一方面试图主导世界发展的格局；另一方面又备受多变的世界发展格局的主宰。在不停地变化发展的世界格局和错综复杂的关系里面，人和世界的关系及其发展的不确定性在增加，舍勒（Scheele）从现象学出发提出："生活世界的现代性问题不能仅仅从经济结构来把握，也必须通过人的体验结构来把握……现代性是深层的'价值秩序'的位移和重构。"② 从某种角度来说，现代性的价值评价已经超越了现实意义上的关系实体，而成为人的精神性体验，传统意义上决定人的本质的社会关系及其实体已经被瓦解，各种现实的、非现实的，虚拟的、非虚拟的关系中，人所经历的一切都只是一种体验，发展性与多样性并重的价值体系中，价值评价本身成为一种多余。

三　疾病的公共性

如前文中所说，现代性的矛盾性、发展性和多样性等特征源于现代化的社会结构，在传统社会关系的解构和重构过程中，原有的政治、经济、管理理念等都随之瓦解，如吉登斯所说的"脱域"，指的是"社会关系从彼此互动的地域性关联中，从通过对不确定的时间的无限穿越而被重构的关联中'脱离出来'"③。现代人永远都不可能再回到过去，日渐日新的现代化及其产生的一切都正在重新塑造人性，人们必须能够重新面对不停地被解构和重构的关系，并完成自身现代性的转化。

这种转化是矛盾的，又是变幻莫测的，因各种高新技术而产生的物质

① 张曙光：《"身世"与现代人的"安身"问题》，《哲学动态》2010年第11期。
② 刘小枫：《现代性社会理论绪论》，生活·读书·新知三联书店1998年版，第16页。
③ ［英］安东尼·吉登斯：《现代性的后果》，田禾译，黄平校注，译林出版社2000年版，第18页。

领域的现代化，在人的意识领域却并非能够完全体现为逻辑性和理性，相反，产生了各种各样的分裂和变异，人性在现代性的过程中出现从未有过的"病态"。对人性病态的描述最经典地出现在文学作品，如桑塔格的众多文学作品中，无不揭示了现代主义视域中人在意识和精神上的分裂。以传统的社会关系为"实体"的伦理基础土崩瓦解，传统的社会伦理道德体系也相应地无法发挥作用，在现代性、后现代性的过程中，道德出现了前所未有的真空。

但是，即使是"时空分离"，在吉登斯看来，仍然是"现代性之极端动力"①。社会的现代性就源于"时空分离"，它是脱域过程的初始化条件，被虚化的时间和空间，"凿通了社会活动与其嵌入（embedding）到在场情境的特殊性之间的关节点"②。在看似虚无的现代性社会里，人们正在经历着各种冒险，政治的、经济的和道德的，"全世界的男女们都在分享着一种重要的经验——时间与空间、自我与他人、生活中的种种可能与危险的体验"③。从某种意义上来说，这些体验更能诠释"现代性"的内涵和特征，人性在各种冒险活动中不停地感受着现代性带来的快感，同时又因为无法把握现代性的本真面目而困惑。

可以说，现代性是人类因物质领域的极速发展而经历的精神上的阵痛，但不止于阵痛，现代性是人类未完成的事业。于个体而言，精神上的分裂，道德上的虚无，正是人生历程中不可不经历的"病"，而正是这种病态促使人积极地思考自身的生存境遇，重新思考人与自然、人与人、人与世界的关系。一场"脱域"式的裂变并不意味着人的"离场"，相反，人是无法不在场的，在所有的真实的、虚无的时空关系所构成的舞台里，人永远是自己的主角，人也永远无法不"在场"。正如中国哲学中所总结的"分久必合""合久必分"的道理一样，人在现代性场域中的各种分裂和巨变，最终都需要重新整合与建构，这是由人的社会性本质决定的。从人类历史产生以来，人是无法脱离任何关系而独自"在场"的。因而于人类本身的生存和发展而言，多样性并不意味着同一性的消解，相反，人类必须重新找到能让彼此紧密联结在一起的道德理由。

---

① ［英］安东尼·吉登斯:《现代性的后果》，田禾译，黄平校注，译林出版社 2000 年版，第 17 页。

② ［英］安东尼·吉登斯:《现代性的后果》，田禾译，黄平校注，译林出版社 2000 年版，第 17 页。

③ ［美］弗兰克·梯利、［美］伍德:《西方哲学史》，葛力译，商务印书馆 1998 年版，第 15 页。

自 20 世纪下半叶以来，全世界正在加强各种联系，政治的、经济的和文化的，在物资和精神双重领域的各种交融和碰撞中，各种社会关系重新组合与联结，正因为如此，吉登斯认为"全球化"可以被定义为："世界范围内的关系的强化，这个关系以这样一种方式将彼此相距遥远的地域连接起来。"① 可以说，全球化最初体现为经济的一体化，国家与国家之间、区域与区域之间在各种合作与竞争强化了彼此的联系。随后，互联网技术的出现加深了世界范围内人与人之间的联系，也促进了社会的现代性发展与成熟，全球化伦理成为人们所热衷追求的新价值体系。

在思想家们对现代性的描述中，"病"成了一种社会文化现象，是人意识领域中的病，物质生产方式及其结构的骤变，加剧了物质与精神、身体与心灵、存在与意识之间的二元对立，给人类带来了一场深度的精神的病。如福柯所描述的"疯癫"、弗洛姆所描述的"逃避自由"、桑塔格笔下的各种病人，以及中国近代文学作品中的各种描述，如鲁迅的《药》、郁达夫的《春风沉醉的晚上》等，无不在揭示社会范围内的精神的病，这种病具有社会性，它是社会政治、道德的不完善在人的精神领域留下的残伤。社会的政治、经济和道德制度等无不在人的意识领域发生深刻影响，那些不完善的社会的意识形态造成了人的各种疾病，这种疾病也不仅仅存在于人的意识领域，而且是从意识领域到身体。这种意识的病具有公共性，由物质领域到意识领域，再到身体领域，人们所患的疾病大同小异，但都有一个共同特点，即身心的分离，精神长期处在一种病态。

疾病的公共性体现在现代人对待疾病的方式上，现代性的疾病以及因疾病而产生的关系从来都不只关乎个体和少部分群体，而且极具公共性。2003 年的 SARS 事件引发了一场有关"公共健康"的激烈讨论，产生了很多有关公共健康伦理的理论，新冠肺炎疫情暴发再一次以事实证明疾病的公共性。在中国传统文化中，"公"表达了古人对人存在的"公共性"的理解，是与"私"相对的一个概念，如《礼记·礼运》中说："大道之行也，天下为公。"

《汉语大词典》中将"公共"解释为公有的、公用的、公众的和共同的。现代政治学和公共管理学领域中的"公共"概念意指公民平等参与政治或社会管理的权利，体现的是一种平等共享的理念，但凡人所共享的领域都可以是"公共"的，因而公共性"指的是一种公有性而非私有性，

---

① ［英］安东尼·吉登斯：《现代性的后果》，田禾译，黄平校注，译林出版社 2000 年版，第 56 页。

一种共享性而非排他性，一种共同性而非差异性"①。如主体、权力、决策和物品等，都可以是公共性意义上的。而在现代医疗中，无不涉及主体、权力、制度和医疗产品等，这些都深入到社会的公共领域，是关涉社会整体的政治、经济、法律和道德的公共性问题。随着交通技术的发达，全世界的人口流动性越来越强，人与人之间的频繁交流提高了疾病传染的可能性，更加深了人们对疾病公共性的认知。无论是人自身内部的各种疾病和变异，还是通过细菌和病毒等传染的外部性疾病，都反映了人在跟他人、世界和自我的互动作用中产生的公共性关系。

因疾病而产生的现代医患关系彻底颠覆了传统意义上的人际关系类型，体现为一种社会性的公共关系，从根本意义上来说，医患关系并非医者和患者之间的生产性或生活性关系，而是因疾病产生的公共性关系。疾病是医患关系产生的媒介与核心，虽然二者关系中也拥有人际交往的实质性内容，但并非一般意义上的人际关系。因疾病而产生的医患关系更多地与二者对疾病的认知有关，涉及双方对医学专业知识的掌握，也与双方所持的疾病价值观有关，包括对疾病的本质、人病关系、治疗和死亡的看法和态度等，双方能否达成共识很关键。

然而，现代性的多样性所构成的"道德真空"和多元主义常引发激烈的医患冲突，被恩格尔哈特等人称为"道德异乡人"的价值分裂在医患之间尤其凸出，医患之间的价值共识成为现代性社会的幻想。医患关系作为一种关系类型，既非受社会的物质生产方式和结构的影响，也没有既定的关系实体，它仅仅是在某种特殊的时候（人发病的时候）偶然联系起来的关系类型，现代医学的精细分科与分工加剧了这一偶然性。因而医患关系是现代性"脱域"最为凸显的部分，如果脱离国家的政治、经济和道德这些大环境，根本就无法对医患关系的本质做出很好的理解和把握，正是在这个意义上，我们说，医患关系是一种名副其实的公共性关系。

首先，医患关系的公共性源自健康的公共性。人的健康不只是自身内部各项功能的协调，更是人与自然、人与人、人与社会关系的协调。因为人的健康既离不开良好的自然环境，也离不开良好的社会环境，是身心两方面都需要得到有力保障才能维持的。在生物医学模式中，人的身体和疾病都被自然化了，人体被当作一个由细胞、血液和器官等组成的活的有机体，人体的疾病仅仅是身体的某一个部分发生变异，或某种功能发生紊

① 王保树、邱本：《经济法与社会公共性论纲》，《西北政法学院学报》2000 年第 3 期。

乱。这种疾病认知方式使得人们仅仅依靠治疗来恢复身体的正常功能或机能，是一种纯粹的自然性的过程，甚至可以通过基因技术来改变疾病的发生发展，以此获得健康的保障。

实际上，人体的健康从来不是因为疾病消除而达到的，而是个体生理、心理、精神和社会适应能力的和谐统一。要满足这个条件，就必须将个体的健康放置于自然环境、社会制度、伦理道德和宗教文化中去理解，树立起综合性、系统性的大健康观。从这个角度来说，健康从来不是个体所能决定的事情，而是受到自身所处的自然环境和社会条件的影响和限制。社会所能够提供给公民的各种健康保障是非常重要的，不仅包括良好的自然环境和条件，还需要构建良好的社会生活环境，以保证个体能够身心两方面都达至健康。从这个意义上讲，健康既源自身体各个系统的功能协调，也源自个体与外界的和谐关系。古代中医学就强调天、地和人三者和谐关系于人健康的重要性，他们极力主张"天人合一"的哲学价值观，推崇人与自然、社会和自身的和谐发展。在西方哲学史上，同样主张尊崇自然的"大健康"观，"自然"不仅仅是指良好宜居的自然环境，更是指符合自然本性的生活方式和健康法则，是一种顺其自然、自身与自然交相呼应的健康哲学。

其次，医患关系的公共性源自人存在的公共性。人从来都不可能孤立存在，而是依靠与自然、他人、社会建立起良好的关系才能求得生存。人的本质是"一切社会关系的总和"①，人正是在各种关系的建构中体现出自己的本质属性。医患关系作为人类在物质生产实践活动中形成的客观关系，它同样体现了人的本质属性，是人的自身发展和社会发展的有效统一。与所有其他的生产或生活实践相比，医疗实践具有更为根本性的意义，因为它是直接和人的性命相关的，而生命是存在的基础，这也决定医患关系有着非常特殊的意义。

不同的社会、国家、区域存在着不同的文化类型和道德价值观，形成不同的"道德共同体"，这种道德多元主义的局面是历史发展的必然。每一种道德价值观都有其存在的理由，并无太多的优劣之分，承认这种差异性，是多元道德文化能够得以共存的必要前提。然而，在各种类型的战争中，文化价值观的冲突仍然是其根深蒂固的原因，因而要做到真正的和谐相处，必须能够在最根本性的价值观上达成共识，要抛开差异性来寻求不同道德价值观的共通性，这是全世界人民能够团结合作、和谐共存的基本

① 《马克思恩格斯选集》（第1卷），人民出版社2012年版，第135页。

前提。这种共通性不是同一性，而是公共性，是人类应对生活实践所需要具备的基本的公共理性，是维护"人类命运共同体"利益的公共智慧。不同社会的政治、法律、经济和道德制度，它们代表的是不同社会人所持有的公共价值理念，主导着不同社会人的生活和发展。在不同文化的交流和碰撞中，人们也试图通过各种沟通来达成共识，无论是以共同的经济发展为目标，还是以各种其他目的促进彼此的繁荣，都以构建"人类命运共同体"为核心价值理念。

但事实证明，经济、政治或文化上的交流常常会产生激烈的冲突。但在各种利益的竞争与合作中、各种文化的分歧和交融中，人的生命和生存始终是最根本的。在各种反自然灾害、反贫困、反污染、反恐怖主义的斗争中，人们逐渐达成共同的价值理念，这一共同性源于人类价值理念的共通性，尤其在维护以人的生命为根本利益的价值理念中，无论哪个国家、民族、区域和文化都是共通的，人类所做的一切努力都是为了促进世界更好地联结成一体，这是由人存在的公共性决定的。

从更为宏观的视角来看，医患关系因为人的公共性而成为一种公共性关系，全世界的人们依赖着共同的生命母体存在，每一个人都只是这一母体中的一个小细胞，人与人之间不仅因为生命的存续联结在一起，更因为共同的幸福而联结在一起。基于以上认识，医患关系的好坏更依赖人们对生命的基本尊重，这是人存在的最本能的意识，是不需要太多理由支撑的、不证自明的道理，它既是人作为个体存在的本质体现，也是人作为人类存在的本质体现。

第四章　疾病与自我

在第三章中，我们探讨了疾病与社会的关系，其中我们提出了一个比较重要的概念：个体的"主观社会"形成及发展。实际上，于个体而言，不仅"社会"这一概念是不停地处在建构与发展过程之中，而且个体"自我"也是不停地建构与发展的，它们都是动态的概念。在这一章中，我们将继续探索个体"自我"发展、完善与疾病的关系。在当前有关个体"自我概念"与疾病关系的研究中，已经产生了众多重要的研究成果，其中比较突出的是"叙事医学"概念的提出，对我们理解疾病的本质、发生、个体的身心关系等有很大的帮助。可以说，叙事医学从个体"自我"发展的角度较好地解释了个体的疾病，尤其是精神疾病或慢性病产生的原因。因而我们将继续针对疾病对个体人生进程中"意义世界"形成的影响、个体人格完善与疾病的关系、"精神病"的伦理学阐释等方面进行详细分析与探讨。

第一节　关于"自我"概念及其
发展与疾病的关系

一　"自我"概念解读

"自我"是一个非常复杂的概念，在伦理学和心理学当中都有许多相关的探讨。20 世纪法国著名学者斯托普（Stoops）在题名为《自我的概念》一文中阐述道："我们认为我们感知到的物质属性都是真实的，因为我们正在体验。但问题在于，你能区分什么才是主观属性，什么才是客观属性吗？"① 显然，这是从个体的意识层面来谈的"自我"，人的主观意识

----

① 转引自王燕、林镇超、钱啸云《建构中的自我概念：形成及发展》，《苏州大学学报》（教育科学版）2015 年第 4 期。

和客观意识在其本质上是无法严格区分的。作为意识主体的"我"和作为意识客体的"我"常常是重叠、交替的，"我"在"我的意识"之中，也可在"我的意识"之外。这样的"自我概念"带有非常明显的模糊性，并且局限于静态的"自我概念"。但是，相对于17世纪以前的西方哲学来说，它已经更为清晰地揭示了人性或人的意识本质。

自古代西方哲学家们提出"认识你自己"这一经典命题以来，人们对于"自我"的认知和探索一直在不停地发展。我是谁？我在社会中的身份代表了什么？我自己眼中的"我"和别人眼中的"我"有何差别？我为何是以这样的身份或方式存在的？显然这些问题都是个体在"自我"确定和发展的过程中必然的发问。社会意义上的个体在"自我"形成和发展的过程中不停地建构属于自己的"意义世界"，其中既涉及个体自我的评价，也涉及社会的评价，因而个体"自我"实际上是主观和客观相结合而产生的一个混合体。

任何身处社会生活的个体都无法离开自身所处的真实境遇来建构"主观社会"和"自我概念"。如有学者提出的："自我概念"是个体对自身评价的综合，"它涉及人格特质、能力……特殊的人生经历等所有与自我相关的信息。……'自我概念'并非一个纯粹的心理学术语……是一个终身发展、调整不息的动态过程"①。从这里可以看出，现代意义上的"自我概念"是一个综合性概念，它是个体在真实的生活情境中所体验到的个体身体的、意义世界的、社会关系的、特殊体验的全部。从这个意义上来说，"自我概念"既是即时性概念，也是一个发展性概念。任何个体的生活境遇既代表了即时的个体性体验，也代表了个体在建构自身"意义世界"过程中的能动选择。因而个体的"自我概念"常常会进入一种"此一时，彼一时"的状态，即此时的"自我概念"并不意味着个体一直保持这种状态，个体的主体性和能动性会根据自身的"意义世界"和判断对"自我概念"进行有效的调适和建构，以使得个体"自我"更符合自身主观的需求，或更符合社会的需求。

关于个体"自我概念"的动态发展性和建构性，目前得到众多心理学家的认同，如王燕、林镇超等人在考察了历史上众多的"自我概念"之后得出这样的结论："自我概念"从属于内涵重叠的、相互关联的一系列术语：如自我（self）、同一性（identity）、能动（agency）。不同的

① 转引自王燕、林镇超、钱啸云《建构中的自我概念：形成及发展》，《苏州大学学报》（教育科学版）2015年第4期。

"自我概念"反映了不同学者的立场和视角。但是，不同的界定却都涵盖了同一特点："自我概念存在于建构之中。"① 可见，相对于静态的"自我概念"来说，动态"自我概念"的概括更为全面、准确。

　　然而，无论是静态的"自我概念"，还是动态的"自我概念"，它们着重于描述个体此时此刻的心理、意识或思维状态，或它们发展的过程，可以很好地解释人的某些行为和心理、情绪之间的关系。比如个体为了获得更好的社会评价，主动调适自己的行为方式，使自己与其他人之间的关系更为和谐，在行为、生活方式上更为接近，在情绪上更为平稳，以使得他人更为愉悦。这些都是基于个体的心理、意识层面的"自我"，却未能够说明心理、意识层面的"自我"与身体之间的关系。

　　人在生活常识中都能够很容易地体会到，"我"作为一个有意识的主体存在，"我"是怎样感知到这些所谓心理、情绪、社会关系和意义世界的呢？或者说，任何意识、心理上的表征必然要通过一定的身体器官来感受和传达信息，我又是怎样来感知的呢？比如当人体感受到痛苦的情绪之时，会自然而然地流泪，或做出极其痛苦、沮丧的表情。这种所谓"心理的痛苦"是无形的，但是我的身体却能够很强烈地感受到它，这说明除了意识、心理的"自我"之外，还有一个身体的"自我"蕴藏在其中，并且时时影响着"我"的意识、心理、感受和情绪等，它左右着"我"的想法和选择，影响着"我"的判断和主观评价。

　　实际上，"自我概念"中隐藏着更为深层的本质，必须要回归于认知的主体—具（体）身（体）才能揭示出来。因为"个体的知觉、运动系统和自我概念形成系统是相互联系的……自我概念的具身性，使自我概念的研究回归我们的身体，并提供一种主客体结合的视野以研究'自我概念'同身体、环境的关系"②。"具身性自我"概念的提出更好地解释了"自我概念"的完整性，"自我"并不是完全存在于意识、心理层面的思维、情绪或意义方面的抽象概括，它与自己的身体紧密地联系在一起，个体自我构建中的一举一动都可以通过身体上神经系统的某些感应、表征体现出来。

　　我们可以将个体的"自我概念"分为三个主要部分：身体自我、意识自我和社会自我。"身体自我"即我所能感知或体验到的生理状态，比

---

① 转引自王燕、林镇超、钱啸云《建构中的自我概念：形成及发展》，《苏州大学学报》（教育科学版）2015 年第 4 期。

② 游旭群、申莎：《自我概念的具身性：概念与实验》，《华东师范大学学报》（教育科学版）2012 年第 4 期。

如痛、痒、压抑、紧张等，它是产生"意识自我"和"社会自我"的基础。个体身体的各种器官作为感受器接收来自他人、社会的信息，然后通过自身的神经系统来做出各种反应，这样的感受性是因人而异的，有的个体相对来说更为敏感，而有的个体则较为迟钝。"意识自我"是个体的思维、意识和心理活动，它是具有能动性的，会去思考为什么"我"会有这样的身体反应？比如，"身体自我"通过感官——眼睛看到一些威胁，"意识自我"会马上通知"身体自我"进行躲避。而"社会自我"却是个体通过社会评价来形成的"自我"，这种评价或直接，或间接，是个体通过与他人的交往、互动来实现的。比如个体甚至可以通过别人看自己的眼神来判断自己是否受对方的喜欢和欢迎。

有关"身体自我"，西方历史上很多心理学家都有过相关论述。例如，威廉·詹姆斯（William. James，1842—1910）就认为人的身体和心理之间的界限是很模糊的，完全脱离物质或身体结构的抽象的"自我意识"是不存在的。个体怎样适应环境及对各种环境中的变化做出反应，不仅仅是由环境本身及其变化情况决定的，人自身的大脑和身体也同时成为这一过程的决策者，使得人能够通过身体及其调适以合适的方式同周围世界相联系。卡尔·罗杰斯（Carl Ranson Rogers，1902—1987）继承并发展了詹姆斯的"自我理论"，他进一步提出"自我概念"作为一种重要特质决定着个体对周围环境的各种知觉与现实反应，身体既作为"主我"存在，也同时作为与外在环境一体的"客我"存在，这样的"主我"和"客我"被作为主体的自我有效地整合起来。他的理论再次深刻地揭示了人的身体同"自我概念"之间的密切关系。乔治·奥尔波特（Gordon W. Allport，1897—1967）及其追随者们指出，"身体自我"仍然是"自我概念"中最原始的形态，对自己身体的占有感、支配感及爱护感等是其主要形式，这些知觉认识能使个体深刻地知悉"我的存在"是无法脱离自身的躯体并紧密地寄托在"我"的躯体上的。

尽管不同的心理学家从各自的角度提出不同的有关"自我概念"的界定和意涵，但他们基本上在以下问题上达成共识：即"自我概念"代表着个体对自身所拥有的各方面的知觉和感受，这种知觉和感受是通过个体实实在在地同自身的身体及其所处环境（自然的或社会的）之间的交互作用而形成的，即"自我概念并非独立于我们的身体"①。尽管以上心

---

① 游旭群、申莎：《自我概念的具身性：概念与实验》，《华东师范大学学报》（教育科学版）2012 年第 4 期。

理学家们都承认身体作为个体发展"自我概念"必不可少的认知基础，但这些心理学家都认为"自我概念"并非具身性的，而是离身性的，即他们认为身体虽然是感受、体验"我"所有存在的必要基础，但是"自我概念"却并非"我"所感受到所有感觉、经验的综合，而是在此基础上抽象出来的更为本质性的和高层次的东西。

现代学者们所提出来的"自我概念的具身观"则更为强调了身体的结构、反应性、活动等在"自我概念"形成过程中的重要作用。身体不只用来解释"自我概念"，还影响着自我体验和知觉。也就是说，"身体自我"不仅仅是产生"意识自我""社会自我"的基础，"意识自我""社会自我"也能够通过一定的方式影响"身体自我"，因而它们之间其实是双向互动的，而不是单向式的决定和被决定的关系。那些存在于人的意识领域、意义世界中的抽象东西实际上是通过人的身体反应来体现，并通过身体来表达的。根据这一观点，尽管"自我概念"非常复杂和抽象，它仍可以被表征为"包含个体感觉运动系统以及个体同环境交互的具身概念"[①]。

一些西方学者提出，个体的"自我概念"可以通过与身体有关的运动改善。比如改善身体姿态和呼吸模式可以提高"自我概念"，有研究发现"这些身体运动有效地激发了自我概念的具身化"[②]。由此可见，"自我概念具身观"为我们理解个体的"自我"提供了更为完整的视角，人因此有了可以用身体来表达的意义世界，而不仅仅是意识、心理等。因此，关于个体"自我概念"具身性的研究以统一于"自我"的方式将身与心二者有效地联系起来。

尽管中西方哲学中关于身心关系的探讨自古就有，并且哲学家们非常重视身体的各种感受器官在认识过程中的作用。例如，荀子在其《劝学》篇中就非常详细地描述了身体器官在个体学习过程中所发挥的至关重要的作用，他说："君子入学也，入乎耳，箸乎心，布乎四体，形乎动静。端而言，蠕而动，一可以为法则。"（《荀子·劝学》）荀子用了耳、心、体、形、身和躯等字眼来形容学习对于塑造个体身、心的意义，显然，"君子之学，以美其身"的说法在于阐明个体的身体、容貌等也是可以通过修养礼义而改变的。在西方哲学中，哲学家们同样是从身、心两个方面来谈

---

① 游旭群、申莎：《自我概念的具身性：概念与实验》，《华东师范大学学报》（教育科学版）2012 年第 4 期。

② Brown, K. W., Ryan, R. M. & Creswell, J. D., *Mindfulness*: *Theoretical foundations and evidence for its salutary effects. Psychological Inquiry*, Vol. 18, 2007, pp. 211 – 237.

修养，但相对来说，他们更坚持精神和心灵的优先性，而贬低身体中所蕴藏的欲望、激情等。总的来说，相对于人的身体，哲学家们更专注于探讨心性关系，探讨人的形而上学本质，而非人的身体。"具身性自我概念"则在一定程度上颠覆了传统的哲学观念，彰显出个体身体意识的重要性。

二　疾病与个体"自我"发展关系的相关研究

可以说，关于"疾病"的研究和关于"自我概念"的研究不约而同地发展了两条相对的路线：一条是从身到心的路线，这是关于"疾病"的研究；另一条是从心到身，这是关于"自我"的研究。实际上，在身心关系问题上，承认两者之间的联系并不是主要问题，主要问题在于两者是怎样联系起来的。中国古代哲学中的"阴阳论"就认为宇宙中的一切事物都统一于阴阳之中，就身心关系来说，人的身体属于阳，人的精神、心灵和意识等属于阴，人体整个就是由这两个部分组成的阴阳复合体。在这两个部分中又可以继续细分阴阳，使之成为阳中之阳、阳中之阴；阴中之阳、阴中之阴等，如身体的外表为阳，内在的脏腑为阴……皮毛为阳，骨肉为阴……精神也有阳神和阴神之分。[①] 人体的结构是多层次性、系统的，人的精神也同样可以被分为很多层次，如西方的心理学家们将其分为意识、下意识、潜意识和集体无意识等。[②] 可见人的身心两大系统都是多层次性的存在，然而身心之间的多层次关系如何一一对应起来才能达到平衡、协调的状态，这才是身心关系中比较棘手的问题。

在现代医学发展的过程当中，纯粹的生物医学已经没有太多的优势，身心医学在解释人的疾病方面明显更有说服力。但是就目前的身心医学来看，并不从正向的健康方面解释人体中的身心关系，而是从身心疾病入手来探索。尽管随着社会医学研究的进程、生物—心理—社会医学模式的提出，医学工作者们已经着手从社会文化、心理状态、人格特征和生活经验中去探寻疾病发生的原因，但他们仍然无法弄清楚生物、心理和社会这三方面的因素到底是如何交织在一起发生作用的。

实际上，从身心关系出发，大致上可以将疾病的种类分为二类：一类是身病，这是人体系统受到外界系统干扰所致的疾病，如外伤、感染和中毒等，这类疾病可以通过科学手段检测出来，在生病的早期是可以通过西

---

① 尹真人：《性命圭旨》，教育科学出版社 1993 年版，第 91—92 页。

② ［美］B. R. 赫根汉：《人格心理学导论》，何瑾译，海南人民出版社 1988 年版，第 63—64 页。

医治疗的，但是一旦发展到重病时期，身病也会引发一系列的心病，如脑器质性精神障碍、重病患者的精神崩溃等；另一类是心病，如精神病、神经症、人格障碍等，这类疾病是心理因素所致，科学手段难以检测；还有一类就是心身疾病，比较常见的有高血压、冠心病和肿瘤等。这类疾病中人体身心两方面系统都受到干扰，多为疑难杂症，现代科学手段也很难对付。

随着现代医学的发展，第一类疾病对人类健康的威胁相对变小，而第二类、第三类疾病对人存在的威胁越来越大。科学及其手段对这些疾病的解释无法自圆其说，治疗更是显得无从下手。正因为如此，医学不得不回归于哲学的传统，立足于"自我"及其形成和发展来解释疾病。在当前的社会医学、医学哲学的研究中，通过个体"自我"及其建构过程来解释疾病已经成为一种流行趋势。可以说，哲学、心理学的身体叙事回归与医学的哲学、心理学回归是"殊途同归"，它们最终都诉诸个体身心的统一关系来达到理论上的更加精致、完美。个体"自我"通常在身心的双重历练中达到统一，"我"通过自己生命的历史叙事来感受属于自己的意义世界。换句话说，个体是通过自我世界中所发生的实实在在的生活事件来构建"自我概念"的，此时身心统一、内外统一、灵肉统一、形而上下皆为"我"所统一。通常情况下，人在自己的身体没有遭受各种病痛的折磨之时，会从许多身外物体之中去知悉自身存在的意义，而不是自己的身体。从这个意义上来说，只有当个体的身体或心灵遭受重疾的袭击时，自身之外的一切物体便自然地丧失存在的意义；只有当个体彻底地失去了一切世俗的光环及其对自身产生的影响，才能原原本本地知悉属于自己身体的奥妙和悲哀。

因而，以病人为主体的疾病叙事改变了先前对"身体自我"的本质性认识，"我已经充分地领悟到在生命的一些境遇中，我们的身体是我们全部的自我和命运。我生活在我的躯体中，此外别无他物"[1]。在身心之间，身体往往承受一切病痛，个体"自我"由自己的躯体感知着一切病痛，但是这种病痛往往又不是身体所能够单独承载的，它总是伴随着个体的价值评价、态度，"总是伴随着情绪反应和个人赋予它的意义，因此，每一种疼痛对于个体来说都是独一无二的"[2]。身体的疼痛总是伴随着心

---

① Lawrence Langer, *Holocaust Testimonies: The Ruins of Memory* [M]. New Haven: Yale University Press, 1991, p. 810.

② [英]帕特里克·沃尔：《疼痛》，周晓林等译，生活·读书·新知三联书店 2004 年版，第 30 页。

灵上的主观体验，个体在这样的体验中重新获得"自我概念"。我通过疾病重新认识自己的身体状况、重新获得自我的身份认同、重新去思考属于我的人生意义等。然而，关系与意义从来都是个体的，那些属于个人的生命叙事和人生意义，是否真的能够通过叙事来完成对疾病的解释？或者说，这种解释仍然是极其有限的。显然，从心理学家对人的意识层次的划分中我们可以知道，人的意识常常只代表可以觉知的外显部分，而那些潜意识、前意识的东西，又如何来解释？完全通过个体"自我"建构和叙事来探寻疾病发生的原因也许并不太切合实际，甚至它根本无法进入实际的临床实践，根本原因在于个体的生命叙事过于隐私，甚至是患者本人未必真正地认识"自我"，这意味着疾病叙事的过程中，医患双方都会陷入各自极其主观的"意义世界"。或者说，因为不同的解释框架而使得医患双方可能无法完全达成一致。

当前，整个医学人文领域的研究工作都呈现出这一特点，这也是为何有学者提出："医学人文正滑向空壳化，如果它无法融入临床路径和制度，就无法根植于临床大夫的观念与行为。"① 这一作者进而提出以"叙事医学"弥补疾病的现代性危机，因为它可以通过故事性、文学性的历史叙事将医生和患者同时放置于共同的情感世界，缔结成"精神共同体""情感—道德共同体"等，其目的是实现医患之间的共情。并且，叙事医学"推动医学人文从观念倡导到制度安排，流程再造，使得医学人文不再漂浮，有了临床程式和评估指征"②。

然而，我们不得不承认，即使我们不考虑临床医生是否有足够的时间去做这一件事情，患者在何种程度上可以与医生，或任何他或她生命中可遇见的人去分享那些内心深处真正的困扰，尤其是在某些比较传统、保守的文化里面，很多看似开放性的问题并不能够得到绝大部分患者的认同，比如涉及夫妻关系和性的问题，在中国文化传统里面没有办法跟任何人公开谈及，除非个体非常私密的朋友。因而相对于生物医学模式中人的"身体隐私"而言，个体的"社会隐私"是更为隐秘和不可分享的。这可以说是叙事医学研究的困难之一，在下文中我们将继续探讨。

从"自我认同"的角度来研究个体疾病也是当前的热点。疾病常常赋予个体以特殊的社会角色——病人，这一角色为个体生活带来不同的意

① 王一方：《临床医学人文：困境与出路——兼谈叙事医学对于临床医学人文的意义》，《医学与哲学》2013年第9A期。
② 王一方：《临床医学人文：困境与出路——兼谈叙事医学对于临床医学人文的意义》，《医学与哲学》2013年第9A期。

义。甚至说，"病人"这一社会角色既会改变他人对个体的态度，也会改变个体自身的生活态度。个体正是在这样的意义诠释中去重新定位自己的社会角色，因而从这一点来说，生病从来就不是单纯的生理现象，它伴随着一系列的社会反应，在个体的生活中常常是以一种转折性的事件出现。这方面的研究目前已经崭露头角，如黄剑就对"林妈"这一角色的自我建构和认同来探索属于她的疾病叙事，在"林妈"的生命历程中，她不停地根据自己的身体状况来建构自我的社会角色，在这些角色的更替中，"林妈"实际上是以一种社会适应的方式来进行自我的重构，以更自然地融入社会生活当中，通过更成功地扮演自己的社会角色来完成对自我价值的肯定。如作者所描述的："要重新融入社区生活，她不仅要设法进行身体上的恢复，同时也要进行社会角色的调整以及自我概念的修复……她也必须将疾病接纳为身体的一部分，并且看作自我的一部分，逐渐视之为正常的。"[1] 无疑，"社会自我"是个体自我的一部分，并且是非常重要的一部分。然而，我们知道这与通过叙事来探寻个体疾病的病因是两码事，这里的社会角色的改变是针对"病人"来谈的，它更多地强调通过"社会自我"的重构来面对已经生病了的"我"，是带病生存的问题，而不是疾病治疗。

带病生存对于个体的疾病来说具有非常重要的意义。因为就目前的医疗水平来看，很多的疾病是无法治愈的，"带病生存"于个体而言代表了对待疾病的一种积极态度。因为身体上的疾病往往伴随着人生信念的危机，很多病人并不是疾病本身的严重程度而迅速丧失生命，而是对疾病的恐惧或厌恶而迅速丧失生命。从这个角度来说，相比较于探寻病因，理解、接纳疾病、将疾病当作人生中的特殊意义对象，要实际得多。例如，英国社会学家迈克尔·伯里（Michael Bury）1982 年在他发表的经典论文《作为人生进程破坏的慢性病》中指出："这种应对方式有助于个体面对人生进程的破坏时维持个人的自我价值，从这种意义上来说，它是减轻慢性病压力的缓冲器。"[2] 如黄剑所描述的"林妈"："每次头晕她都说自己又在'荡秋千'了……把疾病当作一个'他者'来调侃，实际上是一种接纳的方式，是一个进行自我再建构的过程。"[3]

---

① 黄剑：《自我的建构与认同——以林妈残疾身体为社会文本分析》，《安庆师范学院学报》（社会科学版）2010 年第 7 期。

② 郇建立：《慢性病与人生进程的破坏》，《社会学研究》2009 年第 5 期。

③ 黄剑：《自我的建构与认同——以林妈残疾身体为社会文本分析》，《安庆师范学院学报》（社会科学版）2010 年第 7 期。

　　无可否认，当前有关个体"自我"的研究和疾病的研究已经殊途同归，在众多的理论当中，身心关系是探讨得最多的一个问题。但将二者联系起来研究的成果目前还停留在一个比较浅显的阶段，众多关于"自我"的理论其实都未能很好地运用到疾病研究中去。这大概跟"自我"理论本身的研究有关，在哲学、心理学领域的众多研究中，"自我"和"他者"都作为一个形而上学的概念来研究，而未能将其放置于现实的生活中来探讨。而疾病的研究无非是为了服务临床实践，为了治病，因而不可避免地被打上了"工具理性"的烙印。

三　个体"自我"发展的过程性

　　我们在上文中探讨了"自我概念"。当前的研究者们一致认为：它是一个动态发展、不停地处在建构中的过程或形态。承认"自我概念"的动态发展性，为我们理解个体的"自我"提供了更为全面的视角。然而，更为关键的是，个体的"自我概念"究竟是怎么发展的？在身心关系问题上，尽管研究"自我"的路线和研究"疾病"的路线殊途同归，其目的都在于论证身心之间的关系性，然而这一结论并未解释清楚身心关系的发展性与过程性。或者说，更进一步地，身心关系的过程性是怎样的？具有怎样的特点？

　　关于身心关系发展的过程性，杨国荣提出："自我的具体性当然不仅仅体现于身心、天人、个体性与社会性等的统一之中，它亦展开于时间之维。"[①] 实际上，心理学和社会学研究领域中的"自我概念"都不是与生俱来的。例如，让·皮亚杰（Jean Piaget，1896—1980）在分析"儿童心理发展"的过程时指出：儿童在生命的早期并没有主客之分，尽管他往往显示出某种"自身中心化"的趋向，"可是这种自身中心化又由于同缺乏分化相联系，因而基本上是无意识的"，他因而赞成美国心理学家詹姆斯·鲍德温（JamesBaldwin，1861—1934）的如下论点："幼儿没有显示出任何自我意识。"[②] 皮亚杰进一步提出："只有当出现符号功能和表象性智力的阶段，主客体的分化才逐渐出现，而这种分化又为自我的形成提供了前提。"[③] 杨国荣认为："这一看法从实证研究的角度，揭示了自我形成

---

①　杨国荣：《论道德自我》，《上海社会科学院学术季刊》2001 年第 2 期。
②　［瑞士］让·皮亚杰：《发生认识论原理》，王宪钿译，商务印书馆 1981 年版，第 22—23 页。
③　［瑞士］让·皮亚杰：《发生认识论原理》，王宪钿译，商务印书馆 1981 年版，第 24 页。

的过程性。"①

然而，皮亚杰的理论很明显只能用于解释儿童的道德认知，不涉及任何社会性的内容。因而他所提出的理论虽然是儿童的道德认知理论，但是只涉及既定的道德规范认知，这样的认知实际上仍然只说明了个体"意识自我"的发展，其中并未涉及任何真实的道德生活、社会关系和道德上的自我冲突。从这个意义上来说，身体自我—意识自我—社会自我—道德自我，才是个体自我发展和提升的过程。可以说，"身体自我"是基础，是本体性的，而"道德自我"才是个体"成人"的最后的高级阶段，而真正的自我冲突应该产生在"道德自我"这一发展的高级阶段。

尽管在心理学、社会学对"自我概念"的研究中，基于身心统一的"自我认同""自我同一性"等很好地解释了个体自我的内在和谐，然而对于个体的"自我分裂"却常常缺乏足够的理论论证。而个体内在自我的不统一常常又以一种类似于"神经症"的疾病出现，因为临床上常常将它归为生理和心理上的不和谐，而未能从"道德自我"这一概念中去探索个体内在不统一的本质原因。

从"道德自我"概念出发，在"自我"内部存在着"为己"和"为他"的不相容的关系。这一点西方社会心理学家们都有论述，如弗洛姆关于"自私"和"自爱"的差异性论述，都在于说明个人在自身的道德责任感还不足以完善的情况下，这样的冲突在日常生活中是极为常见的。只有当个体真正地形成内在的"道德自我"，勇于自觉地承担道德义务之时，才能够在自我与他人的关系上，"构成了自我完善的一种确证。在此，为己与为他作为同一道德自我的相关行为，呈现为相辅相成的关系"②。此时个体将自我的完善当作一种更高的义务，因而并不将"为他"当作与"为己"相冲突的内容，而将其当作自我完善的途径。

然而，个体"自我"的形成过程远不是直线型，在众多的影响因素当中，个体的主体性、创造性虽然处在关键性的地位（这一点众多的哲学家、心理学家和社会学家都广泛认同），但个体的"道德自我"这一高级阶段并不是每一个体所能够轻易达到的，在自我分化形成的过程中，个体的自我还可能朝着相反的方向发展。例如，米切尔·兰德曼（Michael Landmann）提出：个体的自我完善并不必定体现为肯定意义上的完善，它只是个体自我发展中的高级形式。"人可能把自己提升为一种值得敬慕

---

① 杨国荣：《论道德自我》，《上海社会科学院学术季刊》2001 年第 2 期。
② 杨国荣：《论道德自我》，《上海社会科学院学术季刊》2001 年第 2 期。

的、令人惊奇的事物……人也可能利用他自我形成的能力而变得比任何野兽更野蛮。"① 这说明，个体的自我发展总是处在道德与非道德的选择之中，它不一定呈现出稳定状态。即使在个体自我形成的过程中，人格代表了一个比较稳定性的描述，但"人格"一词并不能将社会现实生活中的道德冲突容纳进去。换句话说，在个体进行道德评价的时候，人格虽然也起到至关重要的作用，但都是基于一定的社会道德价值标准来判断的，此时良心可能并不能真正地左右自身的选择。从这个意义上来说，"自我分裂"产生的原因不仅来自个体"道德自我"的不完善，也来自社会道德价值体系所蕴含的缺陷。比如在义务论道德体系之中，个体的道德主体性就有可能被完全抹杀，仅仅是根据既定的道德规范去履行自身的道德义务，未能够真正地尊重内心的道德需求。

再比如在某些特殊的社会情境——战争当中，"杀人"和"杀敌"代表的就是两种道德判断：从个体的良心出发，"杀人"是不可取的；但从"军人"这一特殊的身份出发，"杀敌"是他此时此刻的道德义务，这样的"自我分裂"恰恰来自不道德的社会道德义务。正如我们之前所探讨的个体"主观社会"这一概念一样，它是不停变化发展的。实际上，任何"客观社会"的存在形态也是不停发展的。从人类社会发展的历史就可以看出，每一社会形态中的文化类型，物质的或精神的，都处在不停地变化发展过程当中。

个体和社会都处在动态发展过程之中，从动态的社会背景下来解释个体"自我"的形成与发展过程，不仅要将个体的"自我概念"放在不停地建构当中解释，还要将其放在社会形态的更替中解释，或者，更为准确地，放在一定的社会道德价值体系中去解释。例如，美国学者阿历克斯·英格尔斯（Alex ingalls）告诫人们：身处现代化进程中的人，如果"还没有从心理、思想、态度和行为方式都经历一个向现代化的转变，失败和畸形发展的悲剧结局是不可避免的"②。然而，现实的社会状态可能是，在大力发展物质文明的同时，人作为社会存在却未能够有足够的心理准备去迎接物质改变所带来的现代性，这是个体"自我分裂"的又一重大原因。此时的分裂与之前所探讨的"自我"和"他人"冲突中的分裂相比较，是更为严重的分裂，因为它体现为物质文化的加速发展所造成的整个文化的结构性

① ［德］米切尔·兰德曼：《哲学人类学》，张乐天译，上海译文出版社1988年版，第203页。
② ［美］埃里克斯·英格尔斯：《人的现代化》，殷陆君译，四川人民出版社1985年版，第4页。

失调。用美国社会学家威廉·费尔丁·奥格本（Ogburn, William Field-ing, 1886—1959）的话来说：是制度、精神文化等落后于物质文化造成的结果，"一方面改变了的生活条件向现代人提出了适应挑战；另一方面，社会文化中还没有来得及发出支持个体适应新的生活条件的体制"①。

因此，个体"自我"形成的过程性既是个体人生进程性的，又是社会历史发展性的。正如史少博所总结的："如果没有自我的和谐，就不会有人与自然的和谐，不会有社会的和谐。……反过来讲也是如此。"② 从这个角度来说，个体的"自我"会变得极其复杂，因为站在社会宏观的叙事背景下来谈"自我发展"或"自我认同"、"自我分裂"等概念，它与个体的社会性、社会化程度等又存在不可分割的联系。

第二节　个体自我叙事与疾病

立足于个体"自我"形成的过程性来解释疾病是现代叙事医学的主题，既涉及个体的身体自我、意识自我的发展过程，又涉及个体的社会自我和道德自我的发展过程。个体的自我发展是过程性的，个体的疾病因此也是过程性、时间性的。凯西·卡麦兹（K. Charmaz）用"自我的丧失"来概括病痛对慢性病人的影响："他们失去了先前的自我形象，但没有发展出同样有价值的新形象。"③ "自我丧失"或"自我分裂"所代表的有可能是自我发展过程中时间性的丧失，也就是个体自我未能够进一步发展，尚处在一个停止的阶段。几年以后，她在符号互动论的学术传统下更加详尽地研究了慢性病对"自我发展"的影响。④ 她的叙述逻辑是：慢性病给病人的日常生活带来了许多困难，这些困难改变了人对时间的看法，而时间观念的改变又反过来影响了病人的"自我形象"。在她看来，"自我概念"总是同过去、现在和未来联系在一起……人们总是把过去、现在和未来视为界定和认识"自我概念"的关键，"尽管他们通常意识不到

---

① ［美］威廉·费尔丁·奥格本：《社会变迁》，王晓毅、陈育国译，浙江人民出版社1989年版，第146—147页。

② 史少博：《人的"自我和谐"》，《哲学研究》2007年第2期。

③ Charmaz, K., "Loss of Self: A Fundamental Form of Suffering in The Chronically Ill.", Sociology of Health and Illness, Vol. 5, No. 2, 1983.

④ Charmaz, K., Good Days, Bad Days: The Self in Chronic Illness and Time. New Brunswick, N. J.: Rutgers University Press, 1991, p. 234.

自己的'自我概念'如何植根于时间"①。显然这样的个体叙事仍然是从
"病"到"人"，而不是从"人"到"病"的叙事路线。或者说，她重在
阐述人的病中的自我状态，而非自我发展过程中疾病产生的原因或阶段。

　　从疾病的角度来看，立足于个体过于宏观的社会叙事，常常显得虚
无。并且，社会叙事除了时间性，应该还有空间性的存在。实际上，在个
体的社会存在过程中，个体的"自我分裂"并不代表个体的不健康状态，
那些虚伪生存的技巧常常是个体保护自己的一些生存方式。因而，它实际
上对个体的"身体自我"不会产生太多的影响，因为任何一个有理性的
个体都会知道理想与现实之间的距离，并在理想与现实之间找到自己的安
身立命之处。我们可以将这一生存状态称为"自我妥协"，这一概念实际
上相对于个体"自我"发展的时间性来说更为贴切地形容了个体自我的
真实性，因为它是从空间上来形容人际关系的。个体在"自我"和"他
我"之间有效地利用一定的空间距离来保持"自我妥协"，而这一妥协实
际上皆出于个体保护自我的需要。从这个意义上来说，我们不仅要能从社
会自我、道德自我等概念出发来分析人的疾病，更要注意到存在于这些
"自我概念"中的空间性，即人际关系的远近。换句话说，那些有关社会
的宏观叙事并非一定作用于每一个个体，因为个体的"主观社会"与实
存的"客观社会"之间是有距离的，因而要分析个体真实的社会自我、
道德自我等概念，必须从他或她所处的最近的人际关系入手，或者可以称
这种关系为"亲密关系"。

　　然而，这样的"亲密关系"又是极其个体性和隐私性的。这大概可
以用来解释为何有关个体"自我""人格"的研究总是正向性的，在"自
我认同""自我同一性""道德自我""道德人格"等相关的研究中，无
论是哲学的、心理学的，还是社会学的，仅仅是从理论上做出推理性论
证，而较少有实证性的，即使有也是针对儿童来做出的。而有关"自我
分裂""精神病""人格分裂"的研究则根本无法诉诸现实生活中的人，
而更倾向于文学叙事的虚构，通过电影的、文学的或艺术的描绘来揭示自
我发展进程中的真实人性冲突，尤其是在文学叙事当中。

　　临床上的精神分析只在某些比较开放性的文化中存在，在某些比较传
统和保守的文化形态里，精神分析几乎是一个比较荒诞的事情。因为较少
有人认为别人可以了解自己的私事，并从自己的私事中去探寻属于自己身

---

① Charmaz, K., *Good Days, Bad Days: The Self in Chronic Illness and Time.* New Brunswick,
N. J.: Rutgers University Press, 1991, p. 234.

体的秘密。从这一点来说，叙事总是隐秘的、隐私性的，它仅限于个体的自我对话，那些隐藏在个体真实灵魂里面的东西常常不会轻易地显示于人的，这大概是个体所拥有的文化情结所导致的。

然而，个体的文化情结也不是一成不变的，相对于那些年轻的、敏感的，自认为自己的生命还处在不停完美变化过程中的青年人来说，那些年老的、已经定型了的、社会阅历丰富的老年个体更容易向人吐露心声，因为此时他们的个体叙事相对来说已经处在"已完成的状态"，此时的个体所拥有的道德、价值评价重新回归生命本身，而非社会的道德、价值评价体系。这也是为何在众多的经典电影中，都是由一个老者通过回忆的方式来进行文学叙事，那些在青年时期发生过的、当时看来甚至有些荒唐的故事，在叙事的过程中重新获得意义，因为那是个体在生命历程中有意无意选择而产生的结果，这样的结果已经无所谓好与坏，它只属于个体完完整整的生命本身。

一　叙事医学中的个体自我"叙事"

无疑，叙事疗法在临床实践当中并不是新鲜的事情，比如弗洛伊德所使用的精神分析、释梦法等，其本质都在于帮助患者从潜意识中挖掘出心理冲突的根源所在。而临床心理学中的"叙事疗法"更是历史悠久。叙事治疗源自后现代心理治疗法，20世纪80年代由澳大利亚的临床心理学家、叙事心理治疗的创始人和代表人物之一的麦克·怀特（Michael White，1948—2008）和新西兰家庭叙事治疗的代表人物大卫·艾普斯顿（David Epston）首创，他们在《故事、知识、权力——叙事治疗的力量》（*Narrative Mean to Therapeutic Ends*）一书中系统阐述了有关叙事心理治疗的观点和方法。[1] 叙事疗法通过叙述中"所包含的隐喻来帮助当事者提升自我认知，建构更完整的自我"。它的意义在于通过"运用积极适当的语言形式，帮助当事人重新建立积极的自我身份"[2]。叙事常常是文学性的、隐喻的，那些无法直接表述出来的情感、思想和意义，可以通过文学作品中的"化身"来讲述，那些触及个人隐私和"自我"最深层的部分只能通过文学的修饰来表达。

在真实生活里，个体的叙事虽然涉及道德、价值评价，但是一个不可

① White M, Epston D., *Narrative Means to Therapeutic Ends*［M］. W. Norton & Co., 1990.
② 王中强：《叙事疗法：雷蒙德·卡佛短篇小说中的"人文关怀"》，《解放军外国语学院学报》2016年第1期。

否认的事实是：从心理上来讲，个体常常会把现实的"自我"放在一个积极的位置，以正面的形象出现。而在人—我关系中，更多地将消极的、不愉快的经历和关系状态归因于别人的人格问题。而文学叙事中，个体的"自我"在看似虚构的场景中才能更真实地显现。此时的"我"站在故事之外剖析着故事里的角色，那些看似与"我"无关的虚构故事恰恰隐藏了真实的"自我"。杰罗姆·布鲁纳（Jerome Seymour Bruner）曾经指出："逻辑—科学模式寻找普遍真实性的条件，而叙事模式寻求事件之间的特殊联系。"①相对来说，叙事诉诸更多的情感意义，而推理则诉诸理性的、经验性的归纳。从本质上讲，无论是通过哪种方式得来的知识，在其本质上并不存在差别，但在现代性世界中，"人类被科学炫目的光芒深深打动，将理性叙事推崇到极致，使之成为独具合法化功能的'真正科学'的方法"②。因而叙事医学中的个体叙事改变的是科学性的思维方式，从理性推理到情感的演绎，所得到的都是病人的意义世界，但不同的是，情感推理所获得的只是一些客观、抽象化的知识，而情感演绎获得的是个体生活的真实情境和感受，并且，在这些看似个人的生活情境和感受中，无关乎对错，只关乎当事人的意义世界。

　　然而，文学叙事总是单向式的、虚构的、多面体的、多故事情节和复杂人物关系的，它可以从不同的角度来剖析同一个角色，也可以从同一个角度剖析不同的角色。临床医学中的叙事却无法做到这一点，如果临床医学中的个体叙事是发生在医生和患者之间的叙事，那么这种叙事无疑具有文学叙事所没有的优点。临床叙事的优点在于它是双向性的，正如我们在前文中所讨论到的，叙事医学的真正问题不在于叙事本身的合理性，而在于叙事实践的可行性。显然，医患之间面对面地直接叙事是比较困难的，任何个体都无法在那种场合去积极地展示真实自我，因而叙事医学对于医患双方都是一个严峻的考验。首先是对医生的考验，医生是作为什么样的角色参与到患者的叙事？一个倾听者吗？

　　无疑，在很多的叙事场景中，倾听或许是最好的表达方式，因为倾听意味着接受患者表达的意义，蕴藏在倾听中的态度或耐心在其本质上已经发挥了叙事应该有的部分作用。然而，倾听显然是不充分的，在医生所扮演的这个角色里，拥有比"倾听者"更为丰富的内涵，如方新文等所提

---

① Bryner J., *Actual minds, possible worlds* ［M］. Cambridge, MA: Harvard University Press, 1986, p.118.

② 方新文、郭宁月、刘虹伯：《论叙事医学的根基与价值》，《医学与哲学》2018年第5A期。

出的："叙事医学是一项医生深度参与的实践。……需以自己的生命整体去贴近病人的生命整体而不是仅仅发生某个方面的偶然连接。"① 可见，医生需对患者的叙事做出"第二次叙事"，这样的叙事不是从医生自身的"意义世界"出发做出的诠释，而是充分地接近患者的"意义世界"做出的意会。如果医生无法离身于自己的"意义世界"，就很有可能彻底地误会患者的本真世界，而在自己的意义世界中找寻患者的意义世界。

相对于文学叙事来说，患者的个体叙事是更为简单的形式，它几乎不需要任何理论性的基础或语言上的功夫，几乎任何文化背景的患者都可以对自己的生命历史进行叙事。然而，一个不可否认的事实是，患者的个体叙事绝对不是简单的生活事件的回忆或搜寻，那些镶嵌在自己生命历程中的故事是有限的。于个体而言，更多的是遗忘，而不曾被遗忘的生活事件，其本身就代表着患者作为个体存在的意义，它们是植根于患者个体记忆的意义事件。

然而，于患者而言，叙事的难点不在于如何叙，而在于是否应该叙。在患者的意义世界中，那些代表了特殊意义的事件，大多数是个体所独有的、不可分享的独特经历。无论我们如何去强调医患之间的信任，如何去执着于医生所扮演的共情角色，实际上，个体的叙事在其本质上都没有任何工具性的意义，它对于寻找个体的病因而言是没有直接根据的。尽管医生可以继续通过经验性推理的形式从那些零散的故事或事件当中获得一些疾病的密码，但是这样的推理，其逻辑性是可想而知的。

因而，医生可能的做法是启发病人找到真实的"自我"，因为个体的"自我"及其建构只能是个体自己来完成，并且这一过程永远是"未完成的"、进行中的。那些令临床工作者兴奋的、孜孜不倦的疾病真相并非病人所能共享的，叙事在某种程度上只是患者个体自我的"催生剂"，病人在叙事中所表达的"意义世界"因为叙事而变得更为清晰，或者病人于叙事本身中找到某种心灵上的安慰。如果能够达到这样的目的，叙事的意义也就很明了了。而以叙事为特征的疾病治疗，它实际上不需要任何外在的干预，医生在启发式的诱导下帮助患者找到真实的"自我"，存在于疾病中的症结就会自然地打开。因而个体的叙事不在于以医生为参照对象来叙，而在于个体叙事如何打开。一如海子的个体生命叙事，通过他的诗歌，他人才能得以知道他本真的自我与"劈柴、喂马"等联系在一起，

---

① 方新文、郭宁月、刘虹伯：《论叙事医学的根基与价值》，《医学与哲学》2018年第5A期。

而非他真正的社会身份。

一般地，医生和患者的叙事意义是不一样的，医生注重的是"事"，是从人到病的路线。医生的叙事是有目的性的，他们总是试图在不同的叙事中找到疾病的真相，无论这种联系是否真的符合逻辑，唯其如此，他们在叙事中所扮演的角色才是有意义的，否则只能成为患者个体叙事无意义的"陪葬"，无论这种共情对于患者而言产生了多么重要的影响，但是对于医生而言，如果不和疾病的真相联系在一起，他们的意义就无法得到实现，他们在医患关系之中的存在感和意义感就会丧失。何裕民提出，叙事有"复原真相"之功，"临床医师对复原疾病真相，都有内心需求；出自内在的，才会主动跟从"①。而对于患者而言，关键在于"叙"，是从病到人的叙事路线，那些能够从患者的角度"叙"出来的事情本身都属于患者"意义世界"的一部分。患者因为自己的病而引发叙事的动机，对于患者而言，不在于所叙述的事件是否真实，也不在于这件事情本身的意义，而在于患者在叙事的过程中赋予这些事件的意义。这些事件有可能是真实发生的，也可能是患者自我编造和想象的，这些都不重要。

患者叙事过程中，也可能完全失去了故事本身的逻辑性，但只要患者是愿意叙事的，愿意在叙事中重新找到自我，就好过患者在沉默和封闭中完全"自我丧失"或"自我分裂"。这样的叙事于个体的生命而言，代表着个体自我发展的进程，但对于很多个体而言，这样的进程可能是无声的，他们仅仅在自己的"意义世界"里表达着自己的情绪。疾病恰恰引发了患者叙事的可能性，因为疾病，患者得以走出自己原来的"意义世界"，而创造出新的"意义世界"，这对于个体的自我发展又具有促进性的意义。因而个体叙事的意义不仅仅在于从那些存在或不存在的事实中产生意义，而是叙事本身就具有意义。然而，叙事的意义不在于发现病人的心理冲突，而是个体在叙事过程中所完成的自我建构。

在前文中，我们已经探讨了个体"自我丧失""自我分裂"等概念，这些个体的自我状态可能完全源于自我发展进程中的时间性丧失或停滞。换句话说，个体已经完全无法感知到自身存在的时间性，或者说，完全无法感知到时间的流逝于自己生命存在的意义。或者，相反地，个体无法感知到时间对于自我存在的影响。在日复一日的循环往复中，个体的自我存在感丧失，无意义感油然而生，"我"丧失了自身存在的时间性，也在这

---

① 何裕民：《叙事医学"要旨"之追问：努力"复原真相"?》，《医学与哲学》2018 年第 9A 期。

样的"丧失"中丧失了自"我"。此时"我"的存在于生命体本身而言，它是存在的；于自我的意义世界而言，它是消失的。因为自我存在"意义世界"的消失，"我"也无法表达"我"真实的情感，"我"犹如一个活在世界上的"幽灵"，飘飘荡荡于人世之中。

然而，在个体的自我叙事当中，是由病到人的。个体由于自己的疾病而重新意识到自我的存在，首先是"身体自我"的各种不适，然后经由"身体自我"到达"意识自我"，再到"社会自我""道德自我"等，此时的"我"在已经毫无存在感的生命中再次感知到自身的变化，会发出这样的一些疑问：我居然生病了？我为何生病呢？为何生病的是我？是我的运气不好吗？为何别人的生活习惯比我差得多却没有生病，而我却生病了？如此种种的问题随机产生。因为疾病，"我"作为社会存在而重新被自我感知，"我"的毫无生气的"意义世界"忽然间就有了很多的联系与意义，是疾病将"我"与这个世界重新连接在一起，个体的"自我"正是在这样的联系中重新恢复了时间感和存在感。可以说，是疾病帮助个体找回了自己的"意义世界"，或者说，是疾病引发了"我"对自我的存在做出各种反思。

英国文化研究学者"伯明翰学派"的代表人物肖恩·尼克松（Sean Nixon）说："身份是必需的构想或必需的虚构。我们需要它们在世界中起作用，将我们落实到与其他人的关系中，并组织成一种我们到底是谁的感觉。"①无可否认，个体在生物医疗体系中是无法完成这样的身份和意义的转化的，概念化和逻辑化才是生物医学对人体的基本描述，对人体的活动进行分析与控制是其主要目标。这种对待身体的方式实质上掩盖了它在生活情境中的道德或价值属性。所以，有人提出，"科学知识对身体的解释让原本圆融自足的'自我'变得单一和残缺……病人通常无法正常地接纳自己作为'病人'这一社会角色"②。

在现实的医疗情境中，医生与患者之间的关系始终难以摆脱匿名和陌生等特点，"这种信任关系带有很强的单向性和工具性，而不是生活情境中的情感性、道德性关系"③。个体的叙事却是完全生活情境性的，疾病

<hr/>

① ［英］斯图尔特·霍尔：《表征：文化表象与意指实践》，徐亮、陆兴华译，商务印书馆2003年版，第307页。
② 黄剑：《自我的建构与认同——以林妈残疾身体为社会文本分析》，《安庆师范学院学报》（社会科学版）2010年第7期。
③ 黄剑：《自我的建构与认同——以林妈残疾身体为社会文本分析》，《安庆师范学院学报》（社会科学版）2010年第7期。

使得个体不得不改变对自我的认识以适应新的生活情境。比如改变自己过去的社会角色，以一种撤退的方式从原来的生活境遇中撤离，以一种新的姿态来管理自己的身体和行为，并在此过程中获得一个更为恰当的"自我概念"。这种修正通常既是身体上的，也是心灵上和人格上的，比如更多地参加体育锻炼，更多地加强日常生活中的营养摄入，更多地控制好自身的情绪等。在与他人的关系上，疾病常使得个体去反思自身的人格，通常会将疾病与自身的道德缺陷联系在一起，并将那些自己认为是不道德的做法归为疾病的来源，这也是为何很多人在得了绝症之后反而变得不计较得失，甚至皈依佛门、乐善好施。

二 "人生进程"中的疾病自我叙事

1982 年，英国社会学家迈克尔·伯里（Michael Bury）发表了他的经典论文《作为人生进程破坏的慢性病》[1]。据统计，这是《健康与疾病社会学》（*Sociology of Healthhand Illness*）杂志创刊 25 年以来（1979—2003）被引用次数最多的一篇论文（167 次）。[2] 近 20 年来，欧美国家很多社会学研究工作者围绕"人生进程的破坏"概念展开研究。从某种程度上来说，这一概念显示为"以成人为中心"的病痛发展模型。不得不承认，大量的病痛模型都集中发生在生命的中后期，尤其是各种慢性病，基本上都是在人生命历程的后半期才出现。因而"人生进程的破坏"的确是一个比较贴切的描述，它形象地揭示了个体生命从"正常的"到"反常的"发展和转变过程。

然而，这样的概念显然无法被适用到"先天性疾病/缺陷"或儿童、青少年时期就患有的众多疾病模型之中。因为一般来说，这些个体从出生那一刻开始就承受和经历着各种病痛或残疾，这意味着病痛和残疾始终是其生命及其历程中的一部分，疾病和残疾始终保持着与个体逐渐建立起来的"自我认同"的一致性。因此，于他们而言，他们的人生进程并非因为疾病或残疾发生转折性的改变，因而也不必然地出现"人生进程的破坏"。

对于那些长期生活在逆境中、身患多种病症的老年人来说，看起来也

---

[1] Bury, M., "Chronic Illness as Biographical Disruption", *Sociology of Health and Illness*, Vol. 4, No. 2, 1982.

[2] Armstrong, D., "The Impact of Papers in Sociology of Health and Illness: A Bibliographic Study", *Sociology of Health and Illness*, Vol. 25, 2003, p. 63.

没有遭受太多"人生进程的破坏"。① 潘多拉·庞德（Pound，P.）与他的伙伴们在研究伦敦东区工人阶级的病痛叙述时惊异地发现："年龄因素影响了人们对慢性病的反应。"② 克里斯托弗·费尔克洛思（Faircloth，C.）等人在考察佛罗里达州老兵的中风经历时指出："中风的影响与其说是人生进程的破坏，不如说是他们在日常生活中必须面对的众多事件之一。"③ 因而像中风这样的暴病未必导致"人生进程的破坏"，它有可能成为"持续的人生进程"的一部分。④

达妮埃勒·卡里克布鲁（Carricaburu，D.）和雅妮娜·皮埃雷（J. Pierret）的研究表明：那些在治疗血友病的过程中不小心感染 HIV 病毒的个体，其实在很久以前就开始围绕着既定的"患病轨迹"来组织可能属于他们的日常生活和人生规划。例如，由于这些患者意识到血友病在当前的医疗水平下仍然是一种无法治愈的遗传性疾病，为了不使自己的后代承受相应的疾病痛苦，许多患者决定不结婚或不要后代。除此之外，许多患者还考虑到这一疾病发展进程中无法预料的偶然性出血，他们对此疾病已经有了深刻的体会，已经充分地习惯了因此病可能出现的各种身体的不确定状况，患者中的大部分都放弃了运动和旅行这样颇具风险性的日常活动。"正是在此种意义上，我们可以断定，HIV 感染导致了人生进程的强化（biographical reinforcement）。"⑤

基于以上这些概念，我们将疾病叙事放置于个体的"人生进程"中去考察，将"人生进程"当作个体自我建构过程中的一个重要概念来思考。实际上，正如郇建立在对慢性病的考察中发现，"人生进程的破坏""人生进程的持续""人生进程的强化"等概念都从一定程度上揭示了疾病对于个体人生进程的影响，因而，相比较而言，"人生进程"是一个更为基础性的概念。

---

① 郇建立：《慢性病与人生进程的破坏——评迈克尔·伯里的一个核心概念》，《社会学研究》2009 年第 5 期。

② Pound, P. , P. Compertz & S. Ebrahim, "*Illness in the Context of Older Age：The Case of Stroke.*" *Sociology of Health and Illness*, Vol. 20, No. 4, 1998.

③ Faircloth, C. A. , C. Boylstein, M. Rittman, M. E. Young & J. Gubrium, "Sudden Illness and Biographical Flow in Narrative of Stroke Recovery", *Sociology of Health and Illness*, Vol. 26, No. 2, 2004, p. 256.

④ 郇建立：《慢性病与人生进程的破坏——评迈克尔·伯里的一个核心概念》，《社会学研究》2009 年第 5 期。

⑤ Carricaburu, D. & J. Pierret, "From Biographical Disruption to Biographical Reinforcement：The Case of HIF-positive Men", *Sociology of Health and Illness*, Vol. 17, No. 1, 1995, p. 82.

如我们在前文中所述，个体的自我发展是进程性的，这导致疾病也是进行性的、时间性的。个体的疾病叙事常常要诉诸自身的人生经历或生命的叙事，这样的叙事不仅是对往事的追忆、反思和总结，而且是在社会文化这一宏观的历史叙事背景中进行的。因为个体的疾病正如自我发展一样，不可能离开社会及其历史的发展这样的叙事背景而单独存在，这正如一些著名的社会学家所提出的人存在的"晚期现代性"①这样的概念，生动地描述了现代人生存的真实社会情形。在一定的社会历史和生活背景下，个体需要不断地反思身体和自我的关系，他需要根据现代的社会生活去评价自己的人生进程，并不断地调整自己的人生规划。由此说来，"与其说慢性病导致了人生进程的破坏，不如说人生进程的破坏是晚期现代性的一个普遍特征"②。

伯里指出，"病痛至少在两种意义上是社会现象"③。"首先，病痛的分布在不同的社会群体之间有很大的差异……个人的社会地位会影响他的患病经历。其次，病痛不可避免地会影响我们的社会关系和更广阔的社会。"④从这里可以看出，疾病于人而言的社会意义体现在两个方面：一个是从个体的社会关系、地位、所属阶层、人群等总结出来的疾病；另一个是疾病产生后对个体的社会影响。

实际上，立足于个体的"人生进程"来进行的疾病叙事也存在着两种不同的路线：一种是"由人到病"，另一种是"由病到人"。尽管在前文中，我们已经探讨了在医患关系当中，医生对于患者的个体叙事将更多地遵从"由人到病"的叙事路线，因为他们更多地关心疾病的真相，主要目的是从个体的生命叙事中找到疾病产生的因素。而患者则更多地遵从"由病到人"的叙事路线，他们因疾病引发了对自我的重构。或者说，疾病帮助他们激发了重构自我的愿望。

然而，这种区分并无太多实际意义，仅仅为了说明医患在个体叙事中"着重点"的不同。但这并不否定患者在疾病叙事中其实也可以遵从这两种相反相成的路线。实际上，"由人到病"和"由病到人"的叙事路线并

① [英]安东尼·吉登斯：《现代性的后果》，田禾译，黄平校注，生活·读书·新知三联书店 2000 年版。
② 郇建立：《慢性病与人生进程的破坏——评迈克尔·伯里的一个核心概念》，《社会学研究》2009 年第 5 期。
③ Bury, M., *Health and Illness in A Changing Society.* London and New York: Routledge, 1997, pp. 1 - 2.
④ 郇建立：《慢性病与人生进程的破坏——评迈克尔·伯里的一个核心概念》，《社会学研究》2009 年第 5 期。

非问题的关键所在，问题的关键在于患者在疾病叙事中如何在"病"与"我"之间建立起联系，或者说，患者是如何根据疾病来建构自我的。无论是人生进程的破坏，还是持续或强化，其实都不足以说明问题，真正的问题在于疾病和自我的关系。在"病"与"我"之间，个体通过疾病的叙事所要找到的并非疾病产生的原因，而是如何理解自身的"疾病"。对于患者来说，可能问这样的问题更为自然一些：为何我会得这样的疾病？为何我是在现在得这样的疾病？

对于以上问题，患者不可能通过人生中的部分来求得真相，比如说人生中的某一段经历或某一些事件。因而，从某种意义上来说，患者所要找到的是真正的、完整的"自我"，是自我的全部。要达到这样的目的，"我"就无法将个体的生命叙事进行断裂式或残片式的分割剖析，它必须是一个整体。从这个意义上来说，病在人中，人在病中，病和人是不可分割的有机整体。同样地，我们无法从单一的疾病来推知个体"自我"的真实形态，也无法从个体部分的经历当中去获悉疾病的真相。因而个体的自我建构和疾病的叙事必须是一体的，它们共同作为个体"人生进程"中的形态，是不可分割的。从这个意义上来说，疾病与个体的"身体自我"有着同样的本体性意义。换句话说，疾病和人的存在一样同处在"人生进程"之中。例如，米歇尔·福柯（MichelFoucault）提出："疾病是一个物种。"他认为，"上帝在制造疾病和培养致病的体液时，与他在培养其他动植物时遵循着同样的法则……因而疾病也是一种生命"①。疾病的存在也如一个物种或生命一般，自然而然地拥有着自己的秩序。可以这么说，疾病是从生命自身内部组织起来的秩序，它先于一切现象而存在，其存在的合理性和本体论意义与健康是一模一样的。

当代的医学家们都不约而同地发现艾滋病病毒的伪装本能，"它不断地制造假象迷惑人们，使人类在对付它时连连上当，不得不惊叹这一病毒与生俱来的狡黠和韧性"②。然而，这种疾病的秩序却并不完全被现代人所接受，他们始终难以相信疾病是必然与合理地出现与存在的，总以为疾病的发生只不过是生命中偶然的事情。其实，"生命的合理性与威胁着它的东西的合理性完全同一。……人们在疾病中辨认生命，因为对疾病的认

---

① ［法］米歇尔·福柯：《临床医学的诞生》，刘北成译，译林出版社 2011 年版，第 171 页。

② 肖巍：《作为一种价值建构的疾病——关于疾病的哲学叙事》，《中国人民大学学报》2008 年第 4 期。

识正是建立在生命的法则上"①。

　　然而，从人的整个"人生进程"来看，虽然有些个体的疾病是与生俱来的，但是绝大部分的疾病出现在"人生进程"的中晚期。在一般人看来，健康才是生命的一种自然和正常的状态，疾病实质上是人体正常功能的偏离，因而让这些失去正常功能的个体恢复健康本身就是一种符合道德的追求，"有病不治"反而成为一种个体的，甚至社会道德的污点。这种观点在表面上看来符合逻辑，却忽略了一个关键问题："从人类群体意义上说，疾病是不可消除的，因为它本身具有自然的和本体论的意义。"②这意味着，疾病、人体和大自然是同体的，作为大自然中的一个小小的原子，人体的一切皆需要接受大自然的恩惠，同时也需要接受大自然中一切致病因素的影响。人不可能离开大自然而存在，这种本体性的存在决定了疾病和人体一样，是同源同流的。"既然疾病本身具有某种本体论意义，人类对于疾病的认识和治疗就必须符合疾病的本质，不要让这一过程变为一种暴力冲突。"③从某种意义上说，现代社会的人类和疾病之间的关系就如人与自然的关系一样，人们征服疾病和改造生命的动机和意愿与他们试图征服自然、改造环境的动机和意愿如出一辙。因而，病和人之间的关系，顺其自然才是根本。

　　同样地，"人生进程"更是一个具有哲学性的描述，因为人生是不可逆的，从生—老—死这一必然的"人生进程"之中，人们能够很自然地接受生、老和死这三个环节的必然性，却唯独将"病"看作偶然发生的生活事件。无疑，这样的理解也是有原因的，尽管在不同个体的"人生进程"中，疾病带有不可避免的必然性，但是这一必然性中总是隐藏着许多的偶然性。正如个体而言，死是必然的，但个体会在什么年龄阶段死却是偶然的。主导或左右人的价值观念的就是这一偶然性和不确定性。从这个角度来说，疾病对于人的意义不在于疾病本身，而是疾病带来的可能结果——死。

　　因而，对付疾病的积极性其实来源于人们"怕死"的本能。如果个体确切地知道自己会在什么时间死去，疾病于人的存在而言便显得渺小。

① ［法］米歇尔·福柯：《临床医学的诞生》，刘北成译，译林出版社 2011 年版，第 6—7 页。
② 肖巍：《作为一种价值建构的疾病——关于疾病的哲学叙事》，《中国人民大学学报》2008 年第 4 期。
③ 肖巍：《作为一种价值建构的疾病——关于疾病的哲学叙事》，《中国人民大学学报》2008 年第 4 期。

正如电影《遗愿清单》中所描述的，如果知道自己会在一年或半年后死去，我为何要在疾病这个问题上耗费那么多时间呢？不如想尽办法去完成一些此生未完的心愿，唯其如此才可以不枉此生！从这个角度来看，疾病的叙事唯有被写进"人生进程"之中才是完整的、有意义的，它总是连续性的、关联性的。所有的关系、意义都在"我"与他人的互动之中，在自我的发展和建构之中产生，若失去了这一连续性，个体的"自我"就会成为虚空，或成为一种虚假的存在。

在"人生进程"中，个体"自我"构成的多种成分，其发展路线又是不一致的。尽管作为生之本能，个体总是将"勇往直前"当作自身的发展趋势，然而"人生进程"中的自我本质是必须迎接"生死的峰回路转"，"我"于奔涌向前的人生激流之中忽然意识到自我的"反转"，"我"的身体，"我"所拥有的社会身份、地位和扮演的角色，这些所有体现"我"的社会关系的因素，常常在某一个时间段里开始悄悄地改变。它们在生命之中如一条抛物线般存在，到达人生的某一个阶段就会急剧直下，而"我"必须能够面对这一"人生进程"的改变。疾病在这一人生进程的"反转"当中犹如身体发出的自然警报，此时"我"必须重新审视我生命历程中那些不可往复的"故事"、那些正在继续的"故事"以及那些看起来会发生的"故事"。"我"必须在过去、现在、将来的叙事中重构"自我"，因为"我"需要人生进程中"进"的动力。

于个体的真实生活中，太多有意义的事件影响着个体的"人生进程"，如结婚、生子、晋升、迁移、丧偶、退休等，但这些生活事件本身并不构成对"人生进程"的破坏，相反，它们是推进人生进程的必需的重要环节。虽然"我"于千千万万个生命之中获得同样的生的秩序，做着同样的事情，但是于"我"本人而言，"我"存在的意义就植根于这些看似重复无意义的事件当中。疾病也如这些生活事件一样，它同样是我"生"的一部分，是人生进程中偶然发生却又必然存在的一部分，犹如生之偶然性和死之必然性一样，病于"我"的人生进程中与"我"统一起来。

相对于身体自我、社会自我来说，道德自我的发展却遵循着不同的路线。身体自我、社会自我反映的是"自我"的实然存在，回答的是"我是谁？"这样的问题；道德自我反映的是"自我"的应然存在，回答的是"我应该是谁？"这样的问题。尽管个体的"自我认同"是以肯定自身的存在价值为前提的，但是这种价值不体现为"我"即时的、既定的身份，因为这样的身份是没有发展性的，人不可能躺在自己过去的或既有的社会角色中去进行自我建构。相反，能够肯定自我存在价值的是"我应该是谁"这样的问题。因为这样的问题自带发展性和设计性，它反映的是自我发展的建构性和动态性。

但"我是谁"这个问题是明确"我应该是谁"的先行性基础，个体只有明白了"我是谁"才能继续去追问"我应该是谁"这个问题。从这个意义上来说，"身体自我""社会自我"是"道德自我"发展的基础，而"道德自我"才是个体"自我"发展与建构的动力。"我是谁"是"我"人生进程中既定的意义，而"我应该是谁"才是我人生进程中未完成的意义。然而"身体自我"是我存在的实体，个体无法脱离自己的身体去谈意义、价值。人生进程中的疾病并非我得之于外，而是"身体自我"在人生进程中的特定阶段。此时"我"作为一个完整的、理性的人，必须明白我赖以存在的实体已经"今非昔比"，"我"必须接受这一事实，以此来决定"我"人生中那些未完成的意义。

三 疾病叙事中个体的"意义世界"与自我冲突

"叙事治疗"源自后现代心理治疗方法，它实际上已经拥有比较悠久的历史。一般认为，"叙事疗法"是 20 世纪 80 年代由澳大利亚的麦克·怀特（Michael White）和新西兰的大卫·艾普斯顿（David Epston）发明，他们在《故事、知识、权力——叙事治疗的力量》（*Narrative Mean to Therapeutic Ends*）一书中系统地论述了叙事疗法。[①] "叙事疗法"的常见做法是通过病人的叙事来帮助他们提升自我认知、完善自我，其理论前提是断定病人的叙事中包含对自我的隐喻，它的意义"在于通过运用积极适当的语言形式，帮助当事人重新建立积极的自我身份"[②]。

一般认为，叙事是个体重塑自我的一种良好途径，其产生的理论基础是运用恰当的语言激发个体内在的自我力量，从而肯定自我、发展自我，并最终获得人生的全部意义，以一种积极的态度继续自己的人生进程。叙事通常是文学性的，其产生的逻辑也带有明显的文学想象性和虚构性，通常需要患者能够将自己的身份进行虚构。几乎所有的文学叙事当中，都在问"我是谁?"这一问题，个体的叙事仅仅是为了解答这样的问题。这样的做法其实已经预设了一个前提，即疾病产生的根源是"自我的丧失"。

---

① White M, Epston D., *Narrative Means to Therapeutic Ends* [M] . W. W. Norton & Co., 1990.

② 王中强：《叙事疗法：雷蒙德·卡佛短篇小说中的"人文关怀"》，《解放军外国语学院学报》2016 年第 1 期。

尤其是对于那些精神病人来说，他们内在的心理冲突，各种各样的病态人格，皆出自他们内在自我的不协调。

　　然而，一个不可否认的事实是："我是谁？"这一问题并非完全能够证明此时的个体自我是意识不清醒的，文学叙事当中显然存在过多的主观想象，正如尼克松（Nixon）所讲的，身份是必需的虚构，这种虚构的身份在现实生活中仍然不能解答"我是谁？"这一问题。而一个有趣的事实是，一位有着多年叙事治疗经验的治疗师明确地写道："许多来访者认为他们生活中的问题是他们或是别人的品性（identity）的反映……人们更加坚定地相信他们生活中的问题反映了自己、别人，或人际关系的本性和性格中既定的'事实'。"① 基本上，"我是谁？""我是什么样的人"或"别人是什么样的人"已经限定了个体的主观思维，此时"我"已经没有办法走出那个在我的头脑中形成的刻板"自我"，这大概是很多心理或精神疾病患者的主要症结。他们的一个主要特点就是并非在人生进程中去理解"自我"，或者说，他们的"自我"发展是缺乏连续性的。"我"在一些自认为比较客观的"事实"当中去寻找问题的本质，因而他们将"自我"与"他我"限定在既定的"事实"当中，尽管这些"事实"于人于己实际上已经并无太多意义，因为它们缺乏"自我"发展必要的方向感和牵引力，"我"仅仅是作为一个既定的存在物而存在，并非作为一个自由的存在而存在。

　　实际上，历史上那些机械的人性论观点基本上都认为人具有某一些特定的属性，用善恶来进行评价，似乎人从一出生就开始被加上某种亘古不变的颜色，是这些颜色决定人的具体行为。实际上这样的认识往往将人的"自我"限定在某一些事情之中，或某一些时间点上，或仅仅限定在个体"意识自我"的探索之中，或更为确切一点，仅仅限定在"我"之中。在心理学中，常常将这一状态称为"自恋"，在伦理学当中，这一状态是个体社会关系的中断或断裂，体现为"自我"与"他我"之间的道德冲突。于是"我"必须面对这样一个毫无可能性的事实：我即如此，世界即如此，我于世界的悲凉颜色之中找不出自己与这一悲凉世界的差异。

　　尽管疾病的文学叙事当中基本上都在强调一个问题：如何帮病人找到自我，找回自己的"意义世界"？但是这样的目标通常不可能仅仅在"我是谁？"这样的问题内部达成，因为"我是谁？"这样的自我追问中并不

---

① ［澳］迈克尔·怀特：《叙事疗法实践地图》，李明等译，重庆大学出版社2011年版，第1页。

包含个体的应然规定，它是实然存在的、非可能性的规定。而文学叙事或叙事疗法常常需要通过一个虚构的"自我"或心理治疗师拟定的"替身"来帮助患者重新找到自我。

尽管在哲学中，"反身自省"是个体找到自我的主要途径，但在心理学中，那些患者是无法通过自身的"意识自我"发现问题的。他们在"身体自我"与"意识自我"之间几乎同时出现一些病症，如桑塔格所定义的"肺病"："从隐喻的角度说，肺病是一种灵魂病。"① 癫痫病患者同时可能是多重人格分裂症患者，"表现为喜好夸张、超宗教狂、情绪不稳定……喜好艺术写作……甚至连自己都分不清事实与虚构"②。这正是美国自传作家罗伦·史蕾特（Lauren Slater）人格的真实写照，她就是典型的"癫痫人格"，如她自己所写的："我有一个完整的大脑，不过却是分离的……我的左右大脑完全分离。"③ 她先是作为临床心理学家在波士顿的精神卫生和药物滥用诊所工作，在经历了长达十一年的艰苦工作之后，执意选择成为一名自由作家，专门从事心理学、妇女健康和精神疾病方面的写作，先后共出版八部比较重要的著作。在《说谎：一部隐喻式回忆录》这本书中，罗伦笔下的"癫痫病"不再是"一种现实的身体病症，更是作为一种隐喻的意向……从生理性疾病转移到精神性缺陷"。也正是借助"疾病的隐喻"这样的方式，罗伦通过自己在写作中的夸张叙述、想象达到了缓解病痛的目的，这便是罗伦式的"自我叙事治疗"。

然而，通常意义下的"文学叙事"，其本真的目的不是客观地描述个体所拥有的生活历史真实，而是如何在尽可能的基础上帮助患者疗伤。但"文学叙事"中的虚构与加工必须忠于患者内心的真实，因而在阅读自传文本之时，尤其在阅读患者的那些创伤叙事之时，"读者就不能仅仅关注自传作者是否书写历史真实，而是要透过叙事表面，走进作者的内心世界"④。正是在这个意义上，我们可以认为，《说谎：一部隐喻式回忆录》一书的反传统写作手法，既是"罗伦艺术探索的目的与创造策略，更是作为心理学家的罗伦借叙事治疗建构自我身份的手段"⑤。就罗伦而言，

---

① ［美］苏珊·桑塔格：《疾病的隐喻》，程巍译，上海译文出版社 2003 年版，第 18 页。
② Lauren, Slater, *Lying: A Metaphorical Memoir*［M］. New York: Pen-guin, 2001, p. 99.
③ Lauren, Slater, *Lying: A Metaphorical Memoir*［M］. New York: Pen-guin, 2001, p. 173.
④ 汪雅君：《疾病书写与自我建构：解读〈说谎：一部隐喻式回忆录〉》，《三峡大学学报》（人文社会科学版）2018 年第 5 期。
⑤ 汪雅君：《疾病书写与自我建构：解读〈说谎：一部隐喻式回忆录〉》，《三峡大学学报》（人文社会科学版）2018 年第 5 期。

"隐喻是叙事的手段，叙事是自我建构、心理治愈的方式"①。疾病的"文学叙事"常常跟作者对文本的解读有关，因而不同的解读视角通常会产生很多不一样的理解。如针对疾病叙事文本《被中断的女孩》所产生的评论就非常多，大体可以将其归纳为三类。

第一类认为，"凯森讲述的是她从'疯癫'回归'正常'的历程"。这一类叙事重在描述病人是如何通过叙事重建自我和认同，重新确认自己的身份，也就是在疾病的叙事过程中，最终回归真实的自我，很好地解答了"我是谁"这一问题。

第二类认为，"凯森的讲述表明她没有真正回归'正常'"。这一类叙事通常只将病人的疾病叙事看作病人本人的发声，它并不代表病人真的能够回归真实、正常的自我。叙事本身对于病人而言，只代表了她或他生命历程中发生的故事，这样的故事它已然地存在于病人的生命历程之中，无论病人怎样去重复回忆或者叙述，它只代表病人过去生命中的印记，是刻印在生命历史中无法抹去的事实。于患者的生命意义来说，无论是什么样的生命叙事或故事，它都客观地存在于生命之中，不因为任何事情发生实际意义上的改变，能改变的只是病人对待这一段生命历程或事实的真正态度。

第三类认为，"凯森的讲述表明，她无法确信自己现在是否仍有'精神病'，更无法确信三十年前的'精神病'诊断"。这一类疾病叙事通常涉及患者和医生及医疗机构之间的信任关系，病人通过一定的医生或医疗机构的疾病诊断来反观或加强对自我的认知，在病人自我的判断和医生或医疗机构的疾病诊断之间常常产生张力，病人通过疾病叙事来确认或消解存在于自身生命历程中的疾病。

这三类疾病的文学叙事恰恰对应了三类典型的临床疾病叙事，如唐伟胜所总结的："第一类是关于康复过程以及重建正常身份的疾病叙事；第二类是关于病人努力发出自己的声音进行叙事治疗的疾病叙事；第三类是关于病人与医生、医疗机构及社会常规之间发生冲突的疾病叙事。"② 同时，在他看来，这三种类型的疾病叙事恰恰与三部颇具影响力的专著各自所探讨的重点主题对应，它们分别是：安妮·霍金斯（Anne Hawkins）1993 年撰写的《重构疾病：疾病叙事研究》；亚瑟·弗兰克（Arthur

---

① 汪雅君：《疾病书写与自我建构：解读〈说谎：一部隐喻式回忆录〉》，《三峡大学学报》（人文社会科学版）2018 年第 5 期。

② 唐伟胜：《抑郁而疯癫的叙事声音——论〈被中断的女孩〉中的"自我"及其叙事建构》，《外国文学》2011 年第 4 期。

Frank）1995 年撰写的《受伤的讲故事人：身体、疾病与伦理》和索玛斯·库瑟（Thomas Couser）1997 年撰写的《康复的身体：疾病、伤残与生命写作》。

当然，这三种典型的疾病叙事实际上并不存在明显的界限，大多数时候，疾病叙事中的不同主题是交织在一起的，既讲述个体的自我重建，也讲述对自身的疾病身份进行的反思，同时，也讲述病人相对于医疗机构及社会对疾病的建构如何形成"反故事（Counter-story）"。尽管如此，"不同疾病叙事的进程会揭示不同的主题倾向"①。

国内的大多数学者近年来也开始关注"身体叙事"，大多数人认为，"真实作者身体的健康与否，或正在写作时身体所处的状态（兴奋、癫狂、烦躁等）都会对其写作产生直接的影响，甚至作家本身所罹患的身体疾病也会影响该作家所采取的叙述方式"②。因此，无论从哪种角度出发来进行写作，疾病的叙事在某种意义上常常会不由自主地陷入过于主观的境地。

无疑，借助于文学叙事来完成的个体"意义世界"的生成的一个鲜明特点就是它的虚构性，这与叙事疗法中的一些做法是一样的，如针对儿童多动症的一些治疗，常常需要为儿童虚构一个"替身"，以使得儿童从这样的"替身"当中找到真实的"自我"。这样的心灵描绘仍然停留在对"我是谁？"这一问题的回答，对于任何一个有理性的成年人来说，这样的问题并非对"自我"的完整性回答。因为任何个体作为社会存在，都不可能局限于某些个体的心理感受性来界定自己的社会身份和地位，那些存在于意识中的"自我"虚构都不是来自生活的实践，而是主观意识中的"自我"想象。

因而实际上，文学的叙事并非个体真正的"意义世界"的追寻，因为尽管它们通过当事人的文学虚构来进行自我的建构，这样的"自我"相对于实然存在，具有理想主义的味道，个体真正的"意义世界"必须立足于现实的生活实践。例如，加拿大哲学家查尔斯·泰勒（Charles Taylor）在其专著《自我的根源：现代认同的形成》③ 中多次指出，"自我

---

① 唐伟胜：《抑郁而疯癫的叙事声音——论〈被中断的女孩〉中的"自我"及其叙事建构》，《外国文学》2011 年第 4 期。

② 许德金、王莲香：《身体、身份与叙事：身体叙事学刍议》，《江西社会科学》2008 年第 4 期。

③ ［加］查尔斯·泰勒：《自我的根源：现代认同的形成》，韩震等译，译林出版社 2001 年版。

的意识"就是关于自我成长和生成的意识,"只有作为成长和生成的人,通过我的成熟和退化、成功和失败的历史,我才能认识我自己"。在他看来,"自我认同"在其本质上就是一种有关个体生命历程或历史的叙事,它不来自他处,离不开个体所能拥有的生活历史或事实,往往是个体在对这些生活事实的反思中获得的,人总是试图使那些生活中实际发生的、各种看似有意或无意的片段"成为具有内涵和目的的生活叙说的组成部分",在此基础上,试图使得自己那零零碎碎的、残篇式的人生"成为一个有意义的整体"①。

泰勒所提出的"自我意识"或"自我成长的意识",在其本质上与迈克尔·伯里提出的"人生进程的破坏"中的"人生进程"有着极为相通的地方。泰勒所提出的"自我意识"的不同之处在于:它进一步从空间上来规定个体的道德自我和存在的价值感。泰勒将人生喻为"行走于一个道德的空间中",在这一前提下,个体的自我认知就相当于在这一空间中给自我定位,也可以被看作确定自我在道德空间中的位置。"道德空间中的自我"总是渴求在自我与世界的秩序中找到自身的正确位置,从这个意义上来说,"个体对自身及所属社会团体的道德空间的构成和自己在道德空间的定位的认知,对于确立自我认同和自我形象来说起着根本性的作用"②。

因而,对"我是谁?"这一问题的解答意味着个体对"自我"的认识仍然停留在实然或本然状态,未能进入应然状态的价值论域。而"我应该是谁?"这样的问题才涉及主体对"自我"的价值评价和选择。人对"自我"认识与对世界的认识有着同样的逻辑,世界的本然或实然状态与"是什么?"这样的问题相联系,而应然状态与"意味着什么?"这样的问题相联系,"后者进一步将观念形态的意义世界引向价值之域"。因而,"意义世界的生成既以对象的意义呈现为内容,又涉及主体的意义赋予……本身表现为一个统一的过程"③。

因此,个体的"意义世界"从来不可能是虚构的或想象的东西,它活生生地存在于个体的生活世界,作为人存在的世界,是个体对本然或实然状态的一种扬弃。在由"自然世界"转化为"人为世界"的路途中,世界由抽象的"有"或"在"(being)这样的哲学品性开始呈现出具体

---

① 万增奎:《道德自我认同的多语境探析》,《心理研究》2008 年第 4 期。
② 万增奎:《道德自我认同的多语境探析》,《心理研究》2008 年第 4 期。
③ 杨国荣:《成己与成物——意义世界的生成》,《学术界》2008 年第 5 期。

的现实品性，"以现实性品格的形成为前提，本然的实在开始化为人的世界，后者（人的世界）也就是真正对人具有实际意义的存在"①。因而世界于人而言，其存在的意义在于它的"为人性"或"为我性"，这在本质上将人的存在看作更高一级的存在。然而，人的这种价值存在并不是悬空的，人的存在必须以世界的存在为前提，这决定了人存在的物质性。但人的存在意义不能仅仅停留在外在的物质领域，需转向关注人自身，或者说，人自身的精神世界，这两者在某种意义上必须达成统一，过分地关注其一都会使人进入"天人相分"的二元状态。

关于人的意义世界，杨国荣提出：中国传统的心性哲学和西方现代的存在主义哲学具有许多相通之处，它们的关切之点共同"指向内在的（观念形态的）意义世界，现实形态的（作为人化实在的）意义世界似乎未能在实质的层面进入其视野"。而科学实证主义哲学则较多地关注物质意义上的外在世界，相对地忽略了人内在的精神和意义世界。然而人作为一种客观的、具体的存在，不可能只局限于内在，或只局限于外在，单方面去追寻自身存在的意义，人必须同时从两条路入手来找寻意义，"既化本然对象为人化实在，从而创造现实形态的意义世界并存在于其中，也一再追问自身的存在意义并指向内在的意义世界"。因此，从价值观上看，更为可取的进路在于"扬弃意义世界的观念形态（内在形态）与现实形态（外在形态）之间的分离和对峙，不断在历史过程中走向二者的统一"②。

疾病叙事中个体的"意义世界"及冲突并不产生于人存在的实然领域。"我是谁？""意味着什么"，其本质都是以"我"为中心，"为我"是其本质的价值评价特点。而在"自我"的价值形态里，"为我"与"为他"却是另一种价值评价方式。在我与物的世界里，"意义世界"是指向物，还是指向人，常常造成一些价值形态的分化，物化的或唯精神的。但是，在我与他的世界里，"非我"或"他者"都是作为价值主体存在，因而"为我"与"为他"之间的冲突并非主客之间或物质与精神之间的不统一，而是人存在的个体价值与社会价值之间的不统一。"为我"所彰显的是人存在的个体价值，"为他"彰显的是个体存在的社会价值，这两者在个体的价值形态中并非总是统一。

"我是谁？"代表的个体存在的本然状态，彰显的是个体存在的自我

---

① 杨国荣：《成己与成物——意义世界的生成》，《学术界》2008 年第 5 期。
② 杨国荣：《成己与成物——意义世界的生成》，《学术界》2008 年第 5 期。

价值，它指向的是"为我"的价值形态。其内容关于我与世界之中应该拥有何种位置、享受何种资源，我需要在何种意义上满足自身存在所需要的一切"为我"而存在的意义之物。个体无论在何种意义上满足"为我"的价值诉求，其本身只有目的和手段的本质差别，并非指向上的差别。而在"为我"与"为他"之间，却存在指向性的差别，并且这一指向性是造成个体内在"自我"冲突的主要原因。

从存在方式来看，"为我"是实然性的，个体的"身体自我""社会自我"都是这一实然性的代表，人作为自然存在也好，作为社会存在也好，都以一定的实然性的"自我"为载体，其本身只具有价值性，不具有道德性。而"为他"涉及"非我"或"他者"，是以"我—他"关系形式而存在的实体，其本身既关涉"非我"或"他者"的价值性，也具有道德性。

在个体的价值形态中，"为我"与"为他"的价值是冲突的，还是统一的，这是个体的"道德自我"发展过程中的主要存在依据。于人本身而言，"为我"是其本然属性；但于人的社会属性而言，"为他"是人存在的应然属性。在义务论的社会道德价值体系中，"为他"的道德价值高于"为我"，而在个人主义或功利主义的社会道德价值体系中，"为我"的道德价值高于"为他"。这两者其实都存在价值形态上的不完美，因而在社会客观存在的道德价值体系中，总寄希望于能够找到一种倾向于普遍性、一般性的价值存在形式，能够将二者统领其中。尽管这样的努力并没有取得太大的成效，但是人们对于作为"类"存在的存在本质从来都没有放弃过。而在个体主观的价值世界里，"为我"和"为他"构成了主体"道德自我"发展的一对矛盾统一的发展取向，个体总是在"为我"还是"为他"的有效平衡中完成对个体"自我"的现实统一。

第三节　个体的道德人格与疾病

在上文中，我们主要就疾病叙事中个体"意义世界"的生成做了探讨。在个体的"身体自我"、"社会自我"和"道德自我"三者当中，个体疾病叙事中的冲突并不存在于实然性的"身体自我"和"社会自我"领域，而是根源于应然领域的"道德自我"内部的冲突。在"我—他"关系当中，同为价值主体的"自我"与"他者"之间的道德冲突既与社会的道德价值体系有关，也与个体所持的有效道德评价有关，共同构成个体"道德自我"发展与完善的过程。关于"道德自我""道德人格""自我同一性""人格"等概念,在伦理学与心理学领域都有不少的论述,但是这些概念本身的复杂性决定了每一种不同的学科都是从某一个角度来进行阐述,比如在伦理学当中通常诉诸心性关系、意义世界、社会道德体系等来谈"道德自我";而在心理学当中诉诸认知、情感和意志等概念来探讨人格问题。

但是,近些年来随着"道德心理学"这门学科的发展,很多学者试图结合伦理学和心理学的理论来对这些概念进行阐述,产生了很多比较有名的理论。尽管如此,对于道德人格、道德自我等概念的解释仍然处在一个比较复杂和不统一的阶段。并且那些关于个体"道德自我"发展不完善的理论常常是从心理学角度来解释的,比如人格障碍、人格分裂、精神分裂等概念。因而在这里,我们将尝试从伦理学的角度来解释个体道德人格发展中的"疾病"问题。因为个体道德人格的发展不能脱离一定社会的伦理道德体系,而在当今社会之中,社会伦理道德体系的多元化,因各种网络、信息技术而滋生的"虚拟社会"都会对个体道德人格的形成造成重要的影响,这是我们要做出详细分析的。

一　"道德人格"概述

无论在哪一个学科领域,对"人格""道德人格""理想人格""自我""自我同一性"等概念的界定都非常不容易,它们似乎表达的是同一个意思,但又处在不同的论域。然而,在众多的解释系统中,这些概念有一个共同的特点:不将这些概念看作可以独立于社会文化道德观念系统的东西。任建东认为:"道德人格则是处于一定道德体系中的人的理想、信念、作风、行为等的综合。从学理上讲,一定的主体选择了一定的道德体系,必然会从思想到行为用这一道德体系的原则要求自己,使其处于相应的道德境界,这是道德要求之必然,这里道德人格是统一的。"① 这样的定义将"道德人格"置于一定的社会文化体系背景之中,凸显了"道德人格"的一般性,却未能体现出它的特殊性。于个体而言,"道德人格"应该是在个体与社会的互动过程中而产生的属人的东西,如果仅仅从社会的伦理道德体系出发来谈个体的"人格",显然是过于表面化了。

众多学者也看到了,"人格""道德人格""自我"这些在一般意义上可以共通的概念在哲学、心理学、伦理学、社会学等学科领域,其解释

---

① 任建东:《道德人格分裂之探因》,《新疆社会经济》1996 年第 5 期。

的侧重点是不一样的，比如关于"道德自我"这一概念，王启康认为："如果只着眼于其产生的客观社会基础以及其产生形成后对人生与社会生活的重大影响，那是属于哲学的研究；如果只从其产生、形成的社会道德需要以及其与社会的和个体的道德思想、原则的关系上进行研究，则是属于伦理学的研究；而如果从其产生、形成的心理条件、前提、心理机制，形成后的心理特点以及其发挥作用的心理途径等方面加以考察，则属于心理学的研究了。"①

　　可见，在当前众多研究领域，是承认这些概念的复杂性和研究难度的。正是这个原因，我们在这里只对"道德人格"这一概念做简要的探讨，力求从伦理学和本文的研究视角出发来探讨"道德人格"与疾病之间的关系。需要指出的是，在前文中，我们一直用的是"道德自我"这一概念，而在这节里面，我们使用"道德人格"这一概念，因而我们需要对这两个概念做出必要的辨析。尽管在很多地方，这两个概念之间的差别只是不同学科领域之间的解释差别，其内涵似乎并无太多不同。但是不得不承认，在众多有关疾病的论述中，倾向于使用人格障碍、人格分裂这些词语。在对人格的分类中，也更倾向于使用双重人格、多重人格等词语，而不是"自我"。所以在这一节当中，我们使用"道德人格"一词，但在具体的论述之中，仍然会使用到"道德自我""自我"等概念，我们不将它们的内涵作具体的细分，只重点探讨它们与疾病之间的关系。

　　从伦理学领域，到底是如何理解个体的"道德人格"的呢？实际上，在众多定义当中，人格、道德人格等概念本身就是为了彰显人存在的矛盾性，不然就干脆使用"人品"一词，而不是"人格"。基本上，学界都普遍承认"人格"一词所拥有的以下词源性含义：人格（personality）应该来自拉丁文中的"persona"一词，它的含义是指戏剧演员在舞台上佩戴的面具。这实质上说明，"人格"一词的内涵构成至少可以分为两个部分：内隐的和外显的，并且这两个部分并不总是一致的，否则就不可能用"面具"来形容。但是，这样的内涵无论是在心理学领域，还是在伦理学领域，并未能够得到充分的关注。相反，学者们都试图更多地强调人格中内隐的和外显的两个部分的统一性。比如，北京大学心理学教授陈仲庚概括了现有的各种"人格"概念之后，给出了以下定义："人格是个体内在的在行为上的倾向性，它表现一个人在不断变化中的全体和综合，（是）具有动力一致性和连续性的持久的自我，是人在社会化过程中形成的给予

---

① 王启康：《再论道德自我》，《华中师范大学学报》（哲学社会科学版）1997年第6期。

人特色的身心组织。"① 显然，这一概念更为强调隐含于自我内在结构中的动机和行为的统一性，人格是积淀或内化于个体行为中的稳定意识，是个体在生命历程中形成的连续性的个性倾向，是个体身与心相统一而形成的、体现个体独特生命意义的整体。

伦理学领域中对"自我"的解释更倾向于个体在社会中的权利和义务关系，以及个体在与他人关系中的利益取舍和价值取向。这意味着，伦理学中的"自我"天然地就与"道德"联系在一起，因而伦理学领域中更多地使用"道德自我"这一概念。例如，杨国荣提出："作为现实的个体，自我总是存在于具体社会结构中……以道德意识而言，作为自我内在形态的良心……它在总体上表现为个体意识与社会意识的融合。"②

显然，这些概念在一定程度上已经脱离了"人格"一词本来的词源学含义，强调个体的人格是个体性与社会性的统一，这两者之间的矛盾性很少彰显出来。而在伦理学中，更多地使用"道德人格"一词，即使在心理学中，本身就赋予"人格"一词以道德含义，但更多地使用"性格"一词来描述，将其与天生的气质区别开来，强调其社会评价性的内容。这其实在本质上承认"人格"是后天的、社会道德性的。在这里，我们不对道德人格、人格、道德自我、自我等概念进行辨析，而将它们看作具有同一内涵的不同概念。承认个体人格、自我等的后天性，其实等于承认了它们的发展性，这一点得到了众多理论学家的认同，如王启康等人认为："道德自我的形成与发展是一个漫长的过程，可以说是一直延至人的终生。"当人能够主动地思考自身行为的社会道德意义，并以此来要求自己的行为及其内在动机之时，他的"道德自我"就初步形成了。"已初步形成的道德自我还需要不断提高和完善，并沿着从强制到自觉，从凝固到灵活，从守成到发展创新等几条线索不断前进。"③ 其实，这一点在中西文化传统之中都有非常经典的论述，如《论语》中所记述的："吾十有五而志于学，三十而立……七十而从心所欲，不逾矩"（《论语·为政》）。个体的道德人格或自我充斥着人从生到死的整个过程，因而在中国传统文化中一直强调"修身"，这实际上是一种内在道德人格的提升和修炼。

西方人格心理学理论当中，也有很多经典的理论用以描述个体人格的发展，如皮亚杰、科尔伯格等人重点阐述了儿童时期个体道德认知和人格

① 陈仲庚、张雨新：《人格心理学》，辽宁人民出版社1986年版，第50页。
② 杨国荣：《论道德自我》，《上海社会科学院学术季刊》2001年第2期。
③ 王启康：《再论道德自我》，《华中师范大学学报》（哲学社会科学版）1997年第6期。

成长的特点，而埃里克森则从人的一生出发探讨了个体人格成长的八个不同阶段。因而，承认人格的发展性可以得到众多学者的认同，或更为确切地说，人格、自我等概念是一些动态发展的概念，它们本身代表对人性动态和辩证的描述，而非静态的、抽象的概括。从这个意义上来说，个体的人格、自我发展本身不是问题，而是指向上的问题。那就是说，个体人格和自我到底会朝着一个什么样的方向发展？从伦理学家的角度出发，个体的道德自主性会出现在个体成长成熟过程中的某一个阶段，并且这种自主性是习得性的。但是这样的发展方向是否总是朝着社会道德发展的方向进展？个体在人格、自我发展的过程中具有何种个体性差异？推动个体人格、自我发展的动力是什么？在个体人格、自我发展过程中出现的矛盾和冲突意味着什么？显然，这些问题是需要做出进一步论证和解释的。

鉴于篇幅和论证的重点，我们无意在这里阐述人格、自我发展的动力因素或内在结构，但在所有有关道德人格、道德自我、人格、自我等概念的论述当中，它们本身所包含的矛盾性是不可忽略的。在前文中，我们论证了个体的身体自我、社会自我都是实然性的存在，而道德自我却是应然性的存在，包含了以"为我"与"为他"为主要特征的价值指向性的差别。实际上，在有关人格、道德人格的界定中，我们已不能忽略它们本身包含的两个方面：内隐的和外显的。因此，我们不得不承认，个体人格、自我发展其实就植根于它本身所拥有的矛盾性，正是这一矛盾性推动了个体人格、自我朝着某一个方向发展，而影响这一发展方向的因素却是多种多样的。从这个意义上来说，我们要分析个体的道德人格、道德自我与疾病的关系，就不能不抓住存在于人自身内部的真正冲突和矛盾。因为无论是从伦理学角度提出的"为我"和"为他"的冲突，还是心理学角度提出的"内隐"和"外显"的冲突，都是发生在人格或自我内部的本质性冲突。并且，这样的冲突不一定仅仅体现为是是非非的冲突，而且体现为全方位、多层次的冲突，而这应该是我们理解个体疾病的重要突破口。

二 个体道德人格发展中的"疾病"诠释

在上文中，我们探讨了个体道德人格的发展性和矛盾性，这两者之间又是不可分割的。可以说，个体道德人格的发展就存在于它的矛盾性当中，正是存在于个体自我内部的冲突推动了个体道德人格的成长与发展。那么，到底应该如何理解植根于人格、自我内部的冲突呢？在当前很多相关研究中，基本上都把这一冲突或矛盾看作引起人格障碍、人格分裂等疾病的主要原因。如唐平等人所总结的"人格障碍的心理学本质是个体性格的多重性和矛盾性以及自我意识障碍及特殊的认知结构和行为模式。……从伦理学的角度看，人格障碍的一些特殊行为模式表现主要是违背了当时社会文化背景下的伦理规则和法律体系"①。唐凯麟、龙兴海等人从道德人格完善的角度，将道德人格分为"自我分裂"、"自我平衡"和"自我同一"三大类型。其中的"自我分裂"是病态意义上的人格。病态人格的共同特征是："缺乏对一定社会道德体系的坚定而明确的信仰，其价值观念是混乱的……虚伪性、多重性和'变色龙'的特性是这种类型的道德人格的主要特性。"②

显然，在以上的观点之中，伦理学领域对人格障碍的界定是基于自我内部的矛盾和冲突来谈的，但是这种冲突源自个体的价值观念与社会伦理道德观念的冲突。因而实际上，这样的理论在一定程度上假定了社会伦理道德观念的客观性和道德性，而将个体对社会的适应看作个体道德人格健康的一个重要标准。唐凯麟等人对"自我分裂"特征的描述之中，重点使用了虚伪、多重和变色等词语，这与"人格"一词的原始含义是一致的。因而不得不承认，这里面包含了一些逻辑上的悖论，似乎人格障碍才真正包含了一些"人格"的原始意义。那么，到底应该如何来理解基于道德人格基础上来谈的疾病呢？

心理学中，已经明确地将"社会适应"能力当作衡量个体人格健康的重要指标，如"中国精神障碍分类与诊断"中将"人格障碍"界定为"人格特征明显偏离正常，使患者形成了一贯的反映个人生活风格和人际关系的异常行为模式。这种模式显著偏离特定的文化背景和一般认知方式（尤其在待人接物方面）"③。显然，这一定义并未特别地凸显出人格所具有的道德意义，尽管"待人接物"涉及"我—他"关系，但是生活中待人接物的方式并非人与人之间的利益关系，而仅仅是一种外显的行为方式。并且，在逻辑上，个体外显的行为方式符合社会的标准，不一定说明其内在没有心理冲突。而那些外显行为方式看起来不是很合群的个体，其实未必真的违背社会道德。

从以上定义的描述来看，这一"社会适应"能力的评判标准应该指

①　唐平、康燕：《多学科聚焦人格障碍》，《医学与哲学》（人文社会医学版）2009 年第 12 期。

②　唐凯麟、龙兴海：《试论道德人格的类型》，《湖南师范大学社会科学学报》1993 年第 4 期。

③　中华医学会精神科分会：《中国精神障碍分类与诊断标准第三版（CCMD－3）》，山东科学技术出版社 2001 年版，第 126 页。

个体的"道德自我"发展受到障碍或停止，也就是说个体根本无法正常认知社会的伦理道德规范，导致无法适应社会伦理道德环境。这属于认知领域的道德意识问题，而非整体的道德人格特征。从这个角度来说，对于那些以个体"道德人格"为基础来进行诊断的疾病，必须立足于"道德人格"本身产生的哲学基础来分析，这里面包括引起人格分裂的"内隐"性的心理或精神冲突的真正病因，以及"为我"和"为他"之间的冲突本质及化解方法，个体道德人格提升的过程性和阶段性特点等内容。

伦理学领域对人格分裂或人格障碍的分析常常诉诸"为我"和"为他"的对立关系，当"自我"与"他者"同为价值主体之时，个体应该如何处理两者之间的价值冲突问题。然而，在这两者的关系之中，"他者"和"自我"的价值并非孤立存在的，两者的价值并存或统一于自身的社会存在之中。因而，从关系角度出发，"自我"和"他者"实际上是一体的，并不存在根本性的冲突。这也是为何在众多伦理学理论中，常常将"自私"和"自爱"区分开来，并将"自爱"与"利他"联系起来。在"我—他"关系之中，各自的利益并非绝对对立冲突的，在众多理论中，个体道德人格修养的最高境界就是能够将"利他"当作"自爱"的一部分，或将"利他"当作"自爱"的途径。从这个意义上来说，"我—他"之间以利益为基础的价值冲突，确实是从比较客观的物质基础来谈"人—我"之间的关系，并以此来揭示个体内在的心理冲突。

然而，这样的揭示是从物质—精神的统一关系中来看待个体存在的，而存在于"道德自我"中的最为本质的冲突，并非利益的冲突，而是"真我"与"假我"的冲突。这一"假我"在伦理学理论之中产生过"伪善"这样的概念，在社会学之中称为"角色自我"，而在心理学当中，就是我们探讨的"人格"。因而在这里，实际上要解决的问题是：人为何要戴上面具生活？人为何不能本真地生活？这样的问题在哲学家们那里，才是真正的精神性问题。而人格或自我的分裂来自这一层面的冲突。

在众多有关"人格分裂"或"自我分裂"的理论中，通常将它归因于个体不能按照一定社会的伦理道德规范体系来行为，或者说，个体的价值观背离了一定的社会文化价值体系，因而是存在于个体内部的个体性与社会性的差别。换句话说，这样的理论是将人的生存放置于一定的社会文化背景之中来谈的，所以个体的人格是否健康是以社会的道德价值标准来衡量的。例如，在以集体主义为标准的社会道德价值体系当中，个人主义就代表一种极端的人格不健康。而在心理学理论当中，也将个体是否能适应社会的行为标准当作衡量个体适应能力的指标，这样的话，社会就成为衡量个体人格的重要标准。只要个体不是按照一定的社会文化体系来要求自己，就可以被认为是人格的不健全或不健康。显然，这样的标准过分肯定了社会伦理道德价值相对于个体存在的优越性和至高无上性。

　　然而，存在主义哲学之中，对于人格分裂或个体精神疾病的分析却是相反的路线。在众多存在主义哲学家看来，那些人格或自我分裂的个体往往是表面上看起来社会适应良好的个体，他们在日常生活中常常能够应对自如，他们唯一不能应对的是"自己"，因而他们并非不能良好地处理"我—他"关系，而是不能面对我—我关系。例如，马丁·海德格尔（Martin Heidegger）使用抽象的"常人"一词来描述"那些在日常共处中首先与通常'在此'的人们"①。在他看来，常人通常会以"常驻状态"存在，当人以这种"非自立状态与非本真状态的方式而存在"之时，"本己此在的自我以及他人的自我都还没有发现自身或是已经失去了自身"②。显然，海德格尔对于"人格分裂"的判定并非以个体的社会性不足为标准，相反，是以人的个体性不足为标准的。根据海德格尔的观点，如果个体始终只能将自身的存在看作尽量地和他人和谐相处，甚至完全类同，而无法彰显出自身的个体性，那么，这样的存在于"我"而言，其实已经死了。因为"我"之中已经没有了属于"自我"的东西，"我"不过是千千万万个常人之中的一个，如此，"我"自身的存在就显得毫无意义，因为"我"连自身存在的"本真状态"都迷失了。

　　然而，丹麦宗教哲学心理学家、现代存在主义哲学家索伦·克尔凯郭尔（Soren Aabye Kierkegaard，1813—1855）与海德格尔所提出的对于代表人精神之死的"非本真状态"持同样的观点。克尔凯郭尔提出"绝望"这一概念来描述人的精神之死。他认为，人内在所持有的精神实体即"自我"，这一精神实体所反映的是"自己与自己发生关系"的关系。而人作为个体所产生的精神上的"绝望"状态，实质上是这个关系出了错或不统一，"它是这个精神和自我中的疾病，一种致死的疾病"③。因为个体的"绝望"状态"使自己与自己发生关系的综合之关系中的错误关

---

① ［德］马丁·海德格尔：《存在与时间》，陈嘉映、王庆节译，生活·读书·新知三联书店2014年版，第147页。
② ［德］马丁·海德格尔：《存在与时间》，陈嘉映、王庆节译，生活·读书·新知三联书店2014年版，第149页。
③ ［丹麦］克尔凯郭尔：《克尔凯郭尔文集》（第6卷），京不特译，中国社会科学出版社2013年版，第419页。

系"①。克尔凯郭尔称这个"无所依托的自我"的"绝望"是一种"致死的疾病"。这一疾病并不是指那种"以肉体的死亡而结束的疾病",而是指个体精神上的死亡。在他看来,假如肉体的"死亡"是人作为存在所面临的最大的危险,那么,人会本能地害怕肉体的死亡而求"生"。

但是,人所拥有的精神实体能产生的"绝望"状态,所拥有的危险比肉体的"死亡"更大、更危险,以至于肉体"死亡"成为个体所诉求的对象。然而,让个体无法解脱的是自我所拥有的这一精神上的"绝望"状态并非能够轻易地通过肉体之"死"来解决,这种根植于"自我"精神领域的深深苦楚,恰恰是肉体上的"无法死"造成的。换句话说,人精神上的痛苦虽然可以通过结束生命来获得解脱,但人所面临的事实却无法随意地去死,因而是"生不如死"。

因此,对于精神上处于"绝望"中的个体来说,他们的生命的本真状态并非直接地"去死",只能是"永恒地体验着这死"②。克尔凯郭尔将这一个体精神上的"无法死"的绝望状态形容为"匕首无法杀死思想"。他的意思是,当个体处于这一精神上的"绝望"状态之时,尽管他或她想要不停地销蚀自己,却无法做到彻底地毁灭自己以成全或满足自我的精神需要,"它的运动是持恒地向内、越来越深地陷进无能的自我销蚀中"③。因而在克尔凯郭尔看来,个体的"绝望"就在于精神上的自我销蚀与肉体生命的碌碌无为之间的无法统一。俄国哲学家、象征主义运动的主要诗人维亚切斯拉夫·伊万诺维奇·伊万诺夫(Иванов Вячеслав Иванович,1866—1949)认为,个体生命一旦沉溺于社会或俗世的意志之中,便失掉了属于自己的本真灵魂,并"使得自我灵魂个体脱离了自我并忘掉自我之名",这时"只有在人的自我本质中才能够将这个'我'解放出来"④。

从这些哲学家的思想来看,人格或自我的疾病深深地植根于人个体性的迷失。他们将"自我"看作完完整整属于自己存在的那部分独立精神,而不是对社会伦理道德文化的遵从。因而,存在于个体内部的心理或精神

① 〔丹麦〕克尔凯郭尔:《克尔凯郭尔文集》(第6卷),京不特译,中国社会科学出版社2013年版,第421页。

② 〔丹麦〕克尔凯郭尔:《克尔凯郭尔文集》(第6卷),京不特译,中国社会科学出版社2013年版,第423页。

③ 〔丹麦〕克尔凯郭尔:《克尔凯郭尔文集》(第6卷),京不特译,中国社会科学出版社2013年版,第424页。

④ 魏巍:《绝望:戈利亚德金的真正疾病》,《俄罗斯文艺》2016年第4期。

上的冲突并不来自个体无法适应一定的社会伦理道德体系，或无法适应一定的社会生活，而是他们太过于依赖一定的社会伦理道德文化生存，完全失去了自己的独立意志，成为彻底被社会伦理道德文化腐蚀掉的人。

这样的观点在近代西方人文主义心理学家们那里也非常流行，比如弗洛姆就提出人之"生存矛盾"中的三个表现：生与死的矛盾；人的内在潜能和实现的矛盾；发展个性与孤独感的矛盾。在这三者之中，前两者是无法解决的，只有"发展个性与孤独感的矛盾"是可以解决的。在《爱的艺术》和《逃避自由》等多部著作中，弗洛姆从心理学和伦理学的角度试图对"我—他"关系的实然状态和应然状态作出分析并提出解救方案。他认为：人一方面脱离了与自然的联系，意味着自我意识与力量的增长，自身主体性地位的提升；另一方面，意味着人落入无穷的孤独之中，为了脱离孤独，人需要同他人建立起联系来肯定自身的存在。但是，无论是采取性交、群体纵欲，还是群居的方式来排解，都无法使人真正地摆脱孤独。相反，这些排解孤独的方式使得人失去了真正的"自我"和"自由"，而陷入其所制造的各种桎梏关系的"牢笼"。因而弗洛姆最终提出，人类生存问题的"最准确答案应该是：人与人之间的协调和每一个人都能与群体融为一体所能体现出来的爱的价值"①。

另一位人本主义心理学的杰出代表、曾经被称作"美国存在心理学之父"的罗洛·梅（Rollo May, 1909—1994）也提出过这样的观点："自我感的丧失"是现代人的生存产生困境的重要病因。因为自 19 世纪以来，"要认识到苏格拉底用他的箴言'认识你自己'来强烈要求个体进行最困难的挑战，几乎是不可能的"，而"要理解克尔凯郭尔宣称的这句话'冒险在最高意义上恰恰是意识到个人的自我'的含义，也几乎是不可能的"②。他的这一观点实质上揭示了现代人们所面临的真实生存状态，作为个体的人基本上已经丧失了自身存在的独立性、个体性和创造性，自我被某些社会意识的洪流所淹没，个体存在的价值和意义感成为一种稀缺的东西，人作为个体陷入生存的困境，无法真正地认识自我、创造自我，仅仅是在最为庸俗的意义上融入所谓群体或社会生活，未能真正地脱离社会意识形态构筑的"牢笼"来反思自身、反观社会，并在此基础上构建出更好的社会意识形态，进而发展、创造出更好的、独立的自我意识。

俄国新精神哲学家 M. 赫尔申宗（1869—1925）在《创造性的自我意

---

① [美] 埃希里·弗洛姆：《爱的艺术》，萨如菲译，光明日报出版社 2006 年版，第 27 页。
② Rollo May, *Man's Search for Himself*, New York：W. W. Norton& Company, 1981, p. 45.

识》一文中提出了个体"发现自我"对于整个国家而言的重要性。这篇论文被收录在 1909 年出版的《路标集》一书中，连同另外 7 位学者的论文一起对 19 世纪以来俄国的"知识分子"这一类型的群体进行了反思和批判。他提出，俄国所谓"知识分子"们实质上都是"残疾的人"，因为自 19 世纪中期以来他们放弃了自己的个性，"将个性之外的东西视作自己的兴趣"，"自我"的内部却"烟雾弥漫"，"在真正的'我'和'我们'的意识之间横出了一条深渊"①。这里所指的个体性、自我等概念涉及极为复杂和矛盾的哲学或价值评价。

俄国知识分子的个性分裂或丧失，并非指他们在通常情形下天生的残疾，而是指他们在价值评价体系上的矛盾和混乱，以及由此而产生的个性丧失。在赫尔申宗看来，在社会评价具有绝对主导地位的价值评价体系中，俄国知识分子的个性一分为二，个体价值极度丧失。俄国的知识分子们陷入国家主义、集体主义或民粹主义的矛盾中。一方面他们怀有强烈的爱国意识，深深地忧国忧民；另一方面，他们又严重地脱离社会生活实际，在意识形态中将个体性等同于利己主义，认为只有那些关注社会问题、社会利益的人才能算得上真正的人，因而个体的价值荡然无存。他们高谈阔论，扮演着社会改革家或修道士的角色，但他们自始至终都只是为了一个抽象的概念在奋斗，实际上既不关心生产，也不关心财富，对于国计民生的进步毫无作为。

无可否认，哲学家们所提出的人存在的个体性与社会性之间的矛盾是较高层次的自我冲突。实际上，我们可以从人的道德人格或自我发展的不同阶段来分析以上的不同理论和观点。一般来说，在个体道德人格发展的初级阶段，人的存在是以社会性与群体性为目标的，此时个体的存在以遵从和适应一定社会的伦理道德文化体系为宗旨，人的心理和精神上的冲突往往体现为"为己"还是"为我"的外显性的利益冲突。而植根于人精神上的内隐性冲突则体现为"自我"发展性的冲突，是个体是否能够立足于一定的社会伦理道德文化发展"自我"的冲突。这是个体自我发展的较高级阶段，只有那些充分地了解社会伦理道德文化体系并具有深刻"自我"认知的个体才会产生这种诉求。从这个意义上来说，这样的冲突所反映的不是道德人格上的真正"疾病"，而是一种道德人格的健康。例如，王宇等人在对后新时期的文学作品的解读中提出：鲁迅笔下的"狂

---

① ［俄］M. 赫尔申宗等：《路标集》，彭甄、曾予平译，云南人民出版社 1999 年版，第 66—67 页。

人"是先知先觉者不容于世的象征，郁达夫笔下的"忧郁症""神经衰弱"体现了零余者、清醒者出路难寻的苦闷。无论是被"诊断""病患"，还是自视为"多愁多病"……以"佯疯装病"方式"在表面上进行自我否定，却在更深层次上否定了传统"①。

因而，疾病往往成为个体或社会自我及其发展的一种映射。在新旧社会伦理的交替中，常常是先知先觉的"病人"首先发出对"自我"及其存在价值的反思和批判，并产生出更为高级的自我认识，然后在此基础上批判社会整体的伦理道德观念或价值体系，并进而推动了整个社会伦理道德价值观念的更新。因此，在某些特殊的个体身上，所谓"疾病"恰恰体现为一种创造性的道德人格，这种创造性的人格成为推动整个人类向前发展的原始基因。依照这样的观点，在人存在的个体性和社会性二者之间，过分地强调人的社会性及要求有可能抹杀个体的创造性自我，这种抹杀往往同时影响个体和社会的发展，既容易产生不健康的个体，也容易产生不健全的社会。

综合以上，健康的自我发展意味着将人的个体性和社会性统一起来，在个人和社会发展这两者之间，强调个人和社会的协同发展。如果个体和社会之间发展不协调，那么，无论是个体，还是社会，都容易呈现出病态发展的特征。当然，在个体发展和社会发展这两者之间，最终还是要落实到个体的发展，因为一个不以个体发展为根本的社会，充其量只是一个"虚假的社会"，而在虚假的社会价值形态中谈人的健康或道德健康，都是不可能的。

三　精神病中的"自我"解释与伦理问题

在上文中，我们所讲的"疾病"概念，更多的是一个概念的总称，立足于"自我"或身心关系等对其进行的探讨更多的是哲学性的。实际上，从个体"自我"的角度来分析疾病，必然避不开对"精神病"的探讨。必须指出的是，我们在这里讲的"精神病"泛指一切精神性或心理疾病，是指未将精神性疾病细分为神经病、神经症和精神病之前的一个统称。众所周知，这些被统称为"精神病"的疾病拥有一个共同的特点：主体出现一些症状（异常行为）而不自知，如钟友彬所总结的："各种精神病有一个共同特征，就是病人在生病期间对他精神上的异常很少认识或

① 王宇、游澜：《"后新时期文学"中的疾病话语与现代主体》，《厦门大学学报》（哲学社会科学版）2018 年第 1 期。

完全不能认识，对他自己的一些病态想法、情感和行为没有一点自知之明。"① 这里的"不自知"就是一种自我的异常状态。到目前为止，怎么解释这种异常状态成为医学中的难题。

在以生物医学为主流发展方向的现代社会，疾病的治疗必然是以消除身体的某些症状为主要目的，例如疼痛、麻木、瘙痒或瘫痪等。在医学发展史中，生物医学以细菌学、解剖学、营养学、遗传学和分子生物学等的发展充分地证明了其科学性，治疗性科学以切实的效用赢得人类广泛的认同。这导致临床实践中的科学思维逐渐地占了上风，哲学思维中的解释性、超越性等特点，因其缺乏实际的效用而不被重视。但是，生物医学的一个突出的矛盾是无法解决"精神病"领域的问题，从近两个世纪以来的科学与哲学探索看来，精神病学实际上已经成为医学发展中的一个重大难题，它在本质上涉及疾病中身心关系的本体性解释，当前的医学和哲学都难以解决。在这一节中，我们将从精神病学发展史的角度对精神病中的"自我"概念进行解释并分析其中的伦理问题。

（一）生物精神病学的尝试与失败

精神病其实与人类一样古老，古希腊时期的相关历史记载中，就存在关于"疯子"的记述。古代人通常将其归因于鬼神、妖魔力量附身，或其他不明原因的超自然力量致使。随着人类理性力量的增长，古代的精神病归因越来越没有说服力，人类急需为"疯癫"的解释及其管理寻求科学的途径。实际上，人类对"疯癫"的解释一直都存在各种理论，但精神病的专科化是 19 世纪才有的事情。根据爱德华·肖特（Edward Shorter）的描述，19 世纪以前所谓"收容所"和"疯人院"并非为了治疗患者的疾病，而是提供救助和赡养，其主要目的是"拘禁那些对他们自身构成危险同时又为其他人所厌恶的狂人"②。

尽管如此，这些机构为科学的、官方的精神病学的诞生与发展提供了契机，精神病的治疗在 19 世纪后逐渐引起欧美各个国家的极大重视，启蒙运动中的理性和科学精神赋予人们极度的乐观主义和自信，他们相信能够通过一些治疗手段彻底地根除精神错乱——这一最具破坏性的瘟疫。在这样的认识前提下，治疗性收容院应运而生，一大批从事精神病患者管理工作的医师或护理人员产生。

---

① 钟友彬：《中国心理分析——认识领悟心理疗法》，辽宁人民出版社 1988 年版，第 36 页。

② ［美］爱德华·肖特：《精神病学史：从收容院到百忧解》，韩健平、胡颖翀、李亚平等译，上海科技教育出版社 2007 年版，第 9 页。

　　第一位致力于精神病治疗的是英国的巴蒂，他于 1758 年撰写了《论精神病》一书，强烈地推荐他的所谓"隔离治疗"方法，实际上就是对病人实施单独的禁闭，他鼓吹精神障碍的可治愈性，精神病学的雏形就在这样的论调中产生了。随后，出现了意大利的基亚鲁吉，法国的皮内尔、埃斯基罗尔等比较重要的精神病医师，他们共同致力于治疗性收容所的管理，一致认为这种隔离性的场所对于治疗精神错乱具有重要的作用。

　　紧接着，德国的神经解剖学和内科医生赖尔发现了治疗性收容所的"伪诈"，他认为这些所谓收容机构不但不能治疗精神疾病，其低劣的居住环境和卫生条件只是彰显了它非人道的一面，他因而为那些被认为是可治愈的患者精心制定了一套治疗方法，既有身体疗法，也有心理疗法。赖尔代表着精神病治疗的自由主义路线，他带领精神病学朝着治疗性专业发展。18 世纪晚期的精神病医师们相信一门新的学科正在形成，直到 1808 年，赖尔为这门学科发明了 Psychiaterie（精神病学）这个词，1819 年，他将其缩写为 Psychiatrie。[①] 这标志着作为科学的精神病学观念正在形成。

　　另一位精神病治疗的代表人物是霍恩，他推行的是精神病治疗的强权主义路线，一种类似于军事化的训练和治疗方式，试图对精神病收容院进行管理，以强制性地使得患者恢复正常人的生活。在美国，这种精神病治疗模式一直延续到 20 世纪的二三十年代。

　　以上治疗方式并没有发展成现代意义上的精神病学，后来出现了一位在 20 世纪 60 年代被正式确认为"美国精神病学之父"的人物——拉什，他在其 1812 年出版的大部头精神病学教科书中声称："疯病的原因被主要圈定在大脑血管上，并且，它是由那些可以引发其它动脉疾病的不健康和不规则的活动引起的。"[②] 他和他的欧洲同僚们将精神障碍归因于大脑的智力错乱或缺失。

　　从此以后，精神病学发展一直在两种不同的见解之间进行痛苦的抉择：一种是神经科学路线，其主要的研究旨趣在大脑化学、大脑解剖和药物治疗，试图在大脑皮质的生物学中发现精神病产生的根源；另一种是心理社会学路线，他们将各种精神病症状归因于病人对社会的不适应，或往常生活中所产生的各种压力。当然，这两种见解都赋予心理疗法以重要的地位。第一种见解逐渐被发展成"生物精神病学"，后一种见解最后形成

---

①　[美] 爱德华·肖特：《精神病学史：从收容院到百忧解》，韩健平、胡颖翀、李亚平等译，上海科技教育出版社 2007 年版，第 22 页。

②　Benjamin Rush, *Medical Inquiries and Observations upon the Diseases of the Mind* (1812), 3 d ed. (Philadelphia: Grigg, 1827), p. 15.

为疾病的"生物—心理—社会"模式。

　　在这里，我们无意于详细地追溯精神病学发展的整个历史，简单地说，它的发展经历了从生物精神病学—精神分析—生物精神病学的路线。19 世纪的精神病学基本上立足于生物医学的基础理论来进行探索，产生了一大批生物精神病学家，他们对生物精神病学进行了各方面的探索，但是也产生了各种各样的问题。其中一个非常重要的问题是精神病的生物学和遗传学归因越来越无法得到社会的承认，尤其是"退化"这样的精神病学概念因其影响到家族的声誉而使得民众对精神病讳莫如深，家人越来越不愿意将患者送到专门的机构进行诊断或管理。因此，无论是英国、法国，还是德国的精神病学发展都逐渐走进了一个"死胡同"，立足于脑和神经科学来阐释的精神病学理论及其治疗方法越来越受到质疑。事实证明，试图"为精神病学提供科学基础的首次努力失败了"①。

　　20 世纪中期，欧洲国家甚至掀起了一次"反精神病学"的社会文化运动，英国的精神病学家库柏（D. Cooper）撰写的一篇论文中首次提出"反精神病学"（Anti-paychiatry）一词，同时，对"精神病学"提出批判的有法国哲学家福柯（M. Foucault）、英国的精神病学家兰恩（R. D. Laing）、美国的精神病学家萨斯（Thomas Szasz）等。他们的基本观点是：精神病并非一种自然性的疾病，而是由社会政治、经济和文化等建构的疾病，是社会为了维护正常的秩序而强加给某一类人的疾病。因而它在本质上侵犯了人的自由和人道主义精神，因为它使得强制治疗、监禁等合法化，使得那些看似"不正常的人"的生存状态越来越恶劣。他们的宗旨是捍卫人的自由和基本权利，试图推翻生物精神病学在当时的霸权。反精神病学运动的目的就是反抗生物医学模式的精神病学，"反抗它在科学之名义下的滥用"②。

　　福柯在他的《疯癫与文明》《古典时代疯狂史》《临床医学的诞生》《词与物》《不正常的人》《规训与惩罚》《性史》等名著当中尽显了他的反叛精神。在他的论述中，"疯癫"是与理性相对应的一种精神状态，但它并非理性的对立面——非理性，"疯癫"是一种社会文化建构的疾病，在实质上是将科学化的知识权威化，然后对社会实施管制。在福柯看来，社会中那些被视为"疯癫"的个体，"并非真地失去人的本性，而恰恰体

---

① ［美］爱德华·肖特：《精神病学史：从收容院到百忧解》，韩健平、胡颖翀、李亚平等译，上海科技教育出版社 2007 年版，第 89 页。
② RissmillerD J, Rissmiller JH. *Open Forum：Evolution of the AntipsychiatryMovement IntoMental-Health Consumerism*［J］. *Psychiatric Services*, Vol. 57, 2006, p. 863.

现了人的本真状态"①，很多时候，这些疯癫的个体恰恰是"真理、直言、正义和诚实"等道德力量的化身，以一种独特方式构成对社会既定的现实、伦理道德文化与科学的否定和批判。

无疑，福柯关于"疯癫"的论述为当时的生物精神病学提供了一种极具批判性的认识视角，但兰恩和萨斯在精神病学领域的反抗未能获得相应的认同，他们的论文和观点几乎都被拒斥在当时的权威杂志之外。尽管如此，反精神学派运动在当时的影响巨大，在社会运动在整个历史中堪称一个建设性的元素，"它不仅是精神病学史中的一个事件，而且是一个政治文化事件"②。

整个 20 世纪，人道主义或存在主义哲学家们如弗洛姆、海德格尔、维特根斯坦等都在为精神病学的发展提供哲学资源。他们一致认为，人性是社会的，人的疾病同样是社会的。哲学家们更关注如何解释精神健康及其意义，反对仅仅以临床上的"专家意见"为精神疾病提供解释依据，强调医患关系中的"平等对话"。他们不赞同精神病诊断及其技术干预中的价值中立标准，提出伦理价值判断应该优先于生理判断，这一核心精神一直影响着现代精神病临床诊断、司法审判和公共管理决策等。

精神病理学的创始人卡尔·雅斯贝尔斯认为，当时的精神病学"呈现出一片混乱，解剖学、生理学、生物遗传学、分析学、神经学、心理学、社会学等各种解释，众说纷纭，毫无定论"③。他的结论是："精神病就是精神病、心理疾病就是心理疾病、性格的疾病就是性格疾病，因此必须分别致力于研究精神科学、心理学和人类学，必须能够找到一种能够清晰地描绘病症而且能够重新认识描绘这种病症的语言，还必须弄清何谓理论、何谓科学、何谓方法、何谓'理解'，人们正是如此才需要哲学的。"④

雅斯贝尔斯并没有在精神病治疗学这一领域走得太远，他很快发现生物医学对人精神问题解释的无力感，甚至是"科学"一词的含义及方法都十分让人困惑，他的研究因而发生了重大的转向，试图在哲学领域寻找

① 韩翔、孙翀：《从〈疯癫与文明〉解读西方文明框架下的疯癫》，《内蒙古民族大学学报》2012 年第 1 期。
② 李亚明：《20 世纪的西方反精神病学运动》，《自然科学史研究》2008 年第 4 期。
③ ［德］汉斯·萨尼尔著：《卡尔·雅斯贝尔斯》，张继武、倪梁康译，生活·读书·新知三联书店 1988 年版，第 31 页。
④ ［德］汉斯·萨尼尔著：《卡尔·雅斯贝尔斯》，张继武、倪梁康译，生活·读书·新知三联书店 1988 年版，第 34 页。

解释人类精神问题的出路，并因此在哲学领域颇有建树。尽管他早年的一些作品集中在心理学领域，但远远不及他在哲学领域所取得的丰硕成果及影响力，他试图建构"科学心理学"的初衷逐渐地让步于哲学研究。他晚年的作品《时代的精神状况》一书更是彰显了他对人的精神问题的深刻洞察，但此时他所揭示的是一般意义上的"人"的精神病态，而非临床医学中个体意义上的"人"的精神疾病。

从 17 世纪以前的哲学形而上学的视角来看，精神病学所遭到的这种境遇也是必然的。西方主客二分的哲学认识论在黑格尔的先验哲学那里达到了终结，哲学领域的研究也无法证明主体的意识和客体的世界是如何产生关系的。在精神病学领域的争论实际上是哲学领域中认识论研究的折射，哲学领域纯粹的意识哲学完全抛弃了对外在物质世界的经验性探索，而 17 世纪立足于物质世界进行探索的科学理论尚不成熟，因而在精神病学领域也产生了科学与哲学两种不同的解释路线。

20 世纪以来，精神病学到底应该朝着科学的方向发展，还是应该继续深入哲学形而上学领域的探索？抑或可以在科学与哲学之间寻找一条中间路线？学界对这些问题一直争论不休。无可否认，在科学理论似乎还不太成熟、哲学形而上学似乎已经"无路可走"的情况下，精神病学的发展一直处在一个比较尴尬的境地，无论是在方法论、认识论和本体论领域，还是在临床实践应用领域，都存在着诸多悬而未决的问题。

一般认为，这种尴尬是科学与哲学认识论的分歧造成的，但这一归因所体现出的理论粗糙性很快被推翻，因为如何定义"科学"也成为问题。传统科学是以"物质主义"为基础的，目前并不能证明生物学和传统科学的理论基础是完全一致的。罗森伯格曾指出："生物学是否以及如何不同于其他自然科学（特别是物理学）是生物学哲学中最突出、最广泛及最富争议的问题，它的解答关系着几乎所有其他问题的答案。"[1]

生物与非生物之间的明显差异决定了生物学的解释似乎存在某种独立于科学的性质。当前，还原主义者们试图从方法论、本体论和认识论等不同方面消除生物学的独立性；反还原主义者们则一致凸显生物相对于物质的独特性，主张生物学的独立性。无疑，这些争论影响到生物学发展的科学定位，同时也使得生物学哲学的发展受到质疑。有学者提出，生物学哲学"并非仅囿于分支哲学，它基于生物学独特性，在本质上更可能是一

---

① Rosenberg A. , *The Structure of Biological Science* ［M］. Cambridge：Cambridge University Press, 1985, p. 13.

种强调整体性、复杂性和历史性的新的哲学观念，即在生物智慧中重新思考人是什么及何去何从等重大哲学问题"①。无疑，生物学的尴尬定位直接地影响着当代医学的发展，并进而影响到精神病学的发展。

当然，现代生物医学不仅需要解决生物学的科学性和哲学性问题，还需要解决生物学和人的关系问题。尽管根据达尔文的进化论，人和其他一切生物具有统一性，但这不能说明人和其他一切生物是可以等同的。这意味着，以"人"或"人体"为中心来研究的生物医学必须考虑人相对于其他一切生物的特殊性，这种特殊性体现为人所独自具有的生理性，它和人的心理有着千丝万缕的关系，这就是哲学领域一直以来悬而未决的"身心关系"难题，而精神病学成为这一难题的核心，或成为这一难题之上的更为"疑难"的问题。

事实上，身心关系是哲学领域中的老问题，但精神病学领域除了身心关系之外，还需要对疾病的形而上学进行探索，因而它既关涉"精神"概念的本体性，也关涉"疾病"概念的本体性。在当前的医学和哲学研究领域，这两者的探索都遇到无法解决的难题。以生物学及还原论为基础的精神病学试图从人体中的某个区域找到病因，逐渐发展成现代神经科学、脑科学等；以哲学为前提的研究则只能放弃"精神病"这一概念，因为如果对健康、疾病等概念都无法形成一个根本的形而上学概念，又如何为"精神病"这一概念提供形而上学的证明？萨斯认为，"精神病作为一个术语只是一个比喻"②，因为传统意义上的"疾病"概念是描述性的，它必须依靠身体这一实体性存在进行描述并得出相关定义，如果精神连作为一个实体存在的可能性都无法证成的话，又如何证明它具有身体上的疾病这一特点？施塔登也认为，精神病如心病和思乡病等虽然真实存在，"但却不是医学意义上的，而仅仅是一个比喻意义上的疾病"③。这意味着，精神和疾病似乎完全无法同属于一个论域，其可笑程度相当于"把一个不喜欢某个电视节目的观众送到电视修理厂"④一样。无论如何，生物精神病学在很长时期内无法自圆其说。

---

① 米丹、安维复等：《生物学哲学何以可能？——基于生物学哲学三大争论的文献研究》，《科学技术哲学研究》2020 年第 1 期。

② Thomas S. Szasz, *The Myth of Mental Illness*: *Foundation of a Theory of Personal Conduct*, p. ix.

③ Authony STadlen, *Thomas Szasz Obituary*, *Existential Analysis*, 24. 1：January, 2013, p. 7.

④ 肖巍：《精神疾病的概念：托马斯·萨斯的观点及其争论》，《清华大学学报》2018 年第 3 期。

（二）弗洛伊德的精神分析理论及其科学性

无疑，在科学与哲学都存在不可避免的理论困难之际，任何结论都会显得过于草率，如何在二者之间寻找一条中间出路，或者说，如何融合科学与哲学认识论是科学时代以来思想家们着力寻找的路线。奥地利医生西格蒙德·弗洛伊德（Sigmund Freud）的精神分析理论似乎对应了这一时势需求，尽管他多次声明自己的理论是一种完全不同于思辨哲学的科学心理学，但他的精神分析理论的科学性却备受质疑和批判。

首先，从本体上讲，弗洛伊德不立足于身体的物质结构进行分析，这明显区别于以生物科学为基础的精神病学理论；其次，从方法论上讲，他不诉诸实验研究来证明，这也明显地区别于冯特所提出的科学心理理论与华生等人创建的行为主义心理学理论。然而，这样的批判是否能够成立？现代医学虽然以生物学为基础，但除了实验研究方法之外，也赋予临床实践及其产生的经验性认识以十分重要的位置。如何看待弗洛伊德精神分析理论的科学性？在科学本身也体现出不同范型的时代，争论的焦点是"应当怎样看待作为一种临床疗治和知识学科的精神分析"①。

无可否认，弗洛伊德确实没有立足于传统的科学路线来建构自身的理论，他曾经郑重地声明精神分析与精神病学分属两个不同的论域，两者类似于"组织学和解剖学的关系，一个研究器官的外在形式，一个研究由组织和细胞所形成的构造"②。显然，精神分析理论更加关注组织的功能和机理，而不是组织的物质结构，这实际上已经明确了精神分析所要研究的对象明显地区别于生物精神病学。它是一种类似于亚里士多德在《形而上学》一书中所提出的"能"的东西，这种东西在后来牛顿的力学中解释得更为清楚，是物质在运动的过程中所产生的能量。

根据阿拉斯代尔·麦金泰尔在《论无意识：一个概念性的分析》（1958）一书中的描述，弗洛伊德实际上将"科学心理"定义为一个用物质状态构成的精神现象，这种具体物质的变化是可以测量的，并遵从运动的一般规律，"在此，在牛顿力学的球体宇宙中，大脑取代了球体的位置"③。当然，这仍然不足以说明弗洛伊德精神分析理论的科学性，充其

---

① [美] 斯蒂芬·A. 米切尔、[美] 玛格丽·J. 特布莱克：《弗洛伊德及其后继者——现代精神分析思想史》，陈祉妍、黄峥、沈东郁等译，商务印书馆2007年版，第257页。

② [奥地利] 西格蒙德·弗洛伊德：《精神分析导论》，车文博主编，长春出版社2004年版，第148页。

③ Alasdair Macintyre, *The Unconcious*: *A Conceptual Analyse*, Routledge, New York and London, 1958, p. 55.

量说明他的精神分析理论类似于牛顿的力学，只不过牛顿研究的是物质的运动，而弗洛伊德分析的是大脑的运动。两者之间是否真的具有类比性？或者说，弗洛伊德所研究的大脑运动在何种程度上具有解释力？他的理论是否能够在此基础上树立起一种新的科学范型？

在这里，我们无意探讨弗洛伊德的整个思想体系，只从他的思想产生的背景、初衷和一些主要概念的分析出发，来思考精神分析理论在 20 世纪精神病学发展史中的地位和作用。弗洛伊德在其《精神分析自传》交代了其思想产生的渊源：很小的时候对《圣经》故事感兴趣，随后因受到卡尔·布吕尔所朗读的歌德描写大自然的优美散文的触动，决定攻读医学专业。大学期间，身为犹太人的他深受种族主义的压迫，决心攻读生理学以反抗和批判文化种族主义的偏见。他的理想终于在恩斯特·布吕克教授的生理学实验室中得以实现，在神经系统组织学方面取得小突破。他坦言："医学的各个领域，除了精神病学以外，一概不感兴趣。"①

1885 年，弗洛伊德升为神经病理学讲师，之后前往巴黎萨尔帕屈里哀医院学习，师从沙可教授，期间他受到来自法国反精神分析学派的反对。他在跟随沙可学习期间发现，沙可所研究的癔症的病象的真实性和规律性，并证明了癔症的催眠治疗中所产生的麻痹与创伤引起的自发性发病存在类似。

在离开巴黎之前，弗洛伊德试图和沙可研讨自己的研究计划，打算将癔症性麻痹和器质性麻痹进行比较研究，他希望证实的命题是：在癔症中，麻痹和身体各部位的感觉缺失，是以一般人观念中的界限，而不是根据解剖学的原理划分的。弗洛伊德的研究重心在于神经症产生的心理因素，他最开始采用电疗法和催眠术进行治疗，但他很快放弃了无任何效用和意义的电疗法，主要使用催眠术来进行治疗，但是这一方法的科学性受到精神病学教授们的普遍质疑。

他进而放弃了对器质性神经症的治疗，但催眠术使他尝到了乐趣并极度地希望自己能够创造奇迹，然而，他很快也发现催眠方法的缺陷，因而前往南锡求教。之后，深受约瑟夫·布洛伊尔的影响开始研究癔症，主要使用深度催眠法并成功地使病人恢复了正常。从此，弗洛伊德决定在自己的病人身上重复布洛伊尔的发现，1893 年，弗洛伊德和布洛伊尔联名发表了《癔病症状的心理机制》，1895 年，又合著了《癔病研究》一书。

---

① 陈珺主编：《心灵简史——探寻人的奥秘与人生的意义》，线装书局 2003 年版，第 125 页。

问题的关键在于，弗洛伊德并没有找到癔症产生的病因，随着临床经验的积累，他认为，"并不是所有的情感刺激都会引起神经症病象，引起这一类病象的，通常只是性的情感刺激，即眼下经历的性冲突，或者早年性经验的结果"①。神经症的性欲致病说就这样产生了，之后弗洛伊德致力于这一研究，他要解答的问题是：为何病人会忘却那么多外界和内心生活的事情，但通过一种独特的技术（深度催眠术）又能够使他们回忆起来？通过观察法，他找到了答案：

> 凡是被遗忘之事，多多少少总是痛苦的；在患者的眼里，那些事情不是触人心境、令人生厌，就是见不得人的。由此可见，这正是那些事情被人遗忘，也就是不再成为意识的原因所在。要使被遗忘的事重新成为意识，就必须克服病人身上的某种抵抗，必须通过病人的努力，促使并强迫他去进行回忆。②

促使病人回忆的难易程度与他产生的抵抗强弱有关，弗洛伊德在此基础上提出了压抑理论。弗洛伊德认为，在人的意识中存在两种不同的动力能量：本能和抵抗——将在完全意识的情况下进行较量，直到本能受到排斥，能量灌注（指的是心理能量或力比多专注于或投入某一方面，如某一个人或某一事物）回收以后才会平定下来。然而，神经症并不是这样解决内心冲突的，自我在与讨厌的本能相遇时刚一交锋便退缩回来，于是它阻止本能冲动接近意识，也不让本能释放出来，但本能冲动却仍然灌注着满满的能量，这便是"压抑"。弗洛伊德认为这是一种奇特的心理现象，而这种心理现象过去还未曾有人认识过，它相当于一种企图逃遁的初级防御机制。

以上弗洛伊德所提出的性本能、压抑理论等受到无数的批判，尤其是他提出的儿童性欲及其对个体人格发展的"俄狄浦斯情结"理论，更是被很多的科学家斥责为无稽之谈。但在弗洛伊德所提出的众多概念中，"无意识"是众多哲学家和精神病学家所无法轻易驳倒的一个独特概念。

在弗洛伊德早期的理论中，他将人的精神结构分为意识、无意识和前

---

① 陈珺主编：《心灵简史——探寻人的奥秘与人生的意义》，线装书局 2003 年版，第 130 页。

② 陈珺主编：《心灵简史——探寻人的奥秘与人生的意义》，线装书局 2003 年版，第 131 页。

意识等。在他晚期的作品中，又将这些概念进行了修正，提出自我、本我和超我等概念，更为完善地解释了人的精神结构中自我发展的意义。弗洛伊德精神分析的一般原理是：将个体被压抑的无意识变成意识，从而解除个体内心的压抑状态，进而达到消除躯体症状的目的。可以说，"无意识"概念仍然是理解弗洛伊德心理分析理论甚至是整个现代精神病学的"一把钥匙"。

到目前为止，不少学者试图对"无意识"概念进行哲学史意义上的溯源，以探察这一概念在人类精神发展史中的地位，① 从远古时代的"神灵""心灵""灵异""梦境"等，到笛卡儿的"天赋、直觉"、斯宾诺莎的"未觉知的欲动"、莱布尼茨的"微觉"、康德的"模糊状态中的知性"，再到赫尔巴特的"意识阈限"和卡鲁斯、哈特曼等人的"无意识"哲学，甚至费希纳的"心理实验研究"、荣格的"集体无意识"、新精神分析学派的无意识理论等。或将弗洛伊德的"无意识"概念与拉康、胡塞尔、德里达和维特根斯坦等人提出的理论进行比较，以更完整地理解这一概念的哲学与科学意义。

但是，在众多或批判或肯定的声音中，无论是指责弗洛伊德的精神分析理论是一种"纯粹的主观心理学"，还是高呼要重新"回到弗洛伊德"，较少有人真正地站在弗洛伊德自身的立场上重新解译"无意识"概念及其哲学含义。部分因为弗洛伊德本人所拥有的较多的生理学立场，以及对力比多、本能、性欲和梦境等概念的不够彻底的哲学阐释。更多的是因为后世学者们较少地从病理学的角度对"无意识"概念进行解码，而试图从一般心理学或哲学的角度对其进行界定。

在较多的"无意识"研究成果中，颇受关注的有胡塞尔和哈特曼等人从精神现象学视角提出的"无意识"理论。另外，阿拉斯代尔·麦金泰尔专门撰写了《论无意识》（1958）这本专著，但较少受到关注。总之，弗洛伊德"无意识"概念是不是实体性存在，或只是"一种存在的假设"，都无法跳出其"形而上学"的理论性质。② 这些遗留问题都值得继续探讨。

无论如何，弗洛伊德本人专门花费了较长的篇幅来阐释"无意识"概念，在他的《梦的解析》《精神分析引论》《自我与本我》《性学三

---

① 范红霞、吴阳：《概念溯源：无意识》，《山西大学学报》（哲学社会科学版）2016 年第 6 期。

② 季歧卫：《弗洛伊德无意思理论的"科学"地位及其哲学价值》，《学术交流》2017 年第 5 期。

论》等众多专著中，都着力凸显"无意识"概念在理解患者心理疾病中的基础性地位和重要作用。在《少女杜拉的故事》一书中，弗洛伊德更是以一种"福尔摩斯探案"的写作手法揭开患者心理疾病产生的"神秘面纱"——被压抑的无意识。弗洛伊德将其临床实践中的病例当作一种现实生活的实验研究，尽管有人曾经无情地讽刺这一做法，声称如果将弗洛伊德的实验研究的主角换成阿德勒，将是一场截然不同的"自卑理论"的解译，并且，当事者还可以信誓旦旦地宣称这是自己经过"上千次的经验而获得的"①。这实际上在批判弗洛伊德心理理论的极度主观性。

在科学力量崛起的20世纪，科学与哲学的博弈明显地影响到了弗洛伊德的理论建构，尽管他极力地想要开辟科学的心理解释理论，甚至将其与生物精神病学进行对比，认为后者是以神经解剖学为基础的，而精神分析理论则是以临床实践中的病例为基础。后世学者对这一基础进行批判的主要理由便在于这样的病例是完全无法验证的，更无法进行实验性的对照研究，因而其主观性十分明显，科学性极度欠缺。

然而，关于弗洛伊德的无意识概念或其整个精神分析理论是否具有科学性这一问题，或许我们可以从铃木大拙的《禅宗与精神分析》这一书的相关论述中获得一些启示。铃木大拙首先解释了什么是人真正的无意识，他称之为"宇宙无意识"。这种无意识并非出自人的本能，也并非未经意识察觉的东西，而是一种经过高度训练之后产生的无意识。出自本能的无意识如吃、喝、睡等行为，是低等动物和婴儿都具有的。宇宙无意识则体现为一种彻底的"无"，它是个体意识从无到有，再从有到无的升华。如武士所练习的剑术，最开始一招一式都记得非常清楚，等到进入了无意识的境界，便再没有了任何具体的招式，彻底进入了"无招胜有招"的境界。

铃木大拙认为，科学的认识方法是知性的，它从一开始便是"离心"的，这种主客二分的认识方法使得人永远脱离真正的自我来谈对客观实体的探索。而禅宗的方法却更为直接、内在和真实，它看起来十分主观，但却并不妨碍主体产生正确的认识，他是这样阐述的：

> 科学家们，包括神学家们与哲学家们，都喜欢客观性而避免主观

---

① Simon Boag, Linda A W Brakel, Vesa Talvitie, *Philosophy*, *Science and psychoanalysis*: *A Critical Meeting* [M]. London: Karnac Books Ltd., 2015, p. 145.

性，不管这可能意味着什么。因为他们执着于这一观点，即一项陈述只有在经过客观的评价或确定而不仅仅是靠主观的或个人的经验时，才是真实的。他们忘记了这个事实，即一个人过的必定是一种个人的生活，而不是被概念和科学所界定的那种生活。能够给出的定义无论怎么准确、客观或有哲理性，生活着的毕竟不是人的定义，而是生命本身，正是这生命才是人所研究的对象。①

从以上看出，铃木大拙对传统宗教、哲学和科学等的批判主要体现为它们的知识论，在他看来，人类对知识和知性无穷无尽的追求损害了人自身的本性，人彻底地成为一个知识化的人，而非立足于自身的性命的活生生的、自由地创造生活的人。因而人应该返回到自性，"这种真正的自性，是一种形而上学的自性，同那种属于有限的相对世界的心理学上或伦理学上的自我不同"②。

在铃木大拙看来，已有的各种认识论的主要缺陷就在于过分地强调知性对于人存在的意义，然而，知性只是人的认识的一部分，并非人的全部存在，人的全部存在关联于"原初意义上的意志"。知性可以帮助人提出各种各样的问题，无穷无尽，但从来没有办法找到终极性的答案，因为它从一开始就犯了错，知性的本性从来都不能为人类提供最终答案，"最后的答案隐藏在我们生命的岩床下面，要把它劈开需要意志的最根本的震撼"③。这便是人的自性。

铃木大拙提出，人的自性体现为一种创造性的无意识，是"意识的无意识（自觉的无意识）"或"无意识的意识（无意识的自觉）"④。这种创造性的无意识是绝对不可能被压抑的，它一定会以这样或那样的方式极力地维护自己，"只有当它不能以自然的方式维护自己时，就会或则以暴力的方式，或则以某些病态的形式冲破一切障碍"⑤。因而看起来的病态

① ［美］埃希里·弗洛姆、［日］铃木大拙、［日］马蒂诺：《禅宗与精神分析》，王雷泉、冯川译，贵州人民出版社1998年版，第33—34页。
② ［美］埃希里·弗洛姆、［日］铃木大拙、［日］马蒂诺：《禅宗与精神分析》，王雷泉、冯川译，贵州人民出版社1998年版，第38页。
③ ［美］埃希里·弗洛姆、［日］铃木大拙、［日］马蒂诺：《禅宗与精神分析》，王雷泉、冯川译，贵州人民出版社1998年版，第58—59页。
④ ［美］埃希里·弗洛姆、［日］铃木大拙、［日］马蒂诺：《禅宗与精神分析》，王雷泉、冯川译，贵州人民出版社1998年版，第56页。
⑤ ［美］埃希里·弗洛姆、［日］铃木大拙、［日］马蒂诺：《禅宗与精神分析》，王雷泉、冯川译，贵州人民出版社1998年版，第37页。

并非真病，而是人力图回归自性的必然方法和途径。

　　弗洛姆对比了铃木大拙的禅宗和弗洛伊德的精神分析方法，它们各自代表东西方不同的解决精神危机的方法。他认为，大部分人认为弗洛伊德的精神分析理论遵从的是西方科学认识论的知性路线，试图利用代表知性的意识来治疗患者无意识中的疾病。要达到这一目标，就必须诉诸无意识的认识，因而"无意识"概念最终必须是知性的。这一理解是西方理性主义、启蒙哲学和清教伦理的传统认识路线，即人能够通过理性或知性控制自我，并进而控制一切。但在二元论的认识方式下，这种理性最终成为一种"乌托邦"——过分夸大理性作用的空想主义。"但弗洛伊德是第一个通过无意识的探测把这一目标建立在科学的基础之上，并指出如何实现这一目标的人。"①

　　弗洛姆因而认为弗洛伊德的无意识理论仍然是一种理性主义，但并非传统的理性主义，集中体现在他与患者的关系上。在他那里，精神分析并不是传统意义上的疾病治疗，精神分析师并非只是一个"治病"的医生，"精神分析者必须在某种意义上处于超然的地位：在有些分析情境中，他是患者的楷模；在另一些情境中，他得做患者的教师"②。从这个意义上来说，分析者和患者之间的关系，"建立在对真理的爱上面……它排除任何形式的虚伪和欺骗"③。

　　基于以上认识，弗洛姆认为，弗洛伊德精神分析理论超越了一般意义上的疾病与治疗，在某种意义上，他所使用的精神分析方法类似于东方的禅宗。西方人给予有意识的思想体系以高度的评价，并试图通过知性的科学精神解决一切问题。但弗洛伊德却认为，人的意识力量是十分有限的，如"冰山的一角"，它只不过是人的整个精神过程中微小的一部分，同隐藏在人内心深处的无意识力量相比，人的意识力量是微不足道的。因而要达到对人的真正本性的洞察，需要一种"自由联想"的方法，以打破意识思想体系对人的束缚。

　　因而在医患关系中，弗洛伊德舍得花大量的时间在同一个病人身上，通常是一年至五年不等，甚至更长时间。他并非为追求治疗的速成效果，

① ［美］埃希里·弗洛姆、［日］铃木大拙、［日］马蒂诺：《禅宗与精神分析》，王雷泉、冯川译，贵州人民出版社1998年版，第99页。
② ［美］埃希里·弗洛姆、［日］铃木大拙、［日］马蒂诺：《禅宗与精神分析》，王雷泉、冯川译，贵州人民出版社1998年版，第100页。
③ ［美］埃希里·弗洛姆、［日］铃木大拙、［日］马蒂诺：《禅宗与精神分析》，王雷泉、冯川译，贵州人民出版社1998年版，第100页。

而是帮助病人认识和理解"自我"。从社会效果来看，弗洛伊德的精神分析方法超越了现代意义上的价值，"超越了手段和目的之间关系的现行观念，超越了收支平衡表"①。这种精神是无法在现代的西方世界得到认可的，但是蕴含在其中的"终极关怀"却体现了真正意义上的人道主义。因而弗洛姆认为，在弗洛伊德的思想体系中，"有一些因素超越了通常的疾病和治疗观念，超越了关于意识的传统理念"②。

无疑，在这里我们还必须追问一个关键性的问题，精神何以成病？或者说，"精神病"到底是一种什么样的病？20世纪初的精神病学家们所面对的病人都是具有明显躯体病症的人，他们或出现一只手震颤瘫痪，或有强迫性的洁癖。无论如何，按照医学上的理解，他们就是出现了某些症状妨碍了他们像正常人一样行使社会功能。因而治疗就意味着需要消除这些症状，其原理与给外伤病人包扎伤口没什么区别。

但是，随后出现了许多新的病人，他们无法知道自己患的是什么病，他们感到压抑和麻木不仁，他们抱怨、沮丧、失眠，他们觉得婚姻不幸福，工作没意思，因而打不起精神来。这是一种时代的"通病"，集中表现为"在人们的内心深处，有着所有自以为患着这种那种特定病症的人所共有的疾病"③。对于这些人群来说，治疗不意味着帮他们消除躯体的症状，而是获得内心的幸福和安宁。这样的目的在生物精神病学那里是完全没有办法实现的，但精神分析理论却开辟了新的治疗方法和领域，它在当时的时代中产生了非常重要的影响力，因为它正好切中了那个时代人们的精神要害。

从以上分析中我们可以得出，弗洛伊德的精神分析理论是一种完全区别于生物精神病学的理论，它体现了对精神病解释和治疗的伦理学回归。在精神病分析师和患者之间建立的是一种共情关系，正是通过这种关爱和理解的力量，精神病医师帮助患者理解自我、发现自我或找回自我。从这个意义上来说，弗洛伊德的精神分析疗法，类似于"一种寻求领悟的精致形式"④。这种方式正好迎合了当时的中产阶级的需求，因而在一段时

---

① ［美］埃希里·弗洛姆、［日］铃木大拙、［日］马蒂诺：《禅宗与精神分析》，王雷泉、冯川译，贵州人民出版社1998年版，第101页。

② ［美］埃希里·弗洛姆、［日］铃木大拙、［日］马蒂诺：《禅宗与精神分析》，王雷泉、冯川译，贵州人民出版社1998年版，第102页。

③ ［美］埃希里·弗洛姆、［日］铃木大拙、［日］马蒂诺：《禅宗与精神分析》，王雷泉、冯川译，贵州人民出版社1998年版，第103页。

④ ［美］爱德华·肖特：《精神病学史：从收容院到百忧解》，韩健平、胡颖翀、李亚平等译，上海科技教育出版社2007年版，第201页。

期内风靡一时，甚至掀起了一股精神分析的运动。

总之，弗洛伊德理论的目标和方法从一开始就区别于那些将患者看作一个特别客体的科学理论，而是将患者看作一个完整的生命。在这个生命的某种特殊形态里，个体的自我产生了分离与错乱。精神分析师的作用并不在于发挥知性的科学力量去确定它到底是什么，而是帮助患者理解和回归自我。这一"自我"到底是什么，或这一"自我"应该是什么，在精神分析师那里都不重要。因为他们不需要获得明确的答案，重要的是帮助患者回归"自我"的本性，在自己的生命体验中找到属于自己的答案。这大概就是弗洛伊德的精神分析理论所具备的独特科学性，它在其本质上与禅宗殊途同归，因而它也是哲学性的。

（三）生物精神病学发展的现代回归及其伦理问题

确切地说，生物精神病学在 20 世纪 70 年代实现了回归，这应该得益于全世界人民对科技力量的信心和依赖，即使是那些不怎么发达的国家，在经历了两次世界大战之后，也急切地试图通过科技的力量实现国家的复兴与强大。精神病学在以科学为主导的社会背景下迅速地实现了生物主义、物理主义的回归，遗传学重新在精神病学的研究中发挥了至关重要的作用，实际上不过是延续了传统精神病学的研究路线。

但是，新的生物精神病学因为拥有了更多的药物疗法而实现了全新意义上的飞跃，毕竟，所有的医师都希望能够切实地为患者解决问题。相比较于传统的物理疗法，各种化学药物所带来的神奇疗效不仅重新激发了医者们研究精神病学的热情，更重要的是，各种医药公司的市场推广使得精神病药物治疗迅速受到欢迎。人们沉迷于化学药物带来的神奇效果，甚至是正常人都寄希望于从药物中获得非比寻常的精神支持和体验，但作为一门科学来研究的精神病学始终举步维艰。

现代生物精神病学仍然无法证明那些"行为异常"的个体确实源于大脑或神经的某个区域的"病变"，科技的进步可能为揭示"精神病"的真相提供支持，但过分地夸大这种力量，可能导致对人性的另一种摧残。人文主义精神病学诉诸个体与社会的关系来探寻精神之"病"的根源，"精神病"成为反思社会政治伦理、科技伦理的一种路径。那些从一开始就未能与社会建立起良好关系的个体，他们的"病"或许只能通过社会的手段进行干预。

疾病的现代性、后现代性已经凸显出来，生活在数字时代的人们，"手机成瘾"是否也可以被视为一种精神上的"病"？不可否认，各种现代电子产品改变了人们的社会交往和思维方式，人在某种程度上也体现出不同于传统时代的行为异常。在层出不穷的发达技术条件下，人的自我意识和内在精神成长也受到各种各样的干扰。尤其是整个社会出现这种群体性的思维和行为异常之时，就有可能彻底改变人类的存在方式，这将使得精神病或自我意识的研究成为一个更深层次的人性问题。无疑，人类需要更完善的精神病学理论来解释或管理人的这些行为。当前的精神病学发展除了依靠生物学、神经科学等来完善基础理论，更需要从伦理学的视角审思以下几个方面的实践问题。

1. 精神病诊断中的伦理问题

精神病临床诊断中的科技化趋势从未停止，"国际上甚至出现了《分子精神病学》这样的专业性期刊，致力于寻找论证某一精神障碍与决定此障碍的基因或基因群之间的对应关系"[①]。或试图通过收集各种异常的思维和行为，分析隐藏在这些现象背后的本质，然后通过实验的手段对其进行阐释并形成各种精神病的分类模式。有学者提出，这种分类通常带有极其主观的人为性和政治性，例如，美国《精神障碍诊断与统计学手册》中有一种病叫"妇女经前躁狂和自伤人格症"，就被许多学者抨击为"要将所有的妇女病态化，是对妇女的歧视"。因为在世界卫生组织所编写的手册中根本找不到这种疾病。

精神病的临床诊断因此变得小心翼翼。纵观精神病学发展的历史，精神病的鉴定无法只依从生物学的标准，同时需要考虑伦理价值标准。有学者提出，生物技术的判断只能在一定程度上揭示行为或思维是否异常，"但行为或思维异常是否是疾病，却并不是由科学的判断所决定的，而是由伦理判断所决定的"[②]。他这里包含两层意思：一层意思是生物技术手段只能判定"行为异常"；另一层意思是"行为异常"不等于"精神有病"，前者是生理判断，后者是社会伦理判断。

精神病临床诊断中的难点实际在于：在无法根据一定的生理性指标来判断精神是否有病的情况下，只能根据个体的异常行为来推断，但如何从"行为异常"推出"精神有病"（认知或情感障碍）？在哲学讨论中，从"知"到"行"并不是必然的推论结果。同样地，这种从"行"到"知"的反向推论如何成立？并且，完全不考虑外在环境刺激的主体反应是否合理？

① ［法］费迪达等：《科学与哲学的对话》，韩劲草等译，生活·读书·新知三联书店 2001 年版，第 13 页。
② 戴庆康：《精神疾病诊断：科学的判断？伦理的判断？》，《医学与哲学》2005 年第 7 期。

　　生理异常判断的前提是存在一个统一的指标体系，伦理的异常是否具有可类比性？或者说，如果在精神病临床诊断中加入伦理判断，如何才能找到统一的标准？一般认为，既定社会的伦理道德体系具有相对性，甚至和其他社会的伦理价值标准形成截然的对立。因而仅仅遵照某一种伦理价值标准对人的精神做出"是否异常"的诊断，实则极其容易陷入相对主义和主观主义。这说明，精神病的伦理判断也无法逃避"道德异乡人"尴尬境地，在某种社会伦理文化中被视为"异常"的行为，在另一种文化中完全可能被视为"正常"，精神病诊断中的伦理标准实则无法统一。

　　现代医学试图将"反责任性"当作一个可用以参考的伦理标准，即如果当事人确实存在损害他人、社会的行为，可以被判定为精神病并进行收治。如我国《精神卫生法》第三十条明确规定："就诊者为严重精神障碍患者并有下列情形之一的，应当对其实施住院治疗：（一）已经发生伤害自身的行为，或者有伤害自身的危险的；（二）已经发生危害他人安全的行为，或者有危害他人安全的危险的。"但是，这种标准仍然存在极大的缺陷，因为"无责任感的行为"并不一定构成疾病。犯罪分子的恶行并不能证明他们"理智有病"，相反，他们中的某一些人甚至拥有高于普通人的理智能力。

　　另外，从伦理的角度评估个体的精神状态，在主观上应该与人格发展有关，客观上与既定社会的伦理价值体系有关。问题在于，如何在个体与社会的道德正确性之间做出判断。社会现有的伦理价值体系只能证明其客观性，并不能证明其价值正确性。如弗洛姆曾经提出现代社会"病得最厉害的人就是最健康的人"的论断。他的意思是：在不健康的社会状态中，个体的"异常行为"恰恰证明了他的精神健康本质。因为正是在这种看似与"他者"不一致的行为方式中，充分地展现人潜意识中的本真状态，这恰恰是个体人格健康的真实状态。这意味着，如果既定社会的伦理价值体系本身是不健康的，那么，它就无法成为精神病伦理诊断中的客观依据。

　　弗洛姆、福柯都试图说明人的精神状态与社会道德状况之间的辩证统一关系，他们一致认为，"精神病"深刻地反映了人精神意识中的问题，它是人类文明发展到一定阶段在人的意识中留下的印记。因此，精神病看起来是个体的病，实质上是社会的病，是社会不合理、不完善的地方在个体精神意识中的映射。人类精神意识中的疾病在我与"他者"的道德关系里表现得淋漓尽致，疯子、妓女和愚人这些看似与社会格格不入的个体，在其本质上并非真的有病，而是社会将他们划入"他者"的范围。脱离了社会伦理价值考量的精神病学和生物医学的发展，必然引发个体与社会之间的紧张关系。

　　因此，精神病的伦理诊断须深入到社会伦理价值体系的内核进行分析，必须考虑社会病态的道德关系。然而，伦理道德体系只代表既定的社会形态中实然的道德要求，它有时候也会滞后于社会文明发展的实际需要。那些看似"疯癫"的人，有可能是社会中更为理性和具有远见卓识的个体，他们往往具备常人所没有的道德先见和预判社会发展正确方向的能力，因而他们的"疯癫"尽管在外显行为上异于所谓"常人"，但其内在隐藏的却是更符合人性和社会道德意识形态发展进步方向的精神。因此，精神病的伦理学诊断更需要慎重，不能仅立足于既定社会的伦理价值体系做出判断，或与所谓"常人"进行比较来判断，这种以先入的"无病"或"有病"所评估出来的结果，是无法令人信服的。

　　精神病学的发展同样无法回避社会现代性的考验，于现代性而言，社会关系的断裂或"脱域"是其主要特征，它来自人类自身所创造的现代文明，科学的、理性的、技术的等。现代性哲学家们批判，在看似理性、科学的文明形态里，隐藏着更为非理性的一面，"精神病"恰恰可以为反思现代性提供一面"镜子"。无可否认，社会关系的改变可能带来社会道德意识形态的更新，但这种更新却不是必然发生的。或者说，并不是在既定时期内必然发生的。在人类的道德认识先于或滞后于物质生产及社会关系的革新之时，人的精神领域就会出现各种"异常状态"。但是，它是否可以被判定为精神有病，目前尚无客观统一的标准，因为在有些情况下，这种异常恰恰代表了思想上的前卫或先知先觉。

　　2. 精神病诊断对司法审判公正性的影响

　　精神病的科技诊断无法立足，伦理诊断又容易陷入相对主义的尴尬境地，它一度被认为是一个倔强的个性与社会制度之间不协调的"比喻"而已。这种"比喻"可以被使用在国家治理的任何领域，例如，人们也可以说"这个国家的经济有病或文化有病"。然而，当前世界各国不约而同地将精神病医学诊断当作司法审判的重要条件，如果技术诊断存在局限性，那么，仅仅依照技术手段诊断出来的结果将直接影响到司法审判公正性。

　　精神病科技与伦理诊断的双重困难加大了实践操作中的复杂性，我国的《精神卫生法》第二十八条规定："疑似精神障碍患者发生伤害自身、危害他人安全的行为，或者有伤害自身、危害他人安全的危险的，其近亲属、所在单位、当地公安机关应当立即采取措施予以制止，并将其送往医疗机构进行精神障碍诊断。"但鉴于精神病的特殊性以及在伦理领域的争论，在实际的临床操作中，精神病诊断更多地依靠医生的临床经验，医生需要详细地了解患者的发病史、家族病史、成长史等。同时，在精神病司法鉴定中，要结合案件发生时当事人的具体行为表现，再根据我国现行的精神疾病诊断标准，最终才能对当事人做出是否患有精神疾病并丧失行为责任能力的判定。这种程序充分地考虑到了精神病诊断中科技与伦理的双重因素，但仍然存在非自愿收治、询问病史过程中亲属故意陷害、精神病科医生被买通等道德风险。

精神病的司法审判与临床诊断拥有不同的社会意义，前者关乎社会正义，后者关乎患者是否真的有病。但当前者必须为后者提供可靠依据的时候，常常使得前者担负巨大的社会责任和压力。当前司法审判中的基本前提是："当精神病人的某一行为给社会造成了损害，其是否应承担道德上的和法律上的责任，要看其做出此行为时是否受理智控制，其精神疾病是否使其失去理智，最终还是取决于医生对其疾病的诊断。"① 这里的"行为是否受理智控制"在医学诊断中如何判断？人的理智水平与不当的行为之间存在因果关系吗？即使有，人的理智并非固态的，在某些外在环境因素的刺激下，正常的人也会突然地丧失基本理智。

我国《中华人民共和国刑法》的第十八条明确规定特殊人员的刑事责任能力："（一）精神病人在不能辨认或者不能控制自己行为的时候造成危害结果，经法定程序鉴定确认的，不负刑事责任，但是应当责令他的家属或者监护人严加看管和医疗；在必要的时候，由政府强制医疗。（二）间歇性的精神病人在精神正常的时候犯罪，应当负刑事责任。（三）尚未完全丧失辨认或者控制自己行为能力的精神病人犯罪的，应当负刑事责任，但是可以从轻或者减轻处罚。"同样地，在临床医学诊断中，如何在这三种情形中准确地判定精神病患者的意识或理智状态？精神的正常或不正常状态如何界定？

精神或意识是内隐性的，任何主体以外的人都是"他者"，除非他或她愿意表达或通过行为表现出来。否则，任何"他者"都不可能轻

---

① 戴庆康：《精神疾病、行为控制及其伦理冲突》，《医学与哲学》2004 年第 7 期。

易触及主体的意识或精神领域。"他心问题"研究就集中在这里，关于"我们怎样知道我们之外的他者也具有与我们同样的思想、情感以及其他心理属性"①。外显的精神和行为是否正常只能说明主体的"与众不同"，并不能说明主体是否有病。现实生活中经常存在一些精神和行为异常的个体，但他们并不一定有病。相反，一些精神和行为看起来正常的个体，有可能是不为人知的杀人犯，主体正处在人格的极其病态之中，如美国电影《双面人》中的"布鲁克斯先生"。这意味着，以意识、精神状态的正常或不正常作为判断标准，其中存在的认知误区和道德风险太大。

可以说，文化主义精神学派所做的努力并没有实质性地影响到精神病医学诊断中的技术性模式，司法审判中的社会正义也受到影响。司法审判本来应该依照"罪行"（行为后果）来进行评估，但只要能够医学上证明主体精神或意识有病，完全影响到主体的行为能力，当事人便可以被免除法律责任。这种规定不得不让人感到不安，精神病的医学诊断对司法审判的决定性作用被过度夸大。这里的问题是：

第一，精神病患者的权利是否应该这样被无限放大？善恶如果不是天生的，是后天学习得来的，如何为精神病患者的"恶行"（例如杀人）进行伦理辩护？因为只要无法证明精神病患者是先天性的，就可以证明患者是经历过道德学习的。我们可以认为，意识和精神中的病态可能会导致主体认知和情感能力的弱化或障碍，但无法证明主体因此丧失善恶分辨能力。并且，如果主体丧失了善恶分辨能力，他或她又如何能拥有杀人的能力？除非能证明这两种行为分别需要不同的理智能力，否则，仍然无法为其进行伦理辩护。

第二，如果精神病患者犯罪可以有机会被免除或减轻法律责任，法律对于这一群体的惩戒作用将大大降低，所谓"精神病患者"可以随时利用这一点进行犯罪，即使他或她正处于清醒状态，但在有足够的精神病史证明他或她因精神病发作而丧失行为责任能力的情况下，其故意犯罪的可能性增大。所以，如何防止这一群体的故意犯罪？精神病科医生的诊断又如何做到客观、公正？

第三，司法审判应该以行为后果的善恶为标准，还是以行为动机的有无为标准？精神中的病态如何可以推导出主体并无杀人动机（无意杀人

① 江怡：《当代英美哲学实在论与反实在论语境中的他心问题》，《求是学刊》2006年第1期。

或非故意杀人）？或无意识杀人？认知弱化或错误只会导致杀错人，而非杀人。从这个意义上来说，杀人一定是一个道德问题，而非认知能力问题。

精神病司法审判中的困难最开始出现在一些小说的叙事描写中。例如肯·克西在其 1962 年出版的《飞跃疯人院》（*One flew over the Cuckoo's Nest*）一书中讲述了主人公兰德尔·迈克墨菲几次被关押入狱的故事。主要原因在于他总是给社会制造麻烦，最终被关进了精神病院。作者想要揭示的真相是这一人物其实并非真正意义上的疯子，而是现代生物意义上的精神病学将其建构成为一个"疯子"，是"社会在迫害一位具有献身精神的男人"①。无疑，"被关押入狱"作为一种司法裁决在本故事中先于精神病医学诊断，在反复被司法惩罚无效的情况下，才做出精神病诊断的结果。但问题在于，如何证明当事人精神有病？他的行为也可能只是因为个性突出或有难言之隐。

另一类小说书写采取生活中的真实事件，如美国著名作家托马斯·伯杰（Thomas Berger，1924—2014）撰写的《杀死时间》就是根据 1937 年发生的真实凶杀案件来写的，当时的杀人凶手罗伯特·欧文杀死了房东的女儿。根据这个真实案件，记者昆廷·雷诺兹（Quentin Rynolds）撰写了《法庭》（*Courtroom*），负责对欧文咨询的心理学专家费雷德里克·沃瑟姆（Frederic Wertham）撰写了《暴力显现》（*The Show of Violence*）等小说，都是非虚构性的，其中夹杂了作者对精神病的一些看法和评论："理性是个人或局外人在行为中或行为结束后对其进行的有意识的解释，而动机是真正的驱动力，它至少在一定程度上是无意识的，并且是行为发展过程的一部分，在此案件的医学、司法的讨论与程序中，这两个专有词语经常混淆。"② 作者的意思是：理性应该体现在对行为后果的解释中，是对行为后果进行评价的理智能力。动机是行为发生的内在驱动力，在一定程度上是无意识的。但只要行为发生，就意味着当事人具备这一行为的动机，行为动机必然包含在行为过程之中。除非行为没有发生，就无法判断行为的动机。这意味着，主体的"理智"能力应该体现在对自己行为后果的评判上，而非主体的行为动机，因为后者无须判断。因而问题应该转化为：当事人是否已经知道自

---

① ［美］爱德华·肖特：《精神病学史：从收容院到百忧解》，韩健平、胡颖翀、李亚平等译，上海科技教育出版社 2008 年版，第 365 页。

② Frederic Wertham，*The Show of Violence*［M］. New York：DoubleDay & Company，1949，p. 168.

己杀人了？并且明确地知道这种行为给自己和他人带来的后果？主体有没有基本的良心发现？

将"主体的精神是否有病"或"主体是否正处在病态当中"当作司法审判中精神病患者免责的基本前提，其基本的逻辑推理是：首先须通过外显行为来判定主体是否具备正常的理智能力，然后以此判断主体是否精神有病，最后，进一步判定主体是否真的存在行为动机。如果能证明主体缺乏正常行为的理智能力，那么，说明主体的精神是有病的，既如此，就不能证明主体存在故意杀人的动机，罪名因此不成立；相反，如果能证明主体理智正常，就无法证明主体精神有病，那么，故意杀人的动机就能成立，罪名也因此成立。

然而，如果行为本身能够证明动机，也能因此证明理智能力，那么，以动机的有无或善恶来判决精神病患者是否应该免责是不合理的。或者说，司法审判中对于精神病患者的"不可辨认或控制自己的行为能力"的判断仍然没有客观标准，也留给了不法分子以可乘之机。目前，精神病医学诊断中的技术力量还不足以对付这一局限性。

3. 精神病患者的权利保护与社会公共利益

在前文中，我们提到 20 世纪中期曾经掀起的"反精神病学"运动，其宗旨就是反对生物精神病学借用科学之名对患者实施非人道主义的镇压。21 世纪重新出现了后精神病学，这一术语是 Peter Campbell 在其著作 *Speaking our minds*（1965）中首次提出。20 世纪 90 年代末，英国精神病学家 Patrick Bracken 与 Philip Thomas 为英国心理卫生杂志 *OPen Mind* 撰写了以"后精神病学"为题的系列文章。21 世纪初，这两位学者正式提出并系统论述了这种心理健康研究的新模式——后精神病学。[①] 它继承了反精神病学的宗旨，是为了保护精神病患者的权利而创立。

可以说，后精神病学为保护那些被社会视为"行为异常"个体的权利提供了理论基础，也为推进精神病学的进一步发展提供了伦理的视角。尽管后世学者普遍认为，后精神病学的积极意义在于批判社会不正义的管制、揭穿政治人士借用科技的权威对某些个体实施迫害的企图，这有利于实现社会的公平。但也有学者注意到，后精神病学过分否定精神病诊断中的科技力量，夸大社会文化因素对"精神病"的建构，同样制约了精神病学的发展。

---

① Double D B., *Critical Psychiatry: the limits of Madness* [M]. New York: Palgrave Macmillan Press, 2006.

但无可否认的是，后精神病学为更好地实施社会管理提供生命伦理的视角。现实生活中那些与社会格格不入的疯癫个体经常存在，对于这些经常制造"异常行为"，甚至危害社会正常秩序、影响他人正常生活的个体，究竟应该如何处置，如何才能既体现出对生命的尊重，又照顾到社会的公平，这在现代精神卫生和公共管理领域都是迫切需要解决的问题。

后精神病学的提倡者们批判执政者假借"精神病"之名实施政治阴谋的企图。将这种批判放在现代民主社会进行分析，也不难发现，社会中被视为"异常"的个体的权利与社会公共利益之间总是存在着一定的张力。站在现代民主社会的角度，"行为异常"个体的权利保护中仍然存在尖锐的伦理分歧，集中体现在"精神病患者的强制收治"和"司法审判中的法律精神"这两个领域。

一方面，个体的异常行为给社会带来的风险和威胁时时存在，所谓"精神病患者"造成的恶性事件时有发生；另一方面，"被精神病"现象一直都存在，须受到伦理和法理的双重拷问，如村民被干部强送精神病院①、工程师被单位送进精神病医院住13年后猝死②等活生生的案例无不在说明一个道理：精神病学中个体权利和公共利益之间存在伦理分歧。精神病机构的"强制收治"引发广泛的热议，"实践中由于精神科医师拥有对精神病人的医疗干涉权，可能因为干涉权的界定不清，无限度扩张而超出一般的伦理限度"③。

在"被精神病"的案例中，精神病的"强制收治"（或"非自愿收治"）暴露出很多伦理问题。如果尚缺乏充分的医学证明和司法的审判，强制收治实际上导致公民的自主权、知情同意权、人身权等被侵犯。④ 即使是已经被定义为"精神病"的患者，在和医生交往的过程中，仍然可以获得同等的自主权和知情权。世界精神病学会关于职业伦理标准的《马德里宣言》中明确提出："在（精神病人）治疗过程中，患者应被看

---

① 孙继斌：《村民被干部强送精神病院6年半仅获千元救济金》，2010年5月5日，http://news.sina.com.cn/s/2010-05-05/015220204770.shtml.
② 袁国礼：《工程师被单位送进精神病医院住13年后猝死》，2010年10月12日，http://epaper.jinghua.cn/html/2010-10/12/content_592828.htm.
③ 姜贤飞、王莉：《医院在"被精神病"中面临的伦理困境及法学思考》，《医学与哲学》2011年第2期。
④ 李薇、杨怀梅、徐学兵：《精神病患者的知情同意权》，《临床心身疾病杂志》2007年第3期。

作是具有同等权利的伙伴。精神科医师和患者间的关系必须建立在相互信任和尊重的基础上，患者应能够自由地、知情地做决定。"① 但在实际操作中，这部分人的权利往往被忽视或随意践踏。

无可否认，鉴于某些个体的"异常行为"，甚至是恶性伤人、杀人行为，精神病的"强制收治"对于维护社会的治安来说是有利的。在维护公民的个人权利和社会公共利益之间，精神病诊断和司法审判都需要十分谨慎。过分地强调维护社会公共安全的需要，就有可能损害某些个体的正当权利；相反，则会在社会安全问题上造成巨大的隐患。因此，"各国精神病人非自愿收治的立法无一不是在社会公共利益和个人自由权利之间努力寻求平衡。……从我国精神病患者收治历史的角度看，钟摆更多地停留在了对社会公共安全的保护，相反，患者个人的自由权利被普遍忽略"②。

无疑，后精神病学的发展在维护社会正义方面发挥了进步作用，"精神病"无论是生物医学模式的建构，还是社会政治文化的建构，它存在的终极目的仍然是为了维护社会的安全和基本稳定，而不只是为某些公民确诊一个疾病。或者说，公民是否患有精神性疾病，是一个纯粹的医学问题，可以被认为是价值中立的。但公民是否因患有精神性疾病而危害了社会公共利益，这便不是一个纯粹的医学问题，更是一个公共安全问题，是必须进行善恶评价或接受法律审判的，只有这样，才能真正地体现出精神病诊断的科学性与伦理性。

在现代中国的司法审判中，对于那些伤人、杀人的恶性事件，其司法程序通常也需要进行严密的精神病诊断，作为对公民基本权利的尊重。近年来就频频爆出此类案件，如南京女大学生遇害案嫌疑人提出精神病鉴定申请③，充分地说明了精神病诊断对于司法审判的重要性，它的伦理依据就在于凸显出对精神病患者权利的维护。但即便如此，司法裁决仍然要考虑对事情本身做出伦理和法理的裁决，如"黄一川被执行死刑"④ 一案

① 世界精神病学协会：《精神科医生的道德准则——WPA 的马德里宣言及补充》，王立伟译，载《上海精神医学》2000 年第 1 期。
② 胡林英：《对精神障碍患者的非自愿收治：作为一个伦理问题》，《伦理学研究》2013 年第 4 期。
③ 南京女大学生遇害案嫌疑人提出精神病鉴定申请，(2020 - 12 - 12)，新浪网，https：//news. sina. com. cn/o/2020 - 12 - 12/doc - iiznctke6171650. shtml.
④ 黄一川被执行死刑，(2020 - 12 - 03). 新浪看点 http：//k. sina. com. cn/article_1784473157_ 6a5ce645019022dul. html.

中，尽管经相关的司法鉴定，当事人患有精神分裂症，但因他具有"限定刑事责任能力"而被依法追究刑事责任。这两起案例说明：现代精神病的医学诊断和司法审判都力图在公民个体权利和社会公共利益之间做出有效权衡。

第五章 医疗实践中的疾病伦理

前文中的内容主要探讨了有关疾病伦理的理论问题，在这一章里面我们将集中探讨有关医疗实践中的"疾病"伦理。无疑，疾病必须是以人的身体为实体依托的，因而包含在疾病中的伦理是具身性和实践性的。而且如同人体的复杂程度一样，包含在疾病中的伦理是非常复杂的，它不仅关乎对疾病本质、疾病发生的病因等本体性探讨，而且必须是能够用来指导疾病医疗实践的，而非仅仅在理论领域做出探讨。或者说，疾病伦理必须在理论和实践中得到统一，否则就无法将一定的伦理理论或原则应用到人的身体上面。关于这一点，众多学者一致赞成以下观点：伦理理论和实践之间有着明显的差异性，在现实生活中，甚至会出现理论与实践完全脱节的现象。因为伦理理论基本上都是理想化的设计，它对现实问题的考量往往不充分，而"现实生活的伦理实践问题往往极具复杂性，伦理理论未必一定能够完全囊括这些具体的伦理实践问题"①。可以说，这一观点应用到疾病领域是非常贴切的，因为与疾病有关的医疗实践常常呈现出非常复杂的特点，这导致指导医疗实践的伦理原则也变得极其复杂，必须得到非常详细和可靠的论证才能够将其应用到以人的身体为对象的医疗实践当中。

除此之外，以人的身体为对象的医疗实践与任何其他实践相比较，本身具有不可重复和无法试错等特性，任何在人的身体上造成的损伤都是不可能弥补的，而且人的生命一旦被损毁也不可能失而复得。这使得医疗实践必须以尊重人的生命本身为前提，任何情况下都不能以损害个体的生命来实施医疗实践。正是在这个意义上，医疗实践中的"疾病"伦理变得尤为重要和关键。在这一章中，我们将根据疾病发生的三个阶段来探讨医疗实践中有关疾病的伦理，包括疾病预防中的伦理、疾病治疗中的伦理和

---

① 毛华威：《"身体"与"肉"：梅洛–庞蒂处境伦理思想析论》，《当代中国价值观研究》2018年第2期。

疾病康复中的伦理。

第一节　疾病预防中的伦理

在社会的物质生活和医疗技术水平高度发达的现代社会，人们发现医疗领域中的一个悖论：疾病并没有因为物质生活与医疗技术水平的提高而减少，相反，越来越多不明原因的传染病和新出现的慢性病、身心疾病等正在严重地威胁着人的健康。正是基于对这一现状的反思，最近几十年，无论是哪一个国家和社会都在着力于疾病的预防研究和建设，因为相对于疾病治疗来说，疾病的预防具有更重要的、先行性的伦理意义。

然而，疾病预防的伦理思想其实自古就有，在中国古代的医学思想中，"治未病"就是一个非常重要的医学伦理理念，但是它局限于在个体身上做文章。在现代社会，个人的健康权利和健康管理责任等仍然是疾病预防伦理中的主要内容，但是除此之外，以人群或人口健康为核心的公共健康伦理也被提上了日程。在以社群主义理论为理论基础的"公共善"的指导下，公共健康伦理中蕴含了众多伦理冲突，其中比较突出和特殊的一个伦理问题是公共健康利益与个体健康权利之间的冲突。现代公共卫生伦理必须能够处理好疾病伦理的公共性与个体性的问题，力图将二者有效地结合和统一起来。

一　个体的健康权利与健康管理责任

个体的疾病和健康其实从来不可能是个人的私事，因为个体存在的社会性，个体是永远不可能脱离社会而生存的，因而疾病和健康看似个人性的，其实既关乎个体的私德，也关乎社会的公德，这是从道德角度讲的个体责任。

将个体的健康或疾病当作一种权利来规定是现代社会才有的事情。现代社会所讲的健康权利更多的是从法律权利上来讲的，关于健康权到底应该包含哪些内涵的问题，一直颇具争议，是一个很复杂的问题。但总结起来，个体的健康权利关乎的是个体的健康能在何种程度上受到保护的问题。无疑，自人类社会诞生以来，健康就是人类社会生活中永恒的主题，"在自然法学派的眼里，健康权是先验的，人的健康被认为是与生俱来的权利"①。无可否认，自然法中的"健康权"指人的自然权利，是不需要证明的、先天就存在的权利，是每个人都能平等享受的、有益于体面生活的基本权利。

然而，虽然自然法中承认人的这一先天的自然权利，却并不认为国家有保障个体这一权利的义务，只是趋向于把人的生命健康视为一种个体的私有权利，是一种他人不得侵犯的"消极权利"②。这意味着，健康权只是被看作个体的私有权，只将个体的生命与健康界定为他人不得随意侵犯的东西，它与社会和国家政治制度、法律等无关，因而社会和国家也就没有义务来保障个体这种私有权利不被他人侵犯。"无论是古代的罗马法或是日耳曼法，都是从私法关系的维度考虑身体健康的保护问题。……社会与国家对个体的健康不承担法定义务。"③

在人类社会经历了长时间的发展演变之后，个体的健康权利才开始渐渐地进入国家的公共政治论域。有学者归纳了"健康权"的三个发展阶段："1. 朴素的私权观；2. 萌芽的社会权观；3. 在二次大战前后成为各国宪法和国际法强调的基本权利和现代人权。"④ 可以说，只有健康权成为社会中基本的人权之后，才彻底地改变了它作为"消极权利"的性质。将健康权当作一种人权来谈，是从社会正义层面上来讲的权利。

从世界范围来看，对健康权的保护，已经形成了多维的法律保护系统，以国际人权法、区域人权法、国内人权法为主。然而，"健康权虽为人权公约所承认，但并非为我国宪法所明示的权利"⑤。国内有些学者直接将健康权等同于医疗权。⑥ 关于这一点，雷娟提出了异议，其首先理由是"医疗权无法涵摄健康权所涵括的所有领域，如医疗保健权、食品安全权等。医疗权只是健康权下面的一项子权利"⑦。从这里可以看出，健康权所涵括的范围确实非常广，它不局限于个体所能够享受到的基本医

---

① ［美］乔治·霍兰·萨拜因：《政治学说史》（下册），刘山等译，商务印书馆 1986 年版，第 515 页。

② 刘远明：《健康责任主体的推定与责任范围的划分》，《贵州社会科学》2013 年第 6 期。

③ 林志强：《健康权研究》，中国法制出版社 2010 年版，第 36 页。

④ ［美］斯科特·戈登：《控制国家——西方宪政的历史》，应奇等译，江苏人民出版社 2005 年版，第 1 页。

⑤ 雷娟：《地图理论：审视人权公约与宪法关系新路径——以健康权为分析对象》，《前沿》2011 年第 13 期。

⑥ 杨敏：《民法典视野中的公民医疗权利研究》，山东大学出版社 2009 年版，第 19—20 页。

⑦ 雷娟：《地图理论：审视人权公约与宪法关系新路径——以健康权为分析对象》，《前沿》2011 年第 13 期。

疗权。

　　医疗权针对的是疾病，因而健康权的内涵实际上要远远地大于疾病权。医疗权针对的是疾病发生之后所享有的权利，而健康权更加强调的是疾病发生之前，也就是疾病预防的权利。可以说，健康权将对人健康的保护，或者说，对疾病的预防看作一种基本权利。而疾病预防不仅仅是个人的作为就能达成目标的事情，更需要全社会的通力合作，尤其是在环境卫生和保护、居住条件，以及各种基本的健康保护措施等方面。所以，细分起来，健康权它囊括了人健康生存需要的各种基本权利，目的主要在于"疾病的预防"。有学者提出，健康权仅仅是"一项束权利，概括性权利"。在健康权概念之下，涉及的权利繁多，主要包括"卫生保健权（right to healthcare）和医药治疗权（right to medical treatment），公共卫生权（right to public health）……安全健康环境权……受教育以及获取与健康相关资讯的权利等项派生权利"①。无可否认，从健康权下面所包含的各项子权利来看，健康权实际上对应的是人自然生存的权利，它在本质上应该是保护人遭受那些人为的、不健康因素的影响。这无疑在理论上承认了疾病的产生是可以预防的，那么，哪些致病因素与人为环境存在重要的关联？

　　从上文中雷娟所提出的异议来看，它实际上也暗含了这样的意思：无论是人的基本生存，还是人的身心疾病，都可以归因于社会的不良影响，因而健康权实际上是基于人的生存需要对社会提出的基本要求。那么，这里产生的问题实际上有：这样的义务到底是谁的义务？在健康或疾病面前，个体的义务和社会的义务到底如何界定和区分？因为无论是法律中的权利，还是道德中的权利，都会有相对应的义务产生，无论是完全性义务，还是不完全性义务，不将包含在其中的义务问题弄清楚，这样的权利就是虚假的。

　　随着社会文明和科技的不断进步，现代语境中的健康已经由"私人领域进入公共领域，成为个体权利和责任的共同载体"②。社会将个体的健康责任凸显出来是"健康权"在发展和实施过程中的一个显著特征。但是，健康权利是必须以一定的健康义务为基础的，因为如果人人都强调自己的健康权利，却没有人尽到相应的健康义务，那么这种健康权利就是

①　雷娟：《地图理论：审视人权公约与宪法关系新路径——以健康权为分析对象》，《前沿》2011 年第 13 期。
②　张海洪、江震、郭岩：《传染病防治相关的伦理问题研究》，《医学与哲学》2015 年第10A 期。

无法实现的。尤其在环境卫生和保护方面，更是涵括了个人健康义务的总体性要求，因为在人类所赖以居住的地球上，即使是人们所共享的空气、水和土地等基础自然资源的保护及可再生性利用，都是需要所有人去努力完成的，不仅是当代人，而且是世世代代的人，都需要为此做出不懈的努力。那么，如何看待健康权利和健康义务之间的关系呢？

美国学者亨利·舒尔（Henry Shue）认为，健康权应该是相对于健康义务更为基础和先行的东西，他强调"身体安全、生存以及自由是人的三种基本权利"①，其中，健康权包含在"身体安全的权利"与"生存权利"之中，它是获得任何其他权利的先行基础，因为一个身患重病甚至都无力支付医疗费的个体，不仅无法治疗自己的疾病以避免死亡，"而且也被剥夺了为自己或为别人做各种事情的自由"②。依照他的观点，健康权利应该是人生存的基础，如果个体连健康权这样的基本权利都失去了，就完全失去了存在的价值，即使他本身是愿意承担自己的人生义务的，也会因为健康权的失去而无力承担。从这个意义上来说，健康权是人生义务的基础，因为失去了健康权，个体是无法去谈什么义务的。

关于健康权和健康义务的关系问题，雷华顺等人提出，"健康权作为一种法律上确立、宣布的权利并不能确保公民实际享有权利。健康权的实现不是自发的，为此除了公民要为自己的健康负责外，国家的义务最值得强调"③。实际上，这里所提出的是存在于健康权本身中的悖论，因为健康权看起来是最自然不过的事情了，可是健康权不同于人所享有的任何其他权利，它不可能是自发的。换句话说，"健康"同生活中其他的东西相比较，具有它自身的特殊性，并非国家或社会规定个体拥有健康权，个体就必然拥有健康。

在某些情况下，个体从一出生就是不健康的，国家只能在有限的范围内保障个体的生命、健康安全。国家可以颁布法令来保护个体的健康权，但是这种保护必须有它存在的先行基础。这里实际上是区分了"个体所需要的健康权"和"个体所能享受的健康权"，显然，"所需"和"所能"之间是存在很大差别的，如果不强调"所能"，只强调"所需"，其

① Woodward P A., *Shue on Basic Rights* [J]. *Soc Theory Pract*, Vol. 28, No. 4, 2002, pp. 637–665.

② ［印度］阿玛蒂亚·森：《以自由看待发展》，任赜、于真译，中国人民大学出版社2002年版，第85—100页。

③ 雷华顺、岳远雷：《论我国公民的健康权及其保障》，《中国卫生事业管理》2008年第2期。

实等于空谈。因为健康不同于人生存所需要的财产这样的物质条件，可以相互赠予或借用。这里的"所需"是不需要多做解释的，人人都需要健康，这是不言自明的道理，因为健康是个体生命作为存在的基本保障，但"所能"却暗含了这样的意思：健康有时候是人力不可为的，对于那些有先天性疾病或生理障碍的人来说，或对于那些患了不治之症的人来说，即使国家提供了有利的生存条件或医疗保障给他们，也难以保证他们能够恢复健康或正常生存。因而，在个体健康保护方面，"所能"才是更为根本性的保障，而"所能"之中个体的健康义务是更为基础的东西。因为保护个体生命的安全意识和责任必须落实到个人，只有当个体拥有了充分的自爱和自保的责任意识，国家的健康保护义务才有意义。当然，肯定个体的健康义务，并不等于抹杀国家在保障公民个体健康权方面的义务要求，这两者谁更具有优先性，在当前的理论研究中，尚处在一个争论期。

显然，就中国当前的情况来看，国家所能提供的用于个体健康权保障的资源是非常有限的，因而在这样的情况下谈个体的健康权，实属空谈。当然，也有学者认为，这样的悖论是世界范围内的，每个国家都面临着有限社会资源和不停增长的医疗卫生保障需求之间的矛盾，因而如何调整卫生政策结构以建立可持续发展的医疗卫生体系将成为全球趋势。尽管不同的国家、区域所选择的路径不同，"但建立一个将个体、社会与国家的力量有机整合起来的健康责任共同体，却是一种基本共识"①。这意味着，个体的健康责任和国家的健康责任其实又是一体的，两者之间相辅相成。

所以，健康义务既涉及以个人为主体的义务，也涉及以社会、国家层面为主体的义务，两者之间的差别是什么，如何划分各自的义务范围是关键问题。如美国著名的医学伦理学家 H. M. 萨斯在《论健康责任》一文中就曾以"阿丹王子及其珠宝的故事"隐喻医疗卫生领域的两大核心主题："其一，如何确认健康责任的主体；其二，如何界定不同主体的责任范围。"② 显然，就个体而言，其健康的义务如同健康权利一样，都是自然而然产生的。健康权在其本质上是肯定人存在的价值，这样的价值于个体而言是自然性的，因为任何个体的存在都必须以"健康的身体"这样的实体为依托，否则就无法来谈人的存在。这意味着健康的价值相对于人的其他价值来说，是更为基础和根本的价值。从这个意义上来说，个体保

---

① 刘远明：《健康责任主体的推定与责任范围的划分》，《贵州社会科学》2013 年第 6 期。

② 石大璞、［美］H. M. 萨斯、邱仁宗主编：《健康责任与卫生政策》，陕西师范大学出版社 1995 年版，第 1—3 页。

护自身健康的义务就显得尤为重要，因为它是植根于人生存的一种自然性的义务或道德觉悟。如刘远明指出的，"对任何社会个体而言，健康是终其一生最重要的无形资本。……健康的丧失，会不同程度制约个体参与社会的能力"。因而个体的健康责任其实是个体的自我保护义务，这种保护义务或道德觉悟是自然而然的。因为个体作为存在本身是其健康价值的最终指向对象，是健康利益最直接的获得者，也理应是首要的保护者，无须任何外在的强制力。

然而，纵观古今、东西各种不同的文化道德价值体系，几乎都在一定程度上对个体的健康责任持肯定态度，"但对社会、国家的健康责任主体地位，人们的认知却经历了漫长的过程"[①]。无疑，在健康责任这个问题上，西方国家要更为先知先觉，1838 年，英国率先颁布了世界上第一部《公共卫生法案》，并成立"国家卫生委员会"，正式明确了国家政府在维护公民基本健康权利中的法定责任。在这方面，德国紧跟英国的步伐，也在将近半个世纪后的 1883 年颁布了《企业工人疾病保险法》，它实质上相当于一个强制性的社会医疗保障制度，标志着个人和国家共同承担公共健康责任的开始。

在中国社会，各种医疗保障制度和法律也相应地诞生和完善，新世纪以来哲学研究工作者们也就"公共健康"等问题阐发了很多不同的观点。但有一个非常关键的问题是：在众多理论之中，学者们总是强调个体健康权利和国家健康义务之间的冲突。在个人健康权利和个人健康义务的论证中，它们统一于个体存在的自然属性，都是个体自然而然的道德觉悟。但是在个体的健康权利和国家的健康义务两者之中，它们的统一却并非自然的，总体现出各种各样的矛盾特征。

二　公共健康管理与促进中的伦理问题

"公共健康"一词来源于英文中的"public health"一词的翻译，不同学者在理解上产生一定的差异是解释得过去的。国内有的学者曾经主张将这一词语译为"公共卫生"，但另一些学者却认为这样翻译不够准确，没有将它应该拥有的内涵包含进去，应该把它译为"公共健康"[②]。因为这两个概念之间的分歧，相应地对西方研究领域出现的"public health ethics"一词，也产生了两种不同的译法："公共卫生伦理"与"公共健

---

①　刘远明：《健康责任主体的推定与责任范围的划分》，《贵州社会科学》2013 年第 6 期。

②　肖巍：《关于公共健康伦理的思考》，《清华大学学报》2004 年第 5 期。

康伦理"。

喻文德、李伦等人提出，将"public health"译为"公共健康"不仅更加准确，而且能够有效地避开产生歧义，他们提供了三个比较中肯的理由：第一，可以避免误解。因为在日常生活中，普通公众对"公共卫生"这一概念的理解是很容易产生歧义的，他们实际上是把"公共卫生"简单地理解为"环境卫生"，因为公共卫生的主要任务变成了保护自然环境。第二，使研究的主题更加鲜明。公共健康是以"公众的健康"为目标的，可以很明确地将维护公众的健康当作政府的重要社会职能，它直接指向公民的生命安全与健康。第三，更接近英文的原意。西方社会对人群健康的关注其实也经历了两个发展阶段，最开始就是"public hygiene"（公共卫生）意义上的，然后才到"public health"（公共健康）意义上的，这两个概念的内涵和外延都存在一定的差别。"公共健康伦理"作为对"大众健康的伦理问题研究"的课题名称比"公共卫生伦理"更为中肯。①

国内另一些学者如邱仁宗、翟晓梅等人则使用了"公共卫生伦理"这一概念，并且规定了"公共卫生伦理学"作为一门学科的研究范围："是人类有关在人群中促进健康、预防疾病和伤害的行动规范。"② 当然，学界使用更多的是"公共健康伦理"概念，它显然拥有比"公共卫生伦理"宽广得多的研究论域，经朱海林等人总结，这一概念主要包括三个论域：第一，"伦理问题说"。这一论域实质上集中在基础理论研究，主要针对公共健康领域的一些基础问题展开研究，包括公共健康伦理的概念、研究对象、范围和方法等。例如，肖巍所界定的"公共健康伦理"概念，它"是关于公共健康的伦理学研究，它旨在研究与公共健康相关的所有伦理问题"③，包括公共健康制度、理论、政策和法制伦理、公共健康问题的伦理分析以及公共健康原则、规范伦理等众多的方面。第二，"伦理反思说"。这一研究的论域主要以责任伦理为中心展开，涉及政府的责任、公民的责任等，以及实践领域所可能遇到的任何现实问题。如喻文德认为，公共健康伦理"既是对政府责任的伦理反思，也是对公众责任的伦理规范，是对职业责任的伦理导向"④。张国霞认为，"公共健康伦

① 喻文德、李伦:《当代中国公共健康伦理研究》,《预防医学论坛》2008 年第 11 期。
② 邱仁宗:《公共卫生伦理学刍议》,《中国医学伦理学》2006 年第 1 期。
③ 肖巍:《公共健康伦理：概念、使命与目标》,《湘潭大学学报》（哲学社会科学版）2006 年第 3 期。
④ 喻文德:《论公共健康伦理的理论实质》,《社会科学辑刊》2008 年第 6 期。

理是对公共健康实践的伦理反思"①。这一论域的研究更多地指向实践领域，以解决公共健康管理中的实际问题为出发点，责任伦理研究的落脚点在于确定公共健康管理的责任主体，政府责任和公民参与是必不可少的两大问题。第三，"道德责任说"。这一论域的研究仍然是以"责任"为中心，国家的或公民个人的，但这种责任指的是具体的责任，与责任的反思相比较，这一论域更倾向于公共健康领域不同主体的责任划分，国家应该承担什么样的责任，公民个人应该承担什么样的责任，都必须落实清楚。

无可否认，以上关于"公共健康"一词的分析是不够彻底的，这导致"公共健康伦理"作为一门学科的主旨并不是特别明确。在邱仁宗等人对"公共卫生伦理学"这门学科的研究内容的阐述中，很明显，它是以疾病预防和人群健康为研究对象的。尽管在翻译的过程中，"公共卫生"一词似乎并未能够更确切地表达 public health 一词的原意，但是它所指的研究论域却是非常明确的，以疾病的预防为主要目的。从某种意义上来说，"公共卫生伦理学"甚至可以被称为"疾病预防伦理学"。而"公共健康"一词虽然更为准确地翻译了 public health 一词，但是，从目前的研究论域来看，研究内容和对象显然还是非常宽泛的，这导致在研究的过程中容易将一些问题泛化并相互矛盾。当然从西方社会对"健康权"一词的界定来看，它涵括的范围确实非常广，因而"公共健康"一词如果作为"健康权"这一概念的子概念，就很有可能产生同样宽泛的结果。如果单比较"公共卫生"与"公共健康"这两个概念，有关"公共健康"的分析将会变得更加容易。

在"公共卫生"这一概念中，"公共"一词指的是人群、环境等，而"卫生"一词既可以用来形容环境、人群，又可以用来形容个人，因而"公共卫生"一词中将"卫生"与"公共"联系起来之后，很容易地使人将它与"个人卫生"区别开来，而成为"环境卫生"的代名词。因而相对来说，"公共健康"一词的使用，一方面避免了"公共卫生"一词所可能产生的歧义；另一方面，"公共健康"一词中的"健康"是专门用来修饰人的，是属人的一个概念，这样就很好地将它与人所居住的环境区别开来。

从"公共健康"一词所包含的"公共""健康"这两个概念来看，它很好地概括了人作为存在的两个基本属性：社会性和个体性。一方面，人是社会的人，人不可能脱离社会而生存，因而有关人的健康问题就不可

① 张国霞：《当代中国公共健康领域的伦理价值限制》，《医学信息》2010 年第 6 期。

能是个人的私事，它必须是上升到社会、国家政治层面的公共管理领域；另一方面，"健康"一词主要是用来形容人体的，人体作为人存在的实体依托，又是以人的存在、人的价值为依据的，主要体现为个体性的。因而"公共健康"一词将两者结合起来，既包含了人的本体性维度，又包含了人的价值性维度。

综合起来，"公共健康"一词完美地结合了人的两种属性，它甚至可以作为一个哲学概念来加以分析，这一点可以追溯"健康权"产生的历史来加以论证。在前文中，我们就"健康权"一词做了分析，古代社会的"健康"完全是个人私事，只有在现代社会才出现了"健康权"这样的概念，并且将个体的健康权上升为社会、国家的政治义务。从"健康权"的提出及其含义的发展演变来看，个体的健康权利从来都不是纯粹的个体性的东西，它是集个人与社会为一体的一个概念，但"健康权"这一概念显然不足以表达这样的内涵，"公共健康"一词恰好弥补了它的不足。在当前的研究中，很大程度上是因为学界对"公共健康"概念的界定不够明确，对其内涵的认知不足，这导致当前有关"公共健康伦理"的研究非常混乱。如朱海林等人的总结当中，就有"伦理问题说"、"伦理反思说"和"道德责任说"等，这些论域虽然都是围绕"公共健康"来展开的，但是似乎又超越了它最初的宗旨：疾病的预防或健康的保护。虽然朱海林指出：一般认为，公共健康的目的是预防疾病，维护公众健康。① 但在具体的研究中，"公共健康伦理"的研究论域却并非仅仅围绕"疾病预防"来展开，甚至将医疗卫生保障、卫生资源分配、卫生政策制定这样的问题纳入，这就使得"公共健康伦理"的研究论域其实也涉及"疾病治疗"领域中的问题。这样的结果与中国现代社会的医疗状况是分不开的。自改革开放以来，中国社会的医疗一直处于"重治疗、轻预防"的状态，因而"疾病预防"的研究论域几乎还未能形成自己的话语权，只能在"疾病治疗"的论域中来讨论有关"疾病预防"的问题。比如，甚至有人直接将"疾病治疗"中的一些伦理学原则应用到"公共健康伦理"研究领域，这样的做法实质上反映了"疾病预防伦理"研究的严重空乏。正因为如此，朱海林指出，国内学者在"公共健康"伦理这一论域中的研究"缺乏对中国现实和中国语境的准确把握……西方公共健康

---

① 朱海林、韩跃红：《国内公共健康伦理研究综述》，《昆明理工大学学报》（社会科学版）2012 年第 2 期。

实践中的问题……被虚构成了我国的公共健康伦理问题"①。

这导致当前国内的公共健康研究陷入理论和实践严重脱节的境地：一方面是理论研究中的虚假"繁荣"，各种西方国家的公共健康理论被直接地引进到国内的公共健康领域，并成为主导公众思维的主流思想意识和价值；另一面却是公共健康实践中的无能为力，政府、公共健康机构的道德号召此起彼伏，但公众却是"闻而不见"或"知而不行"，在公共健康生活中体现出极度的"无知"和愚昧状态，种种情况只能说明一个问题：我国当前所构建的公共健康伦理学体系，它解决现实问题的能力十分不足。无疑，理论研究中的不成熟和实践经验的不足都是当前中国公共健康领域的重大问题。在理论研究中，对健康的公共性论证不足，不仅在伦理学领域如此，在法律领域更是相当空乏。到目前为止，中国甚至还没有一部有关公民健康权利的"健康法"诞生，这导致在具体的实践操作中无法可依，也无任何伦理原则和道德规范可循。

这样的问题在 2003 年"非典"事件的应急管理中表现得尤为突出。可以说，在公共健康突发事件应急管理问题上，我国政府的认识发生了重大转折，进而影响到政府制定公共健康政策的方向和理念，明显地弱化了公共健康与公民个体权利之间的冲突，"政府在采取一系列措施维护公共健康的同时，把公民权利也摆在了重要位置"②。可以说，突出公民的健康权利是一个非常重要的改变，比如在艾滋病防控中，社会和国家积极地为艾滋病患者提供关爱和治疗等，体现出兼顾健康的公共性与个体权利的价值取向。无可否认，公共健康危机带来的威胁是多方面的，它不仅直接地威胁到公民的生命安全和财产利益，进而严重地威胁到国家整体的稳定发展与经济繁荣。正是基于这样的原因，"公共健康伦理学"的理论研究必须立足于公共健康中实际存在的危机及其应对机制进行反思和总结。

实际上，从道德层面来研究个体的健康权利，我们不得不回到之前探讨的"健康权"问题，它其实仍然涉及个体的健康权利和个体的健康义务、社会或国家的健康义务之间的关系问题。正如我们在前文已经分析过的，个体的健康权利和义务是自然而然地统一在一起，主要矛盾体现为个体的健康权利和国家的健康义务、个体的健康义务和国家的健康义务之间的冲突。对于前一个问题，在当前的理论研究中将其归为个体的健康权利

①　朱海林：《公共健康伦理学的中国语境和中国意识》，《河南师范大学学报》（哲学社会科学版）2018 年第 4 期。

②　朱海林：《公共健康伦理学的中国语境和中国意识》，《河南师范大学学报》（哲学社会科学版）2018 年第 4 期。

和公共善之间的冲突；对于后一个问题，涉及在何种程度上划分个体的健康义务和国家的健康义务的问题。如喻文德、李伦等人所概括的"公共健康领域的伦理冲突"："隔离措施与个人自由的冲突、公开疫情与个人隐私的冲突……自主选择与强制治疗的冲突"等，"这些伦理冲突都可以化约为个人权利与公共善的冲突"①。

显然，把健康问题放在公共领域来探讨，涉及众多的利益主体和问题的具体情境，如果理论上的论证不够充分，在实践中只能是以践踏公民的基本权利为代价，而这绝对不符合当前社会进步与发展的基本要求。公共健康伦理归根到底是以人的"健康"为核心，是事关生命的大事，因而，无论在理论上，还是在实践上，都有其十分特殊的地方。相对于任何其他社会实践领域，健康和生命领域中的伦理及问题应该是更为基础性和根本性的，是当前社会需要花大力气重点解决的问题。

三 疾病预防中伦理冲突的本质分析

就当前国内的理论研究成果来看，关于疾病预防伦理中的"责任冲突"已经成为必须解决的问题，如喻文德等人提出的："公共健康伦理必须为协调这种冲突提供理论依据"，"社群主义是解决这一冲突有力的理论工具"②。"社群主义"作为一种与"自由主义"对立的理论形态，一直反对"个人权利优先于善"的观点，也不支持"国家中立"的论调。他们强调，作为社会存在的个体，是不可避免地处在特定的社群之中。正因为个体的这种生存关系或存在方式，决定了个人权利不可能是由个体自己争得，而"不得不被集体地来争取和赢得，而且只有被集体地争取，它们才可能得到承认"③。社群主义还主张，在个体权利和公共善之间发生冲突的时候，国家不应该只保持中立的态度，而应该积极地保护和促进公共利益，而非个体权利。因而在两者发生冲突之时，社群主义主张"公共利益优先于个人权利"④。依照这一观点，公共健康作为一种公共善理应优先于个人权利，所以当出现个人权利和公共善冲突时，社群主义的理论资源能够提供有力的辩护。肖巍赞同将"社群主义"当作公共健康伦理的理论基础，这样的论调放在传统的中国文化语境中是非常恰当的，但站在现代民主主义社会的视角，一味地强调社群主义的价值观，就有可

① 喻文德、李伦：《当代中国公共健康伦理研究》，《预防医学论坛》2008年第11期。
② 喻文德、李伦：《当代中国公共健康伦理研究》，《预防医学论坛》2008年第11期。
③ ［英］齐格蒙特·鲍曼：《共同体》，欧阳景根译，江苏人民出版社2003年版，第92页。
④ 俞可平：《社群主义》（第2版），中国社会科学出版社2005年版，第102页。

能引发各种各样的社会矛盾。另外，如果过分地夸大社群主义的伦理价值观，我们就没有必要去论证个体健康权利的必要性了，这无异于彻底回到传统的伦理文化形态，除非能够在社群主义理论内部论证出更为合理的东西。

这样的理论无疑首先受到"自由主义"论者们的诘难，尤其是在公共健康管理实践当中，众多的案例表明，在实际的公共健康危机实务处理当中，公共利益和个体权利的冲突是非常尖锐的，这意味着这一领域的问题必须能够得到相关伦理理论的良好证明，否则都将继续给社会和个体带来伤害。公共健康领域中的伦理问题有着完全不同于临床医疗实践中伦理问题的特点。在临床医疗实践中，是以单个的病人为中心来谈道德权利和义务的，而公共健康领域的一个明显不同是：不仅要尊重个人的正当权利，还要履行对公共健康的责任和义务，它必须从整体上设计社会环境。但问题的关键之处在于，在理论上可以为公共善与个体权利之间设计一条中间路线，但在实践中却不可行。公共健康管理实践中群体与群体、个体与个体、个体与群体之间的利益冲突特别尖锐，尤其是在重大传染病疫情发生之时，更是形成各种各样的利益冲突。

在国家或政府行使各项权力的过程中，常常只能以维护社会整体利益为重心，甚至在一些特殊情况下，不得不限制个体的正当权利来达到维护群体利益的目的。例如，在某些短期内难以控制的重大疫情暴发流行期间，国家为了更有效地切断感染源，必须实施被感染者的信息公开措施，或对感染者执行强制隔离、治疗等措施。这些措施会使得被感染者认为国家或政府侵犯了其个体自由权和隐私权。尊重、自主、保护患者的隐私等恰恰是临床伦理的核心话语，在目前的临床实践中能够得到有力的伦理辩护。

但是，在公共健康领域，如果将这些患者的权利原封不动地转移至公共健康伦理当中，到底在多大程度上能够获得伦理上的辩护？当然，也许这样的辩护本身只意味着社群主义和自由主义之间的理论对立，在实践中，采取哪种理论形态作为实践的基础，或许都能够勉强成立。然而，无可厚非的是，国家政治的服务对象必须落实到社会中的每一个体，否则，个体维护公共健康的自觉性是可想而知的。在一个对自身的利益毫无保障的集体里面，谁还能去产生对集体的幻想和信仰？从这个角度来讲，更为重要的问题是如何将伦理辩护转化为实践智慧，而不是仅在理论上论证其合理性，即必须在"维护公共健康的实践中实现国家权力和个人权利的有序协调……确保国家权力和个人权利坚守各自的界限"①。这基本上可以代表一种"调和论者"的观点，从实践的需要来做出推论却并不容易。因为在很多情况下，当个体利益和社会整体利益之间发生冲突的时候，是必须以牺牲某些个体的利益为代价的。

这样的现象不仅仅出现在公共健康领域，在整个人类历史发展的进程中，这样的现象都一直存在着，并且这也是推动整个社会历史向前发展的重要保障。因为如果牺牲了社会整体利益来谈个体利益，个体利益几乎也是不可能实现的。如果不能落实到个体来谈社会整体利益，社会整体利益只能是一个比较抽象的概念。但对于整个社会的发展来说，个体利益只具有即时性特点，社会整体利益则是长远性的。在公共健康遭受巨大危机的时候，即时性的个体利益必须让步于长远的社会整体利益。而某些个体的即时性利益的侵犯实际上可以通过长时性的社会补偿来实现有限公平，从而也体现社会整体的公平性。

与"社群主义"理论相对立的是"个人权利优先论"。综合起来，这一理论强烈呼吁：1. 在任何情况下都不能以所谓"共同善"之名来干预个人权利；2. 国家的公共政策要始终选择那些最能保护个人权利的措施；3. 每个人的健康权利都是平等的，任何公共政策措施都应该"平等地保护这种权利"。曼恩（Mann）是"个人权利优先论"的代表，他认为"强制性的公共卫生措施侵犯了个人权利，这种侵犯会对公共健康造成负面影响"②。显然，个人权利优先论的核心在于它始终将个体的健康权利放置于优先的位置，这里面产生的实质问题是：强调个体权利的优先性是否真的侵害了公共利益？在"社群主义"的论调中，强调公共利益的优先性，但并不等于否定个体的健康权利。

实际上，在具体的公共健康危机管理实践中，这种兼顾并非完全不可能的，人们缺乏的往往是对这种兼顾的认知，在处理过程中对个体健康权利往往采取比较粗暴的态度和方式。而在个人权利优先论者的观点之中，"共同善"似乎只是一个虚假的概念，而"个人权利"才是应该诉求的目的，这无异于完全否定了公共利益存在的价值。那么，我们不得不正视这样的问题：如果失去了个体赖以存在的公共基础，如何谈个体权利的保护？很明显，立足于权利本身来谈权利是永远无法得到充分合理的论证

① 张珊、路绪锋：《从伦理辩护到国家权力、个人权利界限的划定——公共卫生领域特殊伦理冲突的和解之道》，《医学与哲学》2014 年第 4A 期。

② 李红文：《个人权利与共同善：公共卫生政策中的伦理冲突及其解决》，《医学与哲学》2016 年第 9A 期。

的。与"权利"相对应的应该是"义务",无论是在法律领域,还是在道德领域,我们必须得承认,如果不以一定的义务为基础,权利即使能够得到承认,也不过是在理想化的理论领域之中,在实践领域,这种无义务的权利是缺乏可操作性的,因为权利是以"所需"的形式出现,而权利的实现是以"所能"为基础的。

因而,如果社会的发展不以"共同善"为基础,"个人权利"似乎是一个更为虚假的概念。正是在这个意义上,我们必须立足于公共健康的义务来谈权利,因为只有拥有这样的先在基础,我们才能知道在多大程度上可以实现所谓"个体健康权利",这应该是"公共健康"这一概念得以产生的初始意义。在众多公共健康危机案例当中,其伦理冲突的实质在于个体的健康权利和对他人的健康义务之间的冲突,比如在突发公共卫生事件应急处理当中,就涉及因实施强制性的公共健康措施而损害个体健康权利的矛盾。无疑对于这种冲突的本质我们应当做出更为准确的伦理分析,因为在个体成为疾病的传染源之时,个体对他人的健康实际上具有"显见的义务",在这种情况下,个人对他人的健康义务显然优先于他此时所能享受的健康权利。

法国的历史学教授乔治·维加埃罗(Georges Vigarello)在《身体的历史》一书中说:"人类个体并非一具身体而已(身体只是用来辨别),而是拥有一具身体(具有物质依赖性,拥有社会责任)。"① 这较好地说明了人的社会属性对于人身体存在而言的重要性,如果只是将个体的存在看作"一具身体"而已,这其实是完全忽略了个体作为"类存在"所具有的社会特质。因而人的本质并非作为实体存在的身体,身体只是人存在的一种附属形式,人需要通过身体存在来实现自身的社会属性。

人类作为个体存在,其生命中的本质体现为:它确实是拥有一具身体,但又不局限于只拥有一具身体而已。身体的这种"拥有"说明的是:"身体的个体性归属于某种总体性。……大数据技术推动医学进步、健康革命和人类道德发展的枢机在于:通过彰显个体与总体之间的关联性和连通性的意义,推进两种伦理的融合。"② 因而实际上,无论是"强调个体的健康义务",还是"保护个体的健康权利",两者之间并不存在根本性的冲突。因为个体的健康义务是相对于社会整体利益而言的,而个体的健

① ［法］乔治·维加埃罗:《身体的历史》(卷一),张竝、赵济鸿译,华东师范大学出版社 2013 年版,第 332 页。
② 田海平:《大数据时代的健康革命与伦理挑战》,《深圳大学学报》(人文社会科学版) 2017 年第 2 期。

康权利是从维护个体自身的利益而言的，两者之间具有共通性，实际上是联结为一体的。

从健康的本质和特殊性来看，无论是个体健康，还是公共健康，其最终的价值指向其实都是个体（无论是身体的存在，还是社会的存在），这样的健康价值指向决定了"个体、社会和国家对健康的保护均有不可推卸的责任，但这种认定毕竟显得过于宽泛。因此，在具体的医疗卫生保健实践中，如何界定不同主体的健康责任范围，是另一个更具现实意义的重大问题"①。从这个角度来分析，"公共健康"这一概念相对于"健康权"来说拥有更为全面的内涵，即将个体和社会的健康责任都纳入其中，并且在某种程度上，健康责任是更为先在性的。

综上所述，公共健康领域不同主体的责任划分是比"个体健康权利"更具现实意义的问题，尤其是传染病对健康造成的威胁改变了人们对健康责任主体的认知，健康责任由个体对自己负责任变成个体需要对他人、对社会负责任。而随着疾病模式由传染病向各种慢性病、身心疾病的转变，人们又自觉地意识到对自身健康的责任。因而从不同的主体出发，其责任的内涵是不一样的，需要作出较为全面和细致的划分。

总的说来，需要思考以下基本问题：国家在公共健康发展中应履行的道德责任是什么？国家对公共健康的投入如何才是基本合理的？公共健康服务如何才能惠及每一个公民？显然，健康责任的划分是具有较多层次的一个复杂的工程，个体的健康责任在其中呈现出更为主要和能动的特征，因为个体不总是选择对自己和他人的健康负责任，因而对于那些消极地对待自身和他人健康的个体来说，社会和国家是否应该对他们的健康负责任？比如那些不愿意放弃抽烟、酗酒和性滥交的个体，国家和社会应该在何种程度上对他们的健康负责任？

刘远明提出，"倘若剥离了社会个体的健康责任，对健康与疾病的社会控制不过是无根的浮萍"②。这意味着，健康权利也好，健康责任也好，实际上最后都落实到具体的个人，而"社会整体"如果缺乏具体的个体，充其量只是一个虚假的概念。因而在健康共同体中，个体才是真正的责任和权利主体。个体的健康权利与健康责任的联系是双向的，可以说，个体的健康权利是实现自身所拥有的健康义务的前提条件，因为如果个体连自身的健康权利都无法保障，又如何能够为社会整体尽到义务呢？

---

①　刘远明：《健康责任主体的推定与责任范围的划分》，《贵州社会科学》2013 年第 6 期。

②　刘远明：《个体健康责任的伦理与逻辑》，《贵州社会科学》2015 年第 9 期。

与此同时，如果社会赋予个体实现自身健康权利的能力和基础，那么，个体相应地就应该履行保护社会公共健康的义务。因而个体的健康权利和责任从理论上讲实际上是统一的。但个体层面的健康责任与国家层面的健康责任相比较，其力量是有限和渺小的。有学者基于伦理分析与医学事实的判断得出这样的结论："个体的健康责任是一种有限而非绝对的责任，它的履行及效果很大程度上取决于个人的、社会的和环境的条件。"①这意味着，从个体出发来谈健康责任，尤其是社会公共健康责任，实际上是不现实的。个体的健康责任，无论是对于个体自身而言，还是对于社会整体而言，都需要以一定的国家所拥有的环境条件、各种保障性措施等为前提，否则只是空谈。因而国家层面的健康责任才是实现个体健康责任的重要基础，尤其是健康代表着人的生命权，是一种基础性生存权利，因它而起的国家责任必须被放在更为优先和基础的位置。

第二节　疾病治疗中的伦理

疾病治疗伦理是一种完全的应用伦理或实践伦理，其主要目的是能够帮助医疗实践中的主体进行正确的道德评价，并因此做出最有利的选择。在现实的医疗情境中，这种道德选择往往陷入极其复杂的困境，导致许多不同的伦理争论，常常也会造成医疗失误和违背常规伦理道德的案例。除此之外，在众多新型技术辅助治疗的方法中存在很多伦理冲突，比如基因治疗、人体干细胞治疗、克隆治疗等，都必须做出充分的伦理论证，以使得医护人员和社会大众能在广泛认同的基础之上做出更为有效的伦理选择。

当然，当前的医学、生命伦理学领域，已经存在很多的伦理学原则用以指导临床实践，但我们这里所探讨的"疾病治疗伦理"不指宽泛意义上的治疗伦理，否则它就跟临床医学伦理学存在相同的论域。我们只在最为狭义的范围内探讨疾病治疗伦理，涉及"治疗"或"不治疗"，怎么治疗等方面的伦理。当前有关疾病治疗选择的方案中，放弃治疗、姑息治疗和过度医疗等是最为常见的选择，我们将集中于这些问题的分析和探讨。

---

① 刘远明：《个体健康责任的伦理与逻辑》，《贵州社会科学》2015 年第 9 期。

一 疾病"治"与"不治"之间的伦理界限

在医疗领域，疾病治疗本身就包含了道德与善，无论是从患病主体积极地争取自身的生命权利出发，还是从他人为维护患病主体的生命权利出发，都代表着一种至高无上的道德与善。然而在伦理学领域，有关疾病治疗的伦理冲突首先发生在主体的行为动机内部，形成"疾病治疗"和"健康增强"之间的区分，将有关"疾病治疗"和"健康提升"的伦理价值区分开来。按照生物医学范式的解释，"人类增强"并非一般的"疾病治疗"所包含的伦理意义，它是一种"能够提升人的功能从而超出了维持人健康所需的必要条件"的干预。因而"人类增强"并非为了维护人体的基本健康而产生的需求，不是人维持生命及健康的必要性条件。然而，从是不是维持生命及其健康的基础性条件来看，两者确实存在本质性的差别，其所包含的伦理价值也相应地不同。

但是，目前有关二者之间的伦理区分碰到了理论上的困境，因为有关"疾病治疗"和"人类增强"能够得以实现的基础——疾病与健康，这两个概念本身存在一定的模糊性，直接导致"疾病治疗"和"健康增强"之间的道德模糊性。在伦理学领域，区分"治疗和增强"这两者的隐含之意是："治疗是一种善的医学行为，而增强则被认为是一种恶的干预行为或至少是道德可疑行为。"① 然而，因为这两者之间的道德界限实质上很难划定，这导致有关"医疗增强"行为的善恶评价也碰到了困境。正如美国当代学者诺曼·丹尼尔斯（Norman Daniels）所言："即便我们可以在治疗和增强之间进行清晰的界定，但是也无法在医疗关注对象和非医疗关注对象之间划出一条清晰的道德界线。"② 言下之意是，无法明确地知道哪些对象可以被定义为"病人"。

我们很容易发现：医学领域实际上缺少统一和清晰的"健康"和"疾病"概念，因为所有因这两个概念而引申出来的其他概念，都需要以这两个概念所拥有的原始含义为基础来进行分析。因它们的模糊性以及两者所拥有的道德价值困境，很难界定"治疗"和"增强"之间的界限，因为治疗是对应疾病而言，而增强是对应健康而言。当然，在临床领域，两者之间并不总是呈现出明确的样态，"尽管存在一些清晰的治疗和增强

---

① 张灿：《人类增强的类型、范式与伦理争议》，《东北大学学报》（社会科学版）2018 年第 1 期。

② Daniels N. , *Normal Functioning and the Treatment-enhancement Distinction* ［J］. *Cambridge Quarterly ofHealthcare Ethics*, Vol. 9, No. 3, 2000, pp. 309 - 322.

案例（比如癌症化疗属于治疗，而美容手术属于增强），但是同样也存在大量的医学干预无法进行清晰地界定的情形（例如使用生长激素促进矮小儿童的生长则介于治疗和增强之间）"①。这意味着，"治疗"和"增强"之间的伦理学意义并不因二者本身而产生，而应该看具体的实施对象。即使是美容手术，对于一个相貌本身没有太多问题的人来说，它代表的是非必要性的增强措施，而对于一个在交通事故或火灾事件中受伤毁容的个体来说，美容手术就拥有非同寻常的道德含义。所以，单纯性地对治疗和增强进行伦理区分是不科学的，要考虑两者所实施的对象。

　　然而，对于人类增强的伦理动机界定，超人类主义范式拥有与生物医学模式截然相反的论断："超人类增强旨在提升我们的能力从而超越物种典型能力的限制……超人类增强范式认为治疗和增强在道德上并没有什么差异。"② 因而人类增强和疾病治疗的伦理动机是一样的，目的都在于完善人类自身以获得更好的生存状态或自我保护。无疑，这样的伦理论断为当前医疗科学技术的发展提供了强有力的伦理辩护，因为科学技术的开发和应用在根本上就是为了人类自身不停地增强自身各方面的能力，无论是认知能力方面，还是生理能力方面的增强，抑或是道德方面的增强和综合性增强等。从人本身及其存在出发，人类增强理论无疑给科学技术的发展提供了各方面的理论支持。弗朗西斯·培根（Francis Bacon，1561—1626）认为："科学技术不仅可以改造自然界，也可以改造我们自身。"托马斯·亨利·赫胥黎（Thomas Henry Huxley，1825—1895）也断言："人类具有超越自身的愿望——人类整体的这种不断超越自身的愿望被称之为超人类主义，其可以通过各种新的可能性而超越自身的天性。"③

　　显然，超人类主义论者是从更为积极、开放的意义上来谈增强技术的，这种增强不限于认知、生理上的增强，也存在于人的道德领域。总之，如果能够利用一定的科学技术使得人自身达至更为完美的状态，其本身就具有非同寻常的伦理意义。那些支持人类增强技术的超人类主义者的宣言是：人类在未来将使用各种科学技术对自我进行根本性改造，这种改造应该是无止境的、不受任何限制的，甚至可以重新设计人类的基因组

①　张灿：《人类增强的类型、范式与伦理争议》，《东北大学学报》（社会科学版）2018 年第 1 期。

②　Cabrera L Y.，*Rethinking Human Enhancement：SocialEnhancement and Emergent Technologies*［M］. New York：Palgrave Macmillan，2015，p. 64.

③　Cabrera L Y.，*Rethinking Human Enhancement：SocialEnhancement and Emergent Technologies*［M］. NewYork：Palgrave Macmillan，2015，p. 57.

序、修改人老化过程中的参数以及制造"人机混合体"以突破自然人的能力极限。总之，超人类主义者们的哲学理念就是：这种利用技术干预自身的行为应当受到社会伦理道德的支持，因为"增强自身"和"改造自身"都是社会赋予个体的基本权利，在道德上具有同样的善价值，"利用技术进行增强和通过教育、工作与训练获得的自我提升并没有本质区别"①。

从这一哲学理念出发，人没有必要刻意地去限制自身各方面能力的增强，只管利用各种先进技术克服人类自身的有限性，生理的、智力的和道德的，都是可接受的。并且，对于整个人类而言，都是具有正面价值的事情，也不需要因此去担心其他问题，比如社会公正、社会安全等问题。正如现代美国学者纳姆·拉米兹（Naam Ramez）所言："作为一个物种，我们期待变得更强、更快、更聪明及更长寿。"② 完善自我是人作为一个物种存在的内在需求，就如人在漫长的历史进程中也在不停地选择进化自身一样，人类增强技术不过是加速了这一进化的历程。因此，"人类增强"技术应当受到社会伦理的保护，它与那些阻碍人类进步与完善的退行性、毁灭性的行为具有截然相反的伦理意义。

显然，光从动机论的角度对"疾病治疗"和"人类增强"做出伦理辩护是不充分的，因为这里面涉及的人仅仅是抽象意义的人，未能诉诸人的社会属性来谈它们的伦理意义。实际上，在具体的医疗实践中，人们更关注医疗技术所可能带来的结果，并根据具体的结果来做出伦理判断。因而，在具体的实践中所产生的伦理判断，更多地倾向于效果论。目前，很多的新型医疗技术，既具有治疗性的效果，也具有增强性的效果，人们更倾向于认为，以治疗为目的的技术应用在道德上是可以接受的，而以增强为目的的技术应用则可能带来非常严重的社会道德问题。比如基因治疗如果用于治疗遗传性疾病，只要将其风险和利益控制在一定的范围和限度之内，在道德上是无可争议的。但如果将基因治疗技术用于改变人类个体的某些生命、生理性状，如胖瘦、高矮、智力、性格等，其产生的结果则必须做出进一步的伦理论证。例如，如果基因治疗技术允许父母可以把高智能基因植入本来正常发育的后代身上，以使其获得超出常人的智力水平，那么，除了考虑基因技术应用带来的实际效果，是否应该考虑这种技术的

①　张灿：《人类增强的类型、范式与伦理争议》，《东北大学学报》（社会科学版）2018 年第 1 期。

②　Naam Ramez, *Morethan Human: Embracing the Promise of Biological Enhancement* [M]. New York: Broadway Books, 2005.

应用带来的其他社会问题？比如，基因技术的应用是否会因为其巨额的费用而最终使得这一技术应用仅仅成为社会上层群体的专享？如果是这样，就有可能会进一步加深社会的贫富差距，因为富人群体在智力、财富和资源等各个方面都占有绝对的优势之后，穷人群体就完全不可能再有翻身的机会，这两个群体的分化和对立将完全不可能调和与流动。那么，"以增强性为目的的基因治疗无疑是对社会公平原则的背离。……非医学目的的基因治疗难以得到伦理辩护"①。

"疾病治疗"的结果是帮助个体恢复其正常的"人的能力"，而"人类增强"的结果则有可能产生超乎正常的"非人的能力"，或者，至少是"非常人的能力"。前者是为了帮助弱者恢复能力，其在本质上是促进了公平；后者是为了帮助常人变成超人，其在本质上是加剧了不公平。因而从伦理后果论的角度来分析二者的价值，会产生截然不同的结论。不考虑技术本身是否真的会产生实际的效果，只从理想的状态里来考虑所可能的后果，显然，"疾病治疗"和"人类增强"的后果有着明显不同的伦理意义。

然而人们对待"疾病治疗"的后果并不能坚持特别理性的态度，从某种程度上来说，人们对待"疾病治疗"是完全后果论的。也就是说，只要患者选择治疗疾病，就在心理上认为一定要得到一个好的结果，否则就不是治疗。从这个意义上来说，患者其实是将"疾病治疗"与"疾病治疗的结果"混同起来了，因此产生了"唯后果论"的伦理判断，这是造成当前医患关系紧张的一个极其重要的原因，因为"疾病治疗"并不总是带来理想的结果，那些看似已经无效的或不能带来明显疗效的"疾病治疗"往往带来很多的选择困境和伦理冲突。一般来说，患病主体如果"有病不治"或"放弃治疗"才会引起广泛的伦理争论，在当下的医疗情境中，这是一个比较模糊的道德问题。当然，"有病不治"意味着"治疗"这一行为还没有发生，所以尽管它在道德上不是被肯定的，但并不涉及行为主体的伦理责任。而"放弃治疗"通常产生于治疗行为发生之后，既涉及患者主体的道德选择权利和义务，也涉及医生主体的道德选择权利和义务。在这里，我们只讨论"放弃治疗"行为中所包含的伦理问题。

根据王苏平的观点，"放弃治疗"实际上有广义的和狭义的两种概念，广义的概念指的是"由于各种原因对可治愈患者和不可治愈患者终

① 韩跃红：《捍卫生命的尊严》，人民出版社 2005 年版，第 76 页。

止继续治疗，在这个范围内的患者有些是完全可以治愈的"。比如有些疾病在当前的医疗技术水平下是轻而易举就可以治愈的，但由于患者单方面无法支付其费用而放弃治疗。也有的是在患者和家属意见不统一的情况下，医生没有能够及时做出有效医疗决策并导致惨案发生的，比如榆林孕妇跳楼案。因而，广义上的"放弃治疗"涉及众多不同情形的伦理问题，需要具体问题具体分析，才能知道包含在里面的伦理冲突。狭义上的放弃治疗指的是"对那些完全没有治疗价值的患者终止继续治疗"①。无论是哪种意义上的"放弃治疗"，都必须从不同的行为主体出发来分析蕴含在其中的伦理问题。如果是患者自己做出的选择，这在临床医学伦理当中，通常以尊重病人的自主权利为基本原则。但这一尊重原则与有利原则常常发生冲突，因为医生对于患者的病情最有发言权，如果医生明确地知道患者的病情，并且知道怎样做才是最有利于患者的，此时，医生无论是听任患者自己放弃治疗，还是医生自己主动放弃治疗，在道德上都是难以接受的，因为医生没有坚持有利原则。

在临床上，这种尊重原则与有利原则发生冲突的情形非常多见，而医生往往更容易做出尊重患者自主权的选择，而不是坚持有利原则，因为任何疾病的治疗都是有风险的，在没有患者自身积极配合的情况下，医生是很难去冒治疗风险的。而在一些急症发作并严重威胁到生命的情况下，患者的"放弃治疗"往往让医生陷入极其两难的境地，因为此时并没有太多的时间供双方协商以达成共识，对医生的道德理性将是极其严峻的考验：一方面是患者的生死，另一方面是对自己不利的道德原则。这种医疗境遇中医患双方的道德良知显得尤其重要，而对于患者来说，后果论常常发挥着主导作用。如果医生的冒险治疗恰恰取得了预期的效果，那么，其治疗的伦理有效性将得到患者的认可；反之，则会引起医疗纠纷。狭义上的"放弃治疗"所针对的是那些绝症患者，比如晚期癌症病人、重症监护病人等。然而，即使明知道是毫无意义的治疗，不同主体的选择仍然呈现出不同的伦理价值取向。比如针对那些重症监护病人，家属常常会因为亲情的难以割舍以及社会舆论的压力而不做出"放弃治疗"的决定，这导致"ICU放弃治疗的实施依然面临很多困难"②。

从医生的角度来看，医生的职责是救死扶伤，应坚持以尊重人的生命

① 王苏平：《放弃治疗面面观》，《医学与哲学》2000年第6期。
② 余慧君、古津贤：《关于ICU放弃治疗的伦理思考》，《中国医学伦理学》2012年第6期。

为本位，但医生还得顾及医院和自身的利益。而对于患者及其家属来说，主要考虑的是患者的生命，因此，"医患双方坚持的价值本位的不同，在决定放弃与否的看法上会出现冲突"①。而对于患者自身选择的"放弃治疗"，医生是没有办法从自己的价值观出发来进行评判和干涉的，正如美国耶鲁大学医学院的外科医生舍温·努兰（Sherwin Nuland）指出的：对于病人来说，一个现代高科技医师并不期待和试图知道病人的身份。与此同时，当病人罹患重病时，他或她期待的是寻找具有高精尖医疗技术的专家诊治，"但不会期待他能理解我的价值观"②。这样的价值观念在临床领域产生了众多的道德难题，如有关安乐死的伦理论证和立法目前在世界范围内都是一个极其困难的问题，众多伦理学家的共识是：以尊重生命为本位的医学人道主义和以后果论为主要价值取向的功利主义之间很难达成调和。正是在多种两难情境中，面对那些意愿主动"放弃治疗"的患者来说，他人的道德义务只能是尽可能地对患者实施心理上的安慰，基于这样的考虑，产生了临终关怀、姑息治疗这样的临床治疗方式。

如果"放弃治疗"的行为主体是医生，那么，将同样面临极其复杂的伦理情形，其中主要的伦理问题是：医生是否具有拒绝为某些特殊患者提供医疗服务的权利？其伦理的界限是什么？比如艾滋病患者、交通事故中受重伤无生还可能的患者、试图故意伤害医生的患者、就医行为违背医生自身宗教信仰的患者、无支付能力的患者、已经成为植物人但家人还坚持要使用插管和呼吸机的患者等。

在临床医学伦理学原则中，为患者提供医疗服务是医生的义务，但是这种义务是不是无条件的义务？它的边界在哪里？医生和医疗机构所能承担的风险是多大？医生有没有自己的尊严和权利？显然，这些问题极其复杂，需要做出良好的分析和论证，不然，在临床实践中将会给医患关系带来极其不利的局面。我国《执业医师法》第24条规定：面对急危患者，医师应当采取紧急措施进行诊治，不得拒绝急救处置。《医疗机构管理条例》第31条也规定：医疗机构对危重病人应当立即抢救。对限于设备或者技术条件不能诊治的病人，应当及时转诊。可见，面对急危患者，医务人员和医疗机构都相应地承担不可推卸的抢救义务。这种义务在道德上是可以接受的，但这一义务的限度体现在患者无力支付医疗费用、患者的病

---

① 余慧君、古津贤：《关于 ICU 放弃治疗的伦理思考》，《中国医学伦理学》2012 年第 6 期。

② 黄丁全：《医疗法律与生命伦理》，法律出版社 2007 年版，第 122 页。

情过重已经无法挽救、患者的病情或行为对医生自身的人身安全造成威胁的时候。此时，如果医生仍然选择承担一切义务，显然具有道德价值，但这种风险承担显然已经超出了义务的范围，而成为一种圣人般的道德理想。这实际上说明，在风险超过一定承受能力之时，此时强调医生或医疗机构的道德义务，其实是不成立的。

　　然而，在具体的医疗实践中，"准确划定这个从道德义务到道德理想的界限或阈值却不是一件容易的事"①。因为医疗领域中的不确定因素太多。对"无效治疗"的界定和对于"创新性治疗"的实施，同样存在这样的困境。临床医生在选择治疗方案时必须遵循伦理上的"有利无伤"原则，即最大限度地增进患者的利益、减小对患者的伤害。但是，医生选择创新性治疗时，通常"早已判断常规疗法对患者无效或与标准治疗比较后医生已主观倾向性地认为创新性治疗要优于前者"②。实际上，医生很难在有限的能力和有利范围内去承担极大的风险治疗义务，因而这种风险选择造成的可能结果是：医生主观上认为有利于患者，但客观上却对患者造成极大的伤害。而在承担这一后果的义务方面，很难进行具体的划分和界定。

　　综上所述，疾病的"治"与"不治"之间常常存在着极其细微的伦理界限。关于疾病治疗本身的伦理，产生了"疾病治疗"和"人类增强"之间的伦理争论。而关于"不治"的伦理，主要体现在"放弃治疗"这一行为的伦理权利和义务之中。不同的行为主体所享受的道德权利和所需承担的道德义务都极为复杂，"尊重患者的道德权利"和"医生应该履行的道德义务"成为伦理争论的核心，两方面都存在较为复杂的伦理情形，需要根据不同的医疗情境来做出更为有效的伦理分析。

二　"过度医疗"中的伦理问题

　　相对于"放弃治疗"来说，"姑息治疗"与"过度医疗"是以治疗为主的医疗选择，但它们是相对的概念。"姑息治疗"就是为消除"过度医疗"带来的弊端而产生的，它的伦理意义与"过度医疗"存在本质差别。在当今社会，"过度医疗"是深受世人指责和担忧的问题之一，常常被赋予负面的伦理价值。

① 张洪松：《医生提供治疗的道德义务及其限制》，《道德与文明》2018年第1期。
② 杨阳、陆麒、刘宇峰，等：《医疗新技术伦理审查的灰色地带：创新性治疗与试验性治疗》，《医学与哲学》2016年第8B期。

当代美国社会学家文森特·帕里罗（Vincent N. Parrillo）认为，美国当代医学所受到的主要批判就是"过度治疗（overtreatment）"，尤其是那些过度性的手术治疗，不仅给患者的生命带来巨大的创伤，对于社会卫生资源来说，也造成巨大的不必要的浪费。大量研究结果表明，美国每年数以百万计的外科手术纯属"过度治疗"。罗贝尔（Robel）的一项研究结果发现："50%的剖腹产、27%的子宫切除、20%的心脏起搏器等都属于不必要的手术。"可见，过度手术治疗在临床医疗领域已经遍布各个角落，这样的状况在中国也已经泛滥成灾，相关研究者指出的："70%的患者存在过度医疗，费用占总费用30%或更多。"① 过度医疗带来的直接后果就是卫生费用的剧增和卫生资源的浪费，给社会整体的发展带来巨大的压力。

医疗费用的增长在很大程度上来自过度医疗，而这样的医疗本身并不促进患者的利益，也不促进社会整体的利益。相反，"过度医疗"严重地损害了患者的根本利益，完全不符合医学伦理学当中的"有利无伤"原则，仅仅将"疾病治疗"当作一种无意义的消耗，不仅从身体上损害了患者的利益，而且从经济上损害了患者及其家属的利益。从更宏大的方面来讲，对于国家卫生资源的浪费也是触目惊心的。如针对病患位置已经发生转移的晚期癌症患者，虽然可以采取穿刺分型、放疗、化疗等技术进行治疗，但并不一定能带来积极的效果，还有可能加速癌细胞的扩散，也可能使得患者遭受更多的生理和心理上的痛苦。因此，不理性地选择治疗，不仅降低患者的生命质量和缩短原有的生命周期，而且造成卫生资源的巨大浪费。正因为如此，"在美国以及一些西方国家姑息医学已经被认为是成本最小化的卫生经济学评估"②。从这个意义上来讲，"过度医疗"实属害国害民的医疗方式。

正是基于对这种害国害民的疾病治疗方式的反思，才产生了现代的"姑息治疗"方式，其在根本上是针对那些绝症患者，尤其是晚期癌症病人所实施的一种充分体现道德理性的治疗模式。世界卫生组织（WHO）2002年对"姑息医学"的定义："是一门临床学科，通过早期识别、积极

① 胡宏伟、高敏、赵英丽等：《过度医疗行为研究述评》，《社会保障研究》2013年第1期。

② Austin L J., *New directions in end of life and palliativecare in North Carolina.* ［J］. N C Med J, Vol. 65, No. 5, 2004, p. 311.

评估、控制疼痛和治疗其他痛苦症状。"① 一般来说，对于那些处在癌症早期、治愈有望的患者，临床治疗方式多采用侵害性的根治或治愈性措施。当治愈性方式不能达到治疗效果之时，或治疗带来明显的毒副作用时，则需要选择"姑息治疗"方法。

从以上有关"姑息治疗"的定义来看，这一治疗方式的主要目的是减少患者生理和心理上的疼痛，并使用哲学、心理学和宗教的方式提升患者对于死亡意义的认知，减轻患者在死亡过程中的心理压力。"姑息治疗"与安乐死又存在本质差别，即它"不故意催促死亡，也不拖延死亡"。换句话说，就是尽量让患者自然而然地死亡，不过多地受到肉体和精神上的痛苦。对于终末期患者，应该尽量减少或放弃有创性治疗手段，积极地采用无创性治疗方式。面对那些终末期患者，医务工作者所要关注的显然不是疾病本身，因为此时的治疗已经毫无意义。此时更重要的工作是给予患者以精神、心理上支持和安慰。因为此时的患者拥有太多未完的"后事"以及自身无法战胜的困扰，"这包含其对亲人和朋友的不舍、对死亡的恐惧、对有限生命的绝望等"②。

"姑息治疗"作为"放弃治疗"和"过度治疗"之间的折中方式，它更多地强调治疗过程中的社会性意义。因为对于那些晚期癌症病人来说，生的希望已经不大，死才是应该给予更多关注的问题。而这既关涉个体的死亡观，也关涉社会整体的死亡观。然而，死亡观教育在中国传统伦理文化中一直处在停滞不前的阶段，"避谈死"是较为普遍的大众心理，这导致临床实践中的较多伦理冲突。一方面，医务工作者必须是以积极的治疗方式去对待患者的疾病；另一方面，又必须接受这不过是"徒劳无功"的现实。因而，在临床上，医生自己的道德价值评价常常面临着极其艰难的困境。何况"姑息治疗"这样的先进治疗理念目前并未受到社会大众的普遍欢迎，在很多情况下，患者及其家属仍然是寄希望于积极治愈性治疗方式来干预疾病。于患者本人来说，这种心理是求生的本能；于患者家属来说，这种心理出自对亲情的眷顾和社会舆论的压力。因而，医生实际上可能面对众多的道德压力，在患者及其家属非理性的诱使下，极其可能做出"过度医疗"的非道德选择。

当然，"过度医疗"在中国的医疗语境中所涉及的伦理问题极为复

---

① Melstrom L G, Melstrom K Ajr, Ding X Z. Adrian TE. *Mechanisms of skeletal muscle degradation and its therapy in cancer cachexia* [J]. *Histol Histopathol*, Vol. 7, 2007, pp. 805–814.

② 李想、袁志柳：《姑息医学发展的意义及伦理思考》，《医学与社会》2015 年第 10 期。

杂，需要从多方面做出分析，当前学界较普遍地将"过度医疗"行为归为医生职业道德低下。如王君鳌等人提出，"置换手术相对保守治疗而言见效快，对于喜欢动手的手术科医生来说，非常乐于选择；新技术、新理念层出不穷，医生希望先拔头筹，发表论文、会议演讲，在行业内获得地位，可能会过度地使用某　种手术技巧和方式，而无论该种手术方式是否适合这种疾病或患者"①。对于自身职业创新的追求，从表面上看并无太多道德问题。作为医务工作者，利用自己的工作之便来提升自己的职业能力是无可厚非的。

　　然而，问题出在医生的职业具有太多的特殊性，尽管在临床中，针对那些常规疗法已经毫无作用的患者，医生既抱着私心将那些新型的医疗技术应用到患者身上，同时也抱着对新技术、新疗法可能成功的希望，更重要的是，医生希望能够通过新型技术的使用来帮助到患者。因而，从伦理的动机来看，医生的职业道德并无太多问题，因为疾病治疗过程中不确定性因素太多，也有极个别患者在试用了新型的医疗技术之后产生惊喜效果的，所以不能笼统地认为医生试用创新疗法是一种非道德的"过度医疗"行为。

　　当然，也有学者提出，"过度医疗"是"医方在非医学目的的驱使下，出于不良动机，违背临床医学规范和伦理准则，而提供给患方的不能为患者真正提高诊治价值，只是徒增医疗卫生资源耗费的诊治行为"②。因医务人员的不良行为动机而产生的"过度医疗"常以"大处方""大药方""大检查"等形式出现，这样的行为从伦理学角度来看，是极其恶劣的非道德行为，与当前的医疗体制的弊端脱不了干系。这样的行为既对患者的疾病治疗不产生任何积极的影响，也在经济上让患者蒙受巨大的损失，尤其是那些本身经济不富裕的贫困患者，常因医务人员的职业不端而倾家荡产、家破人亡。同时，这种"过度医疗"行为也造成国家有限卫生资源的巨大浪费，尤其是"过度医疗"甚至成为一种行业风气之后，实实在在地损毁了中国现时代的医疗环境和医患关系，对国家的稳定和社会的进步都造成很大程度的威胁。

　　相对于因显见的经济利益的追逐而导致的"过度医疗"来说，因医疗技术化、医学资本化而产生的集体无意识流造成的社会影响是更为隐形

①　王君鳌、刘瑜：《保留还是切除——骨科疾病治疗中的医患共同决策》，《医学与哲学》2017年第1B期。
②　孙福川、尹梅：《过度医疗的伦理学会诊及其治疗处方——兼论临床诊治最优化伦理准则》，《医学与哲学》2003年第9期。

和有害的。如杜治政等人提出的，过度医疗现象、责任意识模糊、医学人文缺乏等均是集体无意识在临床医疗中普遍存在的表现，"其产生根源与技术主体化和医学资本化发展逻辑密切相关"①。无可否认，现代人对于医疗技术的迷信已经到了不可自拔的地步，甚至完全无法显示出对医疗技术运用的道德理性，比如对于各种医疗技术运用所可能造成的伤害："从简单的抽血化验到各种侵入性检查，从内科的药物治疗到外科的手术干预，无一不具有伤害性。"但在实际应用中，"医生却很少考量这些伤害对患者的影响。医疗全面技术化是集体无意识的一种突出表现"②。医务人员对于医学目的的认知被医疗技术化的集体无意识流同化了，"科学就是真理"的普遍认同感促使医务人员将技术本身及其应用当作医学的目的，而病人成为"疾病"的化身。在这种思维模式下，医学科学本身的发展已经偏离了它应该有的"以人为中心"的方向，成为行业人士追逐利益、权力和社会地位的强有力手段，生命已经丧失了它本该有的社会性意义，医患关系变得极其淡漠，如刘天壤等人总结的，"技术主体化引发的医患关系全面物化，医学脱离了其本来的需求，而依附于技术潜意识想要实现的目标"③。医学本该有的人文关怀日益消弭在技术的反作用当中。然而，任何技术的开发都是需要社会资本作为坚强后盾的，在医疗技术越来越占据主体性地位之时，医疗行业的资本化运作成为"过度医疗"行为产生的幕后黑手，各种医疗领域的变相操作，使得医务人员的道德力量微乎其微。

然而，在医疗资本化运作的背景下，"过度医疗"常态化的趋势越来越明显。随之而来的是"炫耀性医疗""商业开发性医疗"等形式粉墨登场，在此基调下产生的结果必然是"疾病的发明"，而不是"疾病的发现"，那些"人造疾病"或"非疾病性医疗"悄然地纷至沓来。可以说，集体无意识的驱力使得人们刻意地去创造疾病的主观意识越来越强烈。同时，现代医院的运行成为一种商业资本的运作，要在竞争激烈的商业"洪流"中生存下来，就必须能够以强烈的势头进入资本运营的行列，在此意义上，现代医院并非给人治病的地方，而成为一台庞大的"医疗机器"。"高新设备代表医院的水平，技术成为逐利的核心力量，而医生个

---

① 杜治政：《技术、资本的主体化与医学》，《中国医学伦理学》2011 年第 3 期。
② 徐越如：《技术魔力的揭秘者：温纳的技术政治哲学研究》，《科学技术与辩证法》2007 年第 3 期。
③ 刘天壤、张锦英、苏振兴：《医学中的集体无意识与伦理责任的追问》，《医学与哲学》2015 年第 9A 期。

体作用变得格外渺小。"① 从这个意义上来说，"过度医疗"行为所涉及的伦理问题远远地超出医务人员职业道德的范畴，更应该成为社会政治、经济和技术伦理的论域。

三　作为可能途径的"伦理咨商"

在现代医疗实践领域，蕴含在疾病治疗中的伦理问题层出不穷，除了以上我们探讨的以"治疗"本身所产生的伦理问题之外，更多的问题产生于各种先进的治疗方法及其运用当中，所涉及的论域极其广泛。既包括生物性技术治疗方法如基因技术治疗、克隆性治疗、辅助生殖治疗等，也包括社会性治疗方法如叙事治疗、心理治疗、宗教治疗和家庭治疗等。各种具体的治疗方法中，都存在各种各样的伦理道德问题。这些治疗方法的目的都在于为人类提供更为全面和有利的治疗服务，是以"尊重""有利无伤"等原则为前提的。但在治疗运用过程当中却产生很多的伦理问题，比如在医疗技术的研究和应用之间，就存在伦理的区分。很多临床试验性治疗，其目的不在于为患者达到治愈性的目的，而在于医学研究本身。因而有关这样的试验性治疗的伦理界限就是一个非常棘手的伦理问题。

而在基因治疗、人工智能辅助治疗等众多新型医疗技术的应用过程中，其涉及的伦理道德原则、医患关系以及对未来医学科学技术发展的影响等都将面临非常严峻的局面。当然在这里，我们无意探讨存在于每一种新型疾病治疗方法中的具体伦理问题，我们只就"疾病治疗"本身来探讨相关的难题。无疑，人类历史上的每一次新型技术的发展和创新都将带来人类伦理道德形态的更替，因而，隐藏在新型技术变革之中的伦理问题其实在本质上都体现为新旧伦理道德观念的冲突，比如安乐死、克隆技术、辅助生殖技术、人体实验等，无不冲击着人们传统的伦理价值观念，解构了人们原本拥有的各种伦理关系和得以维护社会稳定秩序的伦理规范。因而，新型技术应用中的伦理问题的关键点在于：如何为那些潜在性有利于患者或人类健康的医疗技术进行伦理上的辩护。

实际上，我们不难发现，新旧道德体系的转换之际常常会引发许多道德认知上的困惑，这一点在人类历史发展的过程中已经十分明显，每一次时代的交换与更替都会带来新旧道德的碰撞与交融，或摈弃，或继承。无论如何，这种局面既意味着人类在道德认识上的进步与升华，也意味着人

---

① 刘天壤、张锦英、苏振兴：《医学中的集体无意识与伦理责任的追问》，《医学与哲学》2015 年第 9A 期。

类旧有的道德根基动摇后的困惑与迷惘，人类处在"拨开云雾见天日"的过渡时期。在一个新的时代里，旧的道德规范体系如果已经失去了它继续存在的合理根基，而新的道德规范体系又未能够及时地被建构起来，或者，还缺少存在的正当性伦理基础，在这种情况下，就很容易引发道德主体的发问：到底哪种道德体系更具有合法性和伦理上的正当性？无疑，对于那些在道德理性方面更为优越的智者来说，新型技术的应用本身并不意味着社会伦理道德观念更替中的阻碍，相反，因各种实践本身及其结果而产生的伦理反思，正是推动人类伦理道德观念不停更新的基础性动力。尽管在人类的道德认识方面，康德曾提出"先验性"的观念形式常常是保证人类行为之普遍正当性与合道德性的前提条件，但在具体的技术实践领域，这种正当性与合道德性常常发生在实践之后。正是众多医学实践案例中所包含的不同医疗情境和结果给人们以伦理道德上的反思与进步，而这些情境和结果恰恰不是能够以"先验的"的形式存在于人的道德理性之中。

在经历了现代性、后现代性的轮番洗礼之后的人们，其精神世界中的贫乏现象日趋严重，道德价值世界中的"祛魅"势在必行。无可否认，"实践"逐渐地成为当代哲学、伦理学发展的主流价值取向，它已不再被局限为应用伦理学的主要任务，在更为宽泛的意义上，"应该是所有伦理学者的历史使命"①。从这个意义上来说，存在于"疾病治疗"中的伦理道德不能局限于规范、原则的形式来研究了，而更应该立足于具体的医疗实践及其可能产生的道德情境。而这一点在医学伦理学领域中的"原则主义"②之争就已经很好地说明了这个问题。如家族主义伦理在医疗实践领域中所引起的尖锐矛盾，涉及患者的自主权问题、患者家属在"知情同意"权中的排序问题等。

另外，在尊重患者的自主权与"有利"原则的实施之间也产生了非常多的道德劫难，甚至需要对"利益"及其主体做出有效的元理论分析。而在众多新型医疗技术应用过程中产生的人道主义与功利主义之争更是说明了一个问题：医疗实践中的伦理问题已经不能够靠几个简单的道德原则就可以解决，必须充分发挥人类更为高层次的道德理性，才能够应对众多复杂的道德情境。疾病治疗领域中的伦理难题正是基于医疗实践情境的复

---

① 王习胜：《伦理咨商的道德治疗功能》，《哲学动态》2015 年第 4 期。

② 意指缺少一个统一的基本价值观，仅由一系列潜在的相互矛盾的原则所组成的理论（参见肖健、严金海、吕群蓉《彼彻姆和查瑞斯的原则主义进路及其改进》，《医学与哲学》2008 年第 11 期）。

杂性而产生的，因为涉及众多不同的道德主体，基于人的生命而产生的众多伦理问题，并非关涉"是什么"的事实判断，而是关涉"应该怎样"的价值判断，这导致具体的医疗实践因为价值的多元性而处在极其复杂的道德情境当中。

生命伦理学的奠基者恩格尔·哈特（Engelhart）提出：道德的多元化使得持不同价值观念的主体无异于"道德异乡人"，尽管他们在理论上更趋向于一般化、普遍化，也可以在形式各异的道德原则和规范之间形成共识与共通，但在具体的实践和道德境遇下，不同的道德主体却可能持截然不同的选择与权衡，"这种根源于基本价值观念上的分歧不可能通过'圆满的理性论证'而得到解决"①。根据郑根成的归纳总结，在当代应用伦理学研究中，美国学者汤姆·彼彻姆（Tom L. Beauchamp）与澳大利亚学者斯蒂芬·科恩（Stephen Cohen）等人已经提出了最典型的三种道德推理方法用来指导实践：第一种强调使用一般化、原理化的伦理原则或规范等进行"自上而下"的道德推理。这种方法的缺点很根本，因为人们在实践中发现的真相是根本就无法找到一个普遍适用的道德原理。第二种建议使用既定的道德传统与经验等已经经过实践检验的道德知识，并将其放置于特定的情境中进行"自下而上"的道德推理。这种方法的习惯做法是从具体的实践案例出发，试图推导出在具体的道德情境下人们"应当如何作为"，以此来指导人们的道德实践。这一方法的缺陷更明显，因为在不同的案例之间，人们根本就无法发现它们之间有多少共通性，因而从某一案例中所推导出来的结论，其有效性非常有限，根本不可能产生一个稳定的规范框架，由此可能产生更多的道德偏见。第三种提倡将这两者结合起来的"容贯论"。但是作为一种方法论，因为其表达上的模糊性而无法自成一体，因而这两位学者采纳了约翰·罗尔斯（John Bordley Rawls，1921—2002）在《正义论》一书中所提出的"反思平衡"来指代这一方法。②"反思平衡法"在生命伦理学领域中的应用并不广泛，有学者提出这一方法的优点在于它看起来的灵活性，因为它不将所有的道德原则、规范和判断等看作绝对的，任何情况下都可以将其判定为错误，似乎它们都是可以随时被修改的。诚然，以此方法能够有效地避免陷入"伦理绝对主义"的泥淖，因为在反思平衡中一切伦理原则都是假设性的或

① ［美］H. T. 恩格尔·哈特：《生命伦理学的基础》，范瑞平译，湖南科学技术出版社1996年版，第2页。
② 郑根成：《论当代应用伦理学方法——基于方法史的考察》，《哲学动态》2015年第11期。

初始的，允许随着条件的改变而修改。然而这一方法的缺陷在于，尽管可能在理论层面达至融会贯通，"但融贯的并不一定是我们应该接受的"①。这意味着，"反思平衡法"仍然局限在理论或原则领域的推理论证，无法为具体的实践活动提供切实有效的方法指导。

然而，疾病治疗伦理的特殊性就在于它必须是能够指导实践的，并且，这样的实践必须是以具体的患者为中心，因为不同患者所面临的伦理问题具有个体性和差异性，不可能使用同一种理论方法来满足所有患者的需求，必须针对不同患者本身所拥有的实际问题来做出有效的伦理分析。从这个意义上来说，医学伦理学中的"以患者为中心"的道德价值观念需进一步优化成"以具体的患者为中心"，这样才能针对不同患者的实际问题做出有效的推理和论证，不至于套用一种原则或他人的结论来解决特殊患者的具体问题。并且，疾病治疗拥有不同于其他生活实践的特殊性，因为疾病治疗的对象是患者，他们处在人生的非常时期，在情感、理性和价值评价方面都处在较为脆弱的阶段。尤其对于那些重症病人来说，甚至直面死亡带来的恐惧和各种不适，此时，人文关怀与对生命的哲学指导已经大于治疗本身的伦理意义。

"伦理咨商"大概就是基于这样的目的应运而生的一种新型方法，它的初衷就是在结合伦理理论与实践智慧的基础之上，为去除普通人在实践中遇到的道德困惑提供指导。"伦理咨商"实际上是欧美哲学实践运动的产物，它的原理很简单，不将任何道德原则和规范看作亘古不变的真理，而依赖具有丰富道德理论知识和实践智慧的理性主体（伦理咨商师）来指导并做出决断，其具体的操作过程和步骤是：

首先，需要具有丰富伦理知识和道德智慧的人来做伦理咨商师，然后，通过"对话的方式"来帮助临床上的特殊个体做出有效的道德选择，"就好像'为捕蝇瓶中的苍蝇指示出口'"② 那样。实际上，"伦理咨商"类似于哈贝马斯倡导的"商谈伦理"，但是两者之间的目标是完全不同的，存在本质上的差别。商谈伦理的原初目的也是解决道德实践中的困惑，但它主要依靠的是形成"伦理委员会"（一种所谓集体智慧）来对道德事实做出决断。它的主要职能并不是为了化解常人主观意义上的道德困惑，因而它的对象并不是特定的道德主体，而是道德实践中的事实，其目

---

① 罗会宇、邱仁宗、雷瑞鹏：《生命伦理学视域下反思平衡方法及其应用的研究》，《自然辩证法研究》2017 年第 2 期。

② ［英］约翰·希顿：《维特根斯坦与心理分析》，蔡伟鼎译，台北：果实·城邦文化出版集团 2002 年版，第 18 页。

的是要为道德实践中实存的"道德难题"做出"合宜与否"的裁决。显然，"伦理咨商"在目的上和方式上并不等同于"商谈伦理"，它并非以道德事实为基础来解决问题的，而是以主体的道德认知为对象进行干预，以化解道德主体的心灵或认知上的困惑为旨趣。换句话说，它不关心道德事实正确与否，只关心道德主体在何种意义上找到心灵的出口，在无法解决的道德难题面前，不再执意地走进"死胡同"。

因而伦理咨商"不是道德'裁决'，也不代替道德困惑者去做某种道德抉择，它只是一种伦理关怀方式，意在帮助道德困惑者'看清'问题的症结，指出解决问题的'出口'"①。因而，相对于笼统、简单、静态的道德原则来说，"伦理咨商"的一个主要特点是在伦理专家和患者的对话协商中达成，它是动态发展的一个伦理实践过程。通过伦理专家积极有效的干预，使得患者在道德认知、情感和意志方面均达到应该有的程度，并能够积极地利用这些认识来应对自身所处的特殊情境。从这个意义上来说，伦理咨商专家无异于患者的道德顾问，患者正是在不停地对话过程中解开自身道德困惑，将那些原本阻碍自身选择的道德难题一一打开，并在这一过程中获得前所未有的道德自由。

临床实践的另一个特殊性是临床医生根本不可能既是优秀的医生，又是具备良好伦理学理论的专家。但他们与患者的关系是最直接的，是医疗实践的主体，任何涉及疾病治疗的实际伦理问题，都是作为当事人的医生和患者自己来处理。而他们在伦理问题面前，面临着同样的困境，那就是只能依照一些死板的道德原则和规范来行事，并且，它们总是自相矛盾，对具体的实践也发挥不了实际的指导作用。

安乐死、堕胎、人体胚胎实验等领域存在很多实际伦理问题。这些问题既关乎伦理，也关乎法律，但在临床实践领域，很多人情的东西又超出伦理和法律之外。比如对于那些绝症患者及其家属的苦苦哀求，临床医生要不要使用风险性治疗？从伦理和法律的角度肯定是不行，但是从人情的角度，医生常常被打动，尤其是那些年轻病人，医生常常会试图冒着风险去违背伦理的界限。例如，在"魏则西事件"中，在当时的情况下，任何一个具有正常道德情感的医生都会想尽一切办法去帮助这样一个年轻有为的大学生。在治疗期间，医生所选择使用的生物免疫疗法，尽管具有很大的风险性，但是从临床的不确定性来看，医生所选择的治疗方案并不一定意味着"无效治疗"，因为也有可能发生奇迹。但是，从魏则西最后所

---

① 王习胜：《伦理咨商的道德治疗功能》，《哲学动态》2015 年第 4 期。

发的公开性文字来看，他并未能够理解医生的道德初衷。因而，医生和患者之间常常会因为失败的治疗结果而忽略疾病治疗的"初心"，并且常常因为巨大的经济上的付出而导致医生背负"人性恶"的罪名，尽管自始至终医生都是抱着良好的动机去进行疾病治疗的。

因此，道德原则或规范是抽象的，而道德行为是具体的。具体的道德行为具有个体性、情境性、道德对象的特殊性等多种特性，这意味着任何疾病治疗中的难题都如疾病中的"疑难杂症"一样需要"治疗"，而这样的"治疗"与疾病本身的治疗甚至可以融合在一起。从某种意义上来说，"伦理咨商"之所以能够对某些特殊的个体进行道德上的治疗，是因为它所面对的正是人的这种个体性，所要着力解决的正是某些自带情境性和特殊性的问题。

然而，"伦理咨商"的道德治疗路径主要是通过"对话"的方式来完成的。"对话治疗"并非现代社会才有的方式，它的原型实际上出自苏格拉底（Socrates，前470—前399）提出的"精神助产术"和孔子提出的"因材施教"的教育方法。其基本的操作过程是需要根据不同的主体来选择适合二者交流的不同对话方式，但是对话双方首先必须达成意愿上的一致，这意味着：伦理咨商"对话"得以进行的前提是道德求助者（一般是医患双方）拥有强烈的寻求帮助的愿望，主动要求通过自身之外的途径对自己所遇到的道德难题进行解答。同时，伦理咨商师也非常愿意"以道德求助者为中心"对这些道德难题进行释疑。必须强调的是，在伦理咨商过程中建立起来的关系并非"主客体关系"或"主体间性关系"，它并非主体通过对客体实施某种意义上的教育来改变他或她的认知。从这个意义上来说，伦理咨商不是为了对求助者灌输某种道德理念，更不是对求助者实施的一种简单的道德学习活动。

伦理咨商境况中的"对话"必须满足的前提是，伦理咨商师和求助者之间不存在任何情感上的隔膜，也不存在"谁对谁具有绝对的道德理论或知识上的优越性"这样的预设，而是双方彼此坦诚地进行平等的交流，以道德求助者所遇到的问题为中心，以解答共同遇到的道德难题为目的，因而此时的伦理咨商师并不扮演道德上的"老师"这样的角色，而是"主动的呼唤与积极的回应之契合，是关涉伦理与道德困惑和痛苦的心灵沟通"①。因而，此时的伦理咨商师所扮演的角色更倾向于对道德求助者予以情感上的疏导，或针对一定的道德难题做出一定的指引，引领道

---

① 王习胜：《伦理咨商的道德治疗功能》，《哲学动态》2015年第4期。

德求助者自己找到那扇能够释放和豁然开朗的"门"，最终在种种道德疑惑中找到自己的诉求。"伦理咨商"在疾病治疗中的运用实际上是通过这样的"对话"将医患双方发展为道德上彼此理解的朋友。

然而，这一方法在临床实践运用中的主要缺点也非常明显：第一，作为医患关系主体的医生很难扮演"伦理咨商师"这样的角色。第二，"伦理咨商"作为一种伦理实践方法，它必须是作用于患者身上的，如果一味地强调患者的个体性，那么，在一些道德伦理两难境地之中，伦理咨商师到底应该持何种立场？因为任何"对话"和"对话的延续"其实都是根据一定的价值立场来发展的，此时，如果伦理咨商师坚持自己的立场，就很可能阻碍"对话的延续"，而如果一味地迎合患者的立场，就有可能诱导患者误入歧途。第三，"伦理咨商"本身是否需要遵循一定的道德原则？在"对话"的过程中，也涉及众多伦理问题，比如患者的隐私保护问题。伦理咨商既然涉及深层次的道德沟通，就必须是以一定的道德事实为基础，就势必涉及患者的隐私。另外，伦理咨商师的权利和义务应该如何界定？第四，伦理咨商师需要具备极其高超的人际沟通技巧，并且需要具备丰富的医学、伦理学、心理学知识和良好的个人阅历、心理素质等，这样的角色是很难在生活中产生的，必须依靠一定的专业培养从业人员，这需要得到国家和政府的大力支持才能做到。第五，即使以上问题都予以解决，伦理咨商师仍然是以"第三者"的身份介入到医患关系之中，那么，这样的身份在多大程度上被信任？

由上可知，在当前的文化语境中，"伦理咨商"仍只是一种应用伦理学中的可能途径，旨在将理论与实践真实地联系在一起，既避免理论中的自相矛盾，又避免实践中的束手无策。显然，"伦理咨商"为应用伦理学的发展提供一种良好的思路，但这样的伦理思路要转化为现实，仍然不是一件非常容易的事情。

第三节　疾病康复中的伦理

相对于疾病治疗领域来说，疾病康复领域目前还是一个刚刚起步、发展不完善的领域。从所检索的各种文献来看，有关国内外康复医学发展的文献并不多，很多研究都处在探索期，未能产生太多有争议性的伦理问题和道德的两难情境，很多探讨都局限在如何为疾病康复领域设置相关的伦理规范。可以说，当前国内在有关康复医学发展过程中的伦理问题方面，既没有产生太多实质性的问题，也无太多具体的伦理规范用以指导实践。很多疾病康复领域的伦理原则都是从疾病治疗领域中借用过来，并且有部分学者试图论证康复医学也是一种特殊的临床治疗医学。

王莉莎、贾红春等人提出，康复医学从来都是与临床医学紧密地联系在一起的，在某种意义上，它们是相互渗透的。如美国康复医学专家 M.比辛斯基（M. Bisinski）根据他多年对康复治疗常规作用的观察提出，康复医学在其本质上仍然是一门临床学科，并非脱离临床独立存在的其他学科（1963）。无独有偶，G. 赫什伯格（G. Hershberg）也持相同的观点，他认为，医疗康复实质上等同于一个临床过程，其操作程序是一样的，康复过程不过是被放慢了的临床过程（1976）。J. 狄丽莎（J. DiLiSha）指出，康复医疗实际上贯穿在临床治疗的各个阶段，从发病的急性期到身体的恢复期，自始至终都需要以各种临床治疗方法作为支撑（1988）。H.腊斯克（H. Rusk）强调，康复医学是比临床医学更为重要的一门知识，应当将康复医学的知识和技术渗透到各临床学科，让各临床学科的医师都树立起正确的康复观念，掌握康复医学的基本知识和技能。[1] 这意味着，康复医学本身的定位还存在问题。但无可否认的是，康复医学与临床治疗不能完全脱离关系。

但是，康复医学显然应该不同于临床治疗，因为它发生在临床治疗之后，也就是病人脱离了生命危险之后的恢复阶段，从这个意义上来说，康复医学及其伦理应该明显地区别于临床治疗伦理。因而，这个领域的伦理探讨首先应该立足于"康复医学"这一学科建立和发展的宗旨、国内外当前康复医学发展的趋势和当前中国发展康复医学的社会需要，然后，在此基础上针对可能存在的伦理问题做出预见性分析，比如有关残疾人的康复医疗可能涉及社会公平问题，有关老年人的康复医疗涉及社会养老问题等。

一　康复医学与康复医学伦理发展概述

"康复"一词的原意指使身体恢复原有的状态。中国早在商周时代的一些典籍中就出现了这一概念，根据中国古代的辞书之祖《尔雅》中记载的："康，安也；复，返也。""康复"二字合起来使用，意思为生命恢复到平安状态，或身体返回到原来应该有的状态。1981 年世界卫生组织

---

[1]　王莉莎、贾红春：《对临床康复、组织工程、再生医学学科定义以及相关内涵的认识与理解》，《中国组织工程研究与临床康复》2007 年第 5 期。

（WHO）"医疗康复专家委员会"将其定义为："是综合、协调地应用各种措施，减少病、伤、残者的身体、心理以及社会功能障碍，发挥其身体、解剖的最高潜能，使病伤残者能重返社会，提高生活质量。"显然，这里的"康复"概念不仅仅指身体上的复原或恢复正常状态，还指心理和社会适应能力方面的功能恢复，着重指个体能够正常地返回社会生产实践或生活中的功能或能力，其生活质量并不因为某种即时的伤残状态而受损，而是完好如初。

　　根据某些现代学者的解释，康复是一个"促使残疾者身体的、感官的、智能的、精神或社会生活的功能达到和保持在力所能及的最佳水平的过程"①。从这个定义来看，"康复"作为一个专有名词，它明显地区别于临床治疗，虽然康复治疗也可以被放到临床工作当中，但是康复治疗显然应该产生于临床治疗之后，它可以被放在专门的康复医院或疗养院里进行，也可以是患者在家里进行疗养。总之，"康复"应该是疾病已经过了急危期之后的疗养，它不仅指患者身体上的复原，还包括心理和社会适应等能力方面的恢复，并且，这三方面需要同时恢复到某种正常状态，"康复"工作才能算是已经完成。

　　基于疾病的康复需求而产生的"康复医学"概念自20世纪70年代末被引进中国，已经有了40多年的历史。根据中华人民共和国卫生部所颁布的《医院分级管理办法》这一文件中所规定的"我国1989年首次将康复医疗机构建设纳入医院分级管理的轨道"②，初步确立了"康复治疗"作为医院分级管理中的主要内容，实际上就是确立了它在整个医院治疗体系中的地位。随后，我国卫生部于1996年根据康复医学的学科特点颁发了《综合医院康复医学科管理规范》，为国内各大医院中的康复医疗科制定了切实可行的管理规范。由此可见，国家为推动"康复医学"作为一门学科的发展在政策上做了不少的更新与调整。这意味着，国家赋予"康复治疗"与"临床治疗"同等的地位，将"康复医学"作为一门学科来发展能更好地促进"康复治疗"的专业性和系统性。

　　在这之后，卫生部又相继印发了一系列的文件为康复医学的深入发展做出重要的指示。2010年颁发了《关于将部分康复医疗项目纳入基本医疗保障范围的通知》，为康复医学中的一些项目提供医疗保障的支撑，有

①　王莉莎、贾红春：《对临床康复、组织工程、再生医学学科定义以及相关内涵的认识与理解》，《中国组织工程研究与临床康复》2007年第5期。
②　中华人民共和国卫生部：《医院分级管理办法》［EB/OL］.（1989－11－29）［2017－01－14］. http：//www.cnm21.com/yyfg/yyfg_021.htm.

力地化解了康复医疗中的经费难题。国家紧接着在 2011 年修订了《综合医院康复医学科建设与管理指南》，为康复医学作为一门学科建设构建起规范的、科学的平台。与此同时，卫生部在"十二五"规划中明确地做出指示，我国的医疗卫生管理系统应做到"防、治、康"三者相结合、共发展。实际上，这一规划是将康复医学放置于与预防医学、临床医学同等重要的位置来发展。随后，2011 年 7 月，《卫生部建立完善康复医疗服务体系试点工作方案》出台，其中明确地提出："康复医疗服务体系建设的指导思想是优化布局和结构，统筹区域内康复医疗资源，逐步构建分层级、分阶段的康复医疗服务体系。"[①] 这更加完善了我国康复医疗体系建设的机制，将其纳入卫生服务管理体系的统筹建设中来，为进一步实现我国"卫生资源的优化配置、卫生服务体系的完善"这一目标加大了力度。

2012 年 3 月，卫生部更进一步地召开了"全国康复医疗工作会议"，目的就在于将康复医疗及其管理服务体系建设纳入中国医疗改革的整体进程中来，将其当作重要任务来抓。会议指出："目前康复医疗是我国医疗服务体系中的短板"，这意味着，从源头上将"康复医疗"建设及其规划作为重点扶持起来，因而"十二五"期间进一步提出"大力发展康复医学是推动医疗改革的一个重要组成部分"[②]。从这些文件精神来看，我国政府日益重视和推进康复医疗服务的同步发展，为实现"全民全面健康"的宏伟目标做出了重要部署。之后，在《"健康中国 2030"规划纲要》中，进一步强调强化早诊断、早治疗和早康复，康复医疗服务成为"全面建设小康社会"和"健康中国工程"的重要内容。我国的医疗卫生服务从最初的只关注单一的疾病治疗功能，逐渐地发展为更多地关注治疗与康复相结合的整体功能的改善。这一文件精神其实呼应了世界卫生组织 2017 年在日内瓦召开的"康复 2030"国际大会，这一国际性的康复医疗会议也"呼吁关注日益增长的康复需求，确认康复在实现联合国 2030 年可持续发展目标中的作用"[③]。

从各种有关"康复医疗""康复医学"发展的官方文件来看，当前中

---

① 何成奇：《解读〈卫生部建立完善康复医疗服务体系试点工作方案〉的基本思路》，《中国康复医学杂志》2012 年第 6 期。

② 中华人民共和国国家卫生和计划生育委员会：《全国康复医疗工作会议在京召开》［EB/OL］.（2012 - 03 - 26）［2017 - 01 - 14］. http：//www. moh. gov. cn/mohyzs/s7652/201203/54393. shtml.

③ 李安巧、邱卓英、吴弦光、等：《康复 2030：国际康复发展状况与行动呼吁》，《中国康复理论与实践》2017 年第 4 期。

国政府给予"康复医学"的发展以大力的支持，这与当前中国社会的实际需要是分不开的。首先，康复医学的主要对象包括残疾人、老年人和各种慢性病患者等，这些人群在中国人口中的比例越来越多，尤其是在中国人口老龄化趋势加剧的情况下，"康复医学"的发展显得尤为重要，它将成为社会养老体系中的重要组成部分。其次，从医学发展的模式来看，生物—心理—社会的医学模式决定了患者的疾病治疗不仅仅体现在消除身体的各种不适症状，或帮助患者暂时脱离急危期，而更应该重视患者治疗之后的各种疗养、心理辅导和社会适应能力的恢复。最后，从医学本身的发展来看，医学越来越体现为"以病人为中心"的人学模式，这意味着，医学本身不能止于临床治疗。很多患者在脱离了危险期之后，需要长时间的精心调理才能真正地恢复健康。如果缺乏康复医学的基本理念和关怀，很多患者甚至再度进入急危期，需要重新进行治疗，这不仅给患者本人带来巨大的身心创伤，也对社会的卫生资源造成巨大的浪费。综合以上，康复医学应该成为一门应时代所需的学科或专业来发展，以使得现代社会的人们能够享受到更为优良的医疗服务。

关于"康复医学"的概念，有学者按照不同的文化背景将其分为"传统康复医学"（以中医为代表的东方康复医学）和"现代康复医学"（结合中西医的康复医学理念和技术）两种。[①] "现代康复医学"的理念综合了东西方各种关于养生、保健、疗养的方法和理念，并增加了一些以前没有的方法，比如关于意念的疗法，其实跟宗教、哲学等有关。这意味着"康复医学"是一个比较全面的医学理念，它涉及人的方方面面，运动、起居、行为方式、思想、心态、关系、道德等，也可以涵括各种中医治疗方法，如针灸、拔罐、推拿按摩等。

总之，康复医学中的"康复"并不单纯性地指某一方面的治疗、保健和疗养活动，而是一整套综合性的功能恢复活动。它更多意义上指综合性地、协调地应用各式各样医学的、教育的、心理的、职业的、社会的方法，去帮助那些已经陷入病、伤、残状态的患者恢复已经接近丧失的各种功能或能力。因而，"康复"医疗的目的不只是消除患者的疾病状态，还着眼于病人的整体状态，尤其是作为人存在的各种属性的重新获得，自然的或社会的，重点在于使那些病、伤、残者在生理上、心理上、社会上及经济能力上获得全面和综合性的康复，能够恢复原来的正常状态，真正地重新获得原有的生活状态和作为一名社会人存在应该有的幸福，而不仅仅

---

① 陈立典、励建安：《发展中的中国康复医学》2015 年第 1 期。

是消除生理上的疾病症状。

可以说，"康复"医疗的主要目的在于"救人"，而临床治疗的目的在于"治病"。"治病"意味着帮助病人消除各种不良症状，控制好病情；而"救人"意味着恢复患者做正常人的资格，而不是继续以一个"患者"的身份出现，或以一个"非正常人"的身份出现。这需要身体、心理和社会适应能力各方面都发展良好，能够继续参与到各种社会生产实践中去，为社会的发展贡献自己的力量。

由以上可以得出，康复医学已经与预防医学、临床医学等成为"现代医学体系"中必不可少的部分，成为20世纪中期出现的一门新兴医学学科，它的出现既体现了新世纪人们在健康方面的更高要求，也体现和预示了医学科学将得到更为全面、系统的重大飞跃。

从以上关于"康复""康复医学"的内涵界定来看，它实际上是医学发展到现代社会的一种必然产物。因为现代社会的人们对于医学本身的期望和要求越来越高，他们对于健康的理解已经不局限于没有疾病的威胁，而是在更为完整的意义上成为一个健全的人。我们知道，很多疾病会造成身体上的终身残疾，这样的患者因而会被社会贴上各种标签，甚至在就业中被不公平地对待，比如在改革开放初期，就将"有肝炎病史"的人群拒之于一些就业岗位的门外。康复医学的初衷就是帮助那些因为疾病而暂时不能适应或胜任社会角色的个体重新找回自己，这从本质上来说，就体现了"以人为本"的伦理理念。因为"病人"或"患过某种疾病"的人，他们在社会当中不应该被特殊地对待，尤其是被当作"不正常的人"或"不能正常生活的人"来对待。他们理应在疾病治疗后得到相应的长期照护，以使得他们在身心两方面都能够逐渐地恢复到正常。

尤其是对于那些重大疾病患者、造成身体严重损伤的患者、精神病患者和绝症患者来说，他们在实施了一定的临床治疗措施之后，如果病情控制得当，将仍然能够在一定时期内存活下去。那么，他们的生命质量就应该得到相应的保障，而不是在疾病或疾病的各种后遗症当中痛苦地活着。因而，康复医学是一种对患者给予持续关爱和照护的医学模式，它集中地体现了医学的人文关怀和伦理精神，是一种在更高层次上体现社会文明和医学人文精神的治疗模式。

康复医学作为一门新兴学科仍然处在发展和完善之中，它暂时并不能够成为能够和临床医学享有同等地位的学科，因而它与预防医学一样，成为医学发展中的辅助学科。这导致较少有人去研究康复医学中的伦理理论和问题。一方面，因为康复医学涉及的范围较广，其治疗模式也不是以药物治疗、手术治疗和技术性治疗等为主，而是以心理治疗、意义治疗、宗教治疗、物理治疗和中医养生保健方法等为主要方法。这意味着很难以一种具有广泛普遍性的伦理原则来规范康复医学中的众多治疗行为和模式。另一方面，因为在当前的医疗服务中，康复治疗还刚刚起步，因而在康复治疗实践中的伦理案例较少，未能引起社会的广泛关注。从康复治疗的各种模式来看，它很难产生像临床治疗领域中的那些道德难题和尖锐的医患矛盾，因而产生医疗纠纷的可能性也比较小。

这意味着当前有关康复医学伦理理论的研究缺乏生活实践素材。关于这一点，国外学者们持有相同的观点："针对康复医学的伦理学原则和规范康复医学的伦理问题几乎没有受到重视，仅有一些文献可供参考"[1]，另有学者认为，"作为一个相对年轻的领域，康复医学的重点在于获得医学团体的认知和接受"[2]。这意味着在康复医学未能获得社会的广泛认可之前，我们很难知道应该如何来发展康复医学本身，也很难知道在发展康复医学的过程中会碰到哪些实际的伦理问题。

有学者提出，康复慢性治疗与临床治疗不同的一个明显特征是：它似乎缺乏"起死回生"的治疗效果，因而它与临床治疗中的"抢救""急救"等是完全不同的，也因此缺乏相同的道德意义。康复治疗也并非能够在单一的专业指导下完成，它常常需要多种专业人员长期的合作治疗。在这种医疗干预作用的身体恢复是一个十分缓慢的过程，期间需要不同的专业人员交替地发挥着作用，但是，"其中没有任何一个专业对患者有伦理责任。康复教育和训练课程也没有向学生强调伦理问题意识"[3]。

从以上可以看出，在当前的康复医学实施领域，由于涉及的主体比较复杂，并且这样的治疗行为类似于身体和心理的"改良"行为，因而它不可能产生太大的负面效果，最大的可能是效果不明显。因为这种以促进和改良为目的的治疗行为，很难在医患之间造成极其尖锐的矛盾和纠纷，也不会对患者造成生命危险和经济上的巨大损失。

当然，也有学者提出，专业人员在实施康复治疗的过程中也会面临道义问题，但这些问题同样是十分复杂的，基本上，它并非一个单一的道德原则能够解决的。例如，我们也可以提出诸如"自主"或"仁慈"、"慈

---

① Haas JF., *Ethics in rehabilitation medicine* [J]. Arch Phys Med Rehabil, Vol. 67, 1986, pp. 270 – 271.

② De Lateur BJ., *Fostering research in the physiatrist's future* [J]. Arch Phys Med Rehabil, Vol. 71, 1990, pp. 1 – 2.

③ 李颢：《康复治疗中的医学伦理》，《中国医药导报》2010 年第 32 期。

爱"这样的道德原则，用来应对康复治疗领域中的道德问题。但是，它们之中却没有一个能够涵括这一领域中道德问题的所有内涵，在很多情况下，必须针对不同层次的道德问题进行排序来做出选择。

实际上，康复医疗人员与临床医疗人员在道德实践上殊途同归，也必须尽量"整合冲突各方的道义责任并按需要先后有序。……在进行道义决定时并不多考虑常规做法、费用和便利性"①。这意味着，康复医学领域中的伦理问题同样存在着个体性、情境性和道德对象的特殊性等特点。这不仅需要当前有关康复医学伦理理论方面的研究尽快地深入到康复医学的本质，对相关的概念做出有效的元理论分析，对作为学科发展的康复医学的研究内容、服务对象、研究方法、发展模式等均做出相应的伦理分析。而且需要大力地发挥康复医学所实际拥有的社会功能，积累更多的伦理实践案例，以从这些实际发生的案例中提取更好的伦理学研究素材。

二　疾病康复中的伦理问题

虽然"疾病康复"明显不同于"疾病治疗"，但在"疾病康复"过程中也要涉及医患关系，因而那些被广泛地应用到疾病治疗领域的伦理学原则如尊重、自主、有利无伤和公平等，都可以被应用到疾病康复领域。同时，疾病康复领域涉及众多的主体和情境，因而疾病治疗领域的伦理问题所具有的个体性、情境性和道德对象的特殊性等，在疾病康复领域也会存在。同时，那些涉及患者隐私、自主权的伦理问题同样在疾病康复领域也会论及。因而，在这里我们不再局限于与疾病治疗领域类似的伦理原则或问题方面做文章，我们仅仅就疾病康复领域的特殊性来提出相关的伦理问题。也就是说，针对那些不同于疾病治疗领域的特殊性来探讨疾病康复领域的伦理问题。大致上可以从以下几个方面来探讨。

（一）相对于疾病治疗来说，疾病康复领域更多地体现了"以人为本"的医学人文精神

虽然在疾病治疗领域，我们反复强调要以"病人"为中心，而不是以"疾病"为中心。但在具体的医疗实践中，当病人处在极其危急的状态之时，医生必须将病人的"病"放在核心地位来处理。也就是说，必须先通过一定的手段将那些威胁患者生命的"疾病"控制在一定的状态，以使得患者的生命脱离危险，处在一个较为平缓的状态。因而从这个角度

---

① 李颢：《康复治疗中的医学伦理》，《中国医药导报》2010 年第 32 期。

来说，疾病治疗中如果一味地去强调人文精神，而未能够有切实有效的治疗手段以消除或控制那些威胁患者生命的症状，这种人文精神是苍白无力的。并且，在疾病治疗领域是不可避免地需要使用到一些"恶"的手段来达到"善"的目的，比如各种手术、截肢和药物的副作用，这些都是在一定程度上会破坏人体的治疗手段，但它们能够在更人的范围内取得"善"的效果，比如延续患者的生命。从这个角度来说，疾病治疗中的医学人文精神是处在辅助位置的，而各种以"疾病"及其症状为核心的治疗手段必然处在更为关键的地位。

相对来说，疾病康复领域中的伦理道德却是以医学人文精神为主的，因为此时的病人已经度过了生命中的危险期，进入平缓康复的过渡期。此时的患者更需要各种医学人文的精神浸养，以使得他们在心理上更容易接受"带病生存"的状态，必须使用一定的心理辅导和干预手段，以使得患者能够真正地以一种健康的心理状态面对不同的人生。因此，医学人文精神在疾病康复领域将发挥重要的作用，以患者的心理和社会适应能力为主要内容的新型医学模式将在疾病康复领域体现得更为全面。

（二）疾病康复领域的另一个特殊性在于病期长，涉及的主体和治疗方式众多，产生的相关伦理问题也较为复杂

通常情况下，疾病治疗只需要一个主治医师，其他护理人员、医技人员等都只是辅助主治医师完成治疗工作。在权利和义务方面，疾病治疗中医患关系的主要责任人是主治医生和患者，他们的关系是直接的、短期的、具体的。医患双方的权利和义务会通过"知情同意"的方式签订相应的协议书，因而他们之间其实是一种契约关系。而疾病康复却涉及各种康复治疗师、护理人员和技术人员，它是从多学科层面对患者进行调养和治疗，心理的、社会的、身体的、技能的和宗教的等，各种不同学科层面的知识都会运用到疾病康复领域。这使得疾病康复拥有极其复杂的特殊性，一方面，疾病康复涉及的主体是来自不同专业、学科和不同层次的人员；另一方面，疾病康复中所使用的方法是多种多样、多层面的，不同的治疗方法中所涉及的伦理问题都是不一样的。例如，心理治疗中所涉及的伦理问题就比较特殊，因为它不同于药物和手术治疗等。在心理治疗的过程中，其治疗的手段是运用心理学的知识帮助患者去除不良心理影响和阴影，因而在医患交互过程中极其容易产生亲密关系，那么，这种亲密关系应该在何种程度上划定界限？如果患者在精神上极度地依赖医生应该怎样处理？或者，医生在进行心理治疗的过程中极度地受到患者的不良影响，又该怎么处理？如果医患双方因为太多的亲密接触而发生恋情，之后又产

生情感上的纠纷，这种情况又该如何处理？作为一种职业的心理治疗师，与患者之间的关系应该遵循哪些基本的伦理原则？心理治疗师如果在治疗过程中违反了基本的伦理原则应该承担何种责任？比如，在心理治疗过程中男性治疗师与女性病人产生恋情并发生关系导致患者怀孕的案例当中，该如何看待和处理这样的关系？

从这些问题可以看出，疾病康复领域中的伦理问题将更为复杂和难以预料。虽然那些应用在疾病治疗领域中的伦理原则同样也可以运用到疾病康复领域，但是，疾病康复领域很明显要更为复杂。因为疾病康复领域中的医患关系的不确定性更高，涉及的主体的特殊性更为明显，比如残疾人、慢性病患者和老年人等，他们都分属于社会中的某一类特殊群体，除了作为"患者"这一特殊的身份之外，他们还拥有除这一特殊身份之外的特殊性。另外，患者的隐私保护在疾病康复领域将更为复杂。在疾病治疗过程中，患者的隐私只涉及"病"，一般的治疗周期为两周，在短短的治疗时间内，医生除了对患者的"病"有非常多的了解之外，根本不可能有时间去了解患者其他个人隐私。但在疾病康复领域，因为医患之间相处的时间较长，医生对患者的个人隐私将会有非常深入的了解，甚至成为非常亲密的朋友。那么，这种关系中将如何保护患者的个人隐私？

除此之外，疾病康复领域中所涉及的"隐私"与疾病治疗过程中所涉及的"隐私"存在本质性的差别。疾病治疗领域所涉及的"隐私"常常是关于疾病本身的隐私，或是关于患者身体方面的隐私，比如艾滋病、性病患者，或基因缺陷方面的患者。这些隐私的一个共同特点就是：它只是患者身体方面的隐私，本身并不具备任何道德或价值性的判断。因为这些"隐私"在不涉及它们的来源问题之时，仅仅意味着患者在身体上得了某种疾病，并不意味着这个疾病的来源一定是由于患者不道德的行为或生活方式引起。疾病治疗过程中的"隐私"也很容易因为治疗周期的短暂而在医患关系结束之后就被彻底地遗忘，因为医生每天接触的患者繁多，并且基本上都是陌生人，医生对患者的真实身份和各种社会关系并无太多的了解。

但是，在疾病康复治疗中，除了患者"身体上的疾病"这一隐私，医生很有可能还会知道患者更多的"社会隐私"，也就是关于患者的社会身份和关系的隐私。比如艾滋病患者，"艾滋病"所代表的是他的身体的疾病隐私，如果他是男男同性恋者，那么，这样的性取向则代表了艾滋病患者的"社会隐私"，它包含了一定的社会道德和价值评价在里面。这意味着在疾病康复治疗领域，如果涉及心理治疗，或其他社会性的治疗方法，很有可能非常深入地关涉患者的社会隐私，这种社会隐私常常是带有极为强烈的道德评价的，甚至还可能关乎法律。那么，这里的伦理问题是：医生应该如何保护患者的个人隐私？并且，疾病康复医疗过程中，治疗的成分应该更多地让步于护理的成分，因而此时并不是以比较激烈的方式去消除患者的病痛，而是以一种温和的方式去减轻患者的疼痛。从这个意义上来说，相对于疾病治疗过程中医患双方的权利和义务，疾病康复过程中更多地强调医护人员对患者的关爱和照护，因而，关怀伦理在疾病康复领域将发挥更为重要的作用。

关怀伦理最初是基于女性主义的视角提出来的，其主要代表人物是美国女性主义伦理学家卡罗尔·吉利根（Carol Gilligan），作为美国儿童发展心理学家劳伦斯·科尔伯格（Lawrence Kohlberg，1927—1987）的学生，她发现瑞士儿童心理学家让·皮亚杰（Jean Piaget，1896—1980）和柯尔伯格等人提出的"公正伦理"① 并不能代表全部的价值取向，而仅仅是从男性的视角提出来的伦理原则，因而她试图从女性的视角提出"关怀伦理"。吉利根在她的专著《不同的声音》中介绍并分析了 29 位来自不同种族、生活背景的妇女关于堕胎的态度，她提出，女性处理道德问题时考虑的是实现关怀和避免伤害，她们的目的不是对相关伦理问题进行判决，而是反复考虑道德问题的现实复杂性。

吉利根提出，柯尔伯格等人的"公正伦理"中至少存在两个方面的理论缺陷："首先是其结论存在'男性的偏见'"，既然柯尔伯格等人所使用的经验研究中的被试对象全是男性，那么很显然他所做的研究存在性别上的片面性，因此将其作为全人类所拥有的道德价值取向来衡量是不可取的，这直接导致下一个理论缺陷的产生，即："公正能否囊括人类所有道德价值取向还有待商榷。"实际上，这两个问题可以被综合成一个问题，也就是：柯尔伯格等人的研究对象由于受到性别的局限而无法成为具有普遍性说服力的理论。

吉利根认为，与男性所可能秉持的"公正道德价值取向"截然不同的是，女性的思维方式中实质上更多地存在着"关怀的道德价值取向"。因为通常情况下，女性至少在以下几个方面体现出不一样的行为倾向：第一，更为强调主体的实际行动对当事人双方关系的影响，这意味着行为主

---

① 西方道德认知学派的主要代表劳伦斯·柯尔伯格历时 23 年（1958—1981）在 84 个男孩经验研究的基础上将公正道德价值取向推向顶峰（参见于沧海《试论道德的两种价值取向：公正与关怀》，《学术交流》2015 年第 5 期）。

体的实践行动在道德价值判断中具有更为关键性的作用。第二，更关注具体的道德情境对主体做出相应的道德抉择的直接作用，因而相对来说，关怀的道德价值取向将具有更多的灵活性。第三，更倾向于从"投注"与"移情"这样的感性维度来做出相关的道德决定，这实际上是更多地关注道德主体的情感需求。第四，更多地考虑关系中的各方主体（关怀者和被关怀者都包括在内）对行为实际产生的结果所达到的满意程度。

总之，女性常常使用"关怀"和"关爱"等词语来描述和体现一定的行动，并习惯于从被关怀者的角度出发来思考和处理相关道德问题，在发生实际的道德两难情境而无法做出有效的道德抉择之时，持"关怀道德价值取向"的女性更倾向于认为"道德两难之所以产生的根本原因是由于关系各方都缺少有效的沟通"。这导致在解决实际道德难题的时候，那些拥有"关怀道德价值取向"的女性将更多地"诉诸具体情境和感性直觉，并以不伤害他人和所有人的目的作为解决道德两难困境的终极目标。此外，相比于公正道德价值取向的道德认知，关怀道德价值取向更注重道德践行"[1]。而这样的价值倾向在涉及不同价值主体的"关系体"中将更具有说服力和实践性。关怀伦理被应用到康复护理的过程中，既考虑到了医护人员和被护理对象之间的关系，又考虑到了实际发生的护理情境，以及这一情境中双方的真实感受和满意程度。

吉利根的"关怀伦理"主要从批判皮亚杰和柯尔伯格等人的研究开始，她认为"公正伦理"中忽视了女性这一重要性别所拥有的"自我"价值取向和道德概念及其建构，同时也忽视了"关怀"和"爱的需要"等高层次需求在个体道德发展中的重要作用。吉利根所理解的"自我"概念自带关怀倾向，她将个体的"自我"发展放置于人与人之间的关系中去论述，而这一思维倾向在女性的自我发展中体现得更为突出。她认为，"女性以自己独特的思维和天生的细腻本质去关怀他人……从与他人的关系中理解他人的需要……建立良好的关系，从而减轻他人的痛苦、伤害"[2]。女性所独有的自我发展意识和倾向，其中就包含了浓重的人际关系意味。也就是说，女性本身就是从关怀他人、营造与他人的良好关系中去认识自我、发展自我和完善自我的。这种以"关系"为本位的自我发展意识，将他人的需要、利益和感受放置于重要的位置。这样的关系从正

① 于沧海：《试论道德的两种价值取向：公正与关怀》，《学术交流》2015 年第 5 期。
② 李春香、王磊、王斌全：《从关怀道德理论看护理核心价值观的研究内容》，《中国医学伦理学》2014 年第 6 期。

面来看，满足了被关爱主体的需求；从负面来看，可以有效地避免被关爱者受到伤害，并通过减轻他人的伤害以使得彼此的关系能更好地维持。

美国纽约新社会研究学院的哲学和妇女研究教授萨拉·拉迪克（Sara Ruddick）认为："关怀伦理注意的是特殊社会背景下的关系。它主要的规则是去辨认伤害、痛苦和需要，并有效地作出反应。"[1] 有学者发现吉利根等人提出的关怀伦理非常适合护理工作的相关情境，因而他们提出，"关怀道德理论则从关怀角度强调了女性的爱心、同情心、责任等特征，这些特征正是护理核心价值观的研究内容"[2]。实际上，在以护理工作为核心的疾病康复过程中，关怀伦理将是更适应相关工作的伦理要求。

（三）社会公平问题

疾病康复伦理还涉及社会公平问题，如果说疾病预防伦理中更多地涉及社会发展的效率问题，是如何更有效地利用社会卫生资源问题，那么，疾病康复伦理则涉及更多的社会正义问题，是如何让社会中的弱势群体如残疾人、老年人和慢性病患者更多地享受到社会的关爱与照护，以提高他们的生活质量，减少病痛带来的生存痛苦。对于任何一个社会个体来说，这样的生存状态都将是一生当中不可避免的经历。

WHO 世界残疾报告提出，"残疾（disability）是人类的一种生存状态。每一个人一生中或迟或早、或长或短都要经历这种生存状态"[3]。我国现有的 8500 万残疾人和庞大的慢性病患者以及 2 亿老年群体，他们的生存权利和质量直接关系到社会的公平、正义问题。作为社会主体存在的残疾人、慢性病患者和老年人等，他们同样拥有正常健康人的各方面权利和义务，而保障这些基本权利和义务的前提是他们能够正常地发展自己，以使得自身在生理、心理和社会适应等各个方面都能够进一步完善，恢复正常的社会生活。这对于社会的和谐、平衡发展也是一个重要的保障，因而疾病康复服务在其根本上体现的是社会的公平、正义。

在社会医疗服务体系中，疾病康复治疗既体现了社会对于残疾人、慢性病人和老年群体等特殊群体的关怀和照顾，也是个体恢复健康的必要步骤。疾病治疗常常只是暂时地消除或控制症状，要从根本上治愈疾病、恢复正常功能，达到"治本"的目的，还需要长时间的康复治疗来完成。

---

[1] 肖巍：《"关怀伦理学"一席谈——访萨拉·拉迪克教授》，《哲学动态》1995 年第 8 期。
[2] 李春香、王磊、王斌全：《从关怀道德理论看护理核心价值观的研究内容》，《中国医学伦理学》2014 年第 6 期。
[3] 陈立典、励建安：《发展中的中国康复医学》2015 年第 1 期。

美国纽约大学著名康复医学家 Rusk 认为："康复治疗是临床治疗的后续。"[①] 这说明，从疾病治疗本身来看，疾病康复治疗是疾病治疗的继续，如果社会公共服务仅仅注重疾病的治疗，而把疾病的康复治疗放在一个被忽略的位置，这既不符合疾病治疗本身应该有的规律，也无法体现社会在公共医疗服务领域对个人权利的有效保护。有关研究结果表明："积极进行康复治疗可以明显延长患者寿命，降低死亡率 36.8%。"[②] 可见，在积极地发展各种现代疾病治疗科学技术的同时，将更多的社会卫生资源投入疾病康复治疗领域，发展康复医学，更符合医学发展的本质性规律和终极目的。

三　未来康复医学伦理发展的主要方向

显然，在康复医学和疾病康复治疗未能有效发展和壮大的情况下，相关的伦理问题就很难凸显出来。但是，从我国目前的人口老龄化趋势来看，康复医学必然成为未来几十年公共医疗服务发展的重心，它是与临床、保健和预防合并在一起的必不可少的医疗服务内容。当前，人口老龄化趋势及其带来的医养问题已经被提上了全球性的议事日程，例如，联合国有关人口老龄化议题的"导言"中就这样写道："到 2050 年世界老年人口将达到 20 亿人。"在中国，根据民政部印发的《2014 年社会服务发展统计公报》显示："截至 2014 年底，全国 60 岁及以上老年人口 21242 万人，占总人口的 15.5%。"[③]

世界范围内的人口老龄化趋势表明，老年人及其各方面的服务将成为未来几十年时代发展中的重点问题。因为人的老年期更容易受到各种疾病的攻击，因而相应地，老年疾病及其康复治疗将成为人口老龄化过程中急需解决的核心任务。随着社会经济的发展和人们不断提升的卫生服务需求层次，康复治疗的现实需求将越来越大，但目前我国在康复治疗服务方面，仍然存在服务资源严重不足、服务人才严重短缺的情况。2012 年的卫计委报告显示："我国现阶段需要康复治疗师 11.47 万名，缺口在 10 万

---

① 乔志恒、郭明：《康复医学发展现状与未来》，《中国康复理论与实践》2009 年第 1 期。
② 乔志恒、郭明：《康复医学发展现状与未来》，《中国康复理论与实践》2009 年第 1 期。
③ 中华人民共和国民政部：《民政部发布 2014 年社会服务发展统计公报》［EB/OL］．［2015 - 06 - 10］．http：//www.mca.gov.cn/article/zwgk/mzyw/201506/20150600832371.shtml.

人左右。"① 这说明，我国目前康复医疗人才培养远远不能满足当前的需求。北京师范大学《毕业生就业意向与就业行为研究》课题组调查结果显示："我国实际新上岗的康复专业人才估计每年不超过4000人。"② 此前有多个省市所组织的类似调查报告也均发现同样的问题，即相对于越来越庞大的老龄人口来说，我国康复医疗服务从业人员显示出严重不足的状况。并且，相对于临床医疗服务的从业人员来说，康复医疗从业人员还显示出综合素质偏低的情况。有关康复医疗从业人员学历状况的调查显示："以本科以下为主……大专以上学历人员占不足1/3，而中专学历占近半数，还有17%人员没有学历。"③ 这在一定程度上反映出我国在康复医疗服务领域中的严重问题：首先，人才培养的数量方面远远不能满足当前社会的需求，这在一定程度上影响了老龄化社会的医疗服务供给；其次，学历层次的偏低意味着康复医疗服务人才的质量上得不到保证，我国当前还未能形成系统化的康复医疗服务培养模式，很多情况下，仅仅将康复医疗服务看作一种非专业性的、辅助性医疗服务。

从以上资料和数据可以看出，当前中国在疾病康复医疗服务这一领域仍然存在很多问题，相关的理论和实践研究尚处在摸索之中，但是社会对于康复医疗的需求又在日益增长。康复医疗服务领域人才缺乏，人才层次相对来说偏低，这些问题说明当前国家对于疾病康复领域的重视度还不够高，社会的公共医疗卫生服务仍然重在疾病治疗，而疾病预防及康复领域相对来说仍然处在一个被忽略的地位。但是，各种社会需求无疑已经将疾病康复医疗服务的发展和优化推上了国家的议事日程，尤其是在人口老龄化趋势下，老龄人康复医疗服务将占据未来医疗服务的很大比重。这意味着，在大力发展疾病康复医疗服务的同时，也需要针对各种不同的服务对象、方法和内容进行详细的伦理学论证，以进一步促进康复医疗服务朝着有利的方向发展。综合起来，大致上可以从以下几个方面入手。

第一，需要从理论上进一步论证疾病康复医疗伦理的相关原则、规范等。比如因服务对象、方法的不一样会产生不同的伦理问题。当前的康复医疗服务领域，主要的对象应该包括残疾人、老年人、慢性病患者和精神

---

① 张敬、陈颖、林铁琴：《浅谈康复治疗师本科教育》，《中国康复理论与实践》2009年第9期。

② 戴红、卓大宏、卫波等：《我国康复治疗技术岗位需求预测研究》，《中国康复医学杂志》2003年第12期。

③ 王杰、韩德民、卢九星等：《康复治疗师教育及从业现状研究》，《医学教育管理》2017年第3期。

病患者等，他们作为不同的社会主体，具有不同的特殊性。因而除了那些普遍适用的医学伦理学原则之外，需要针对不同的服务群体进一步设立二级道德规范。同时，针对不同的康复治疗方法，也应该设立一些二级服务伦理原则，以使得这些服务实践能够在具体伦理规范的指导下进行。

第二，需要更多地从康复医疗实践中吸取经验和积累案例。本章的开头，我们已经探讨到，伦理学是一门实践性科学，伦理学理论必须能够运用到实践当中，并从实践当中总结经验。因而，康复医学伦理在其本质上也离不开具体的实践，要更多地从康复医疗实践中去总结各种经验，去积累各种具体案例，为这一领域的伦理学理论研究提供最好的素材。而在当前的康复医学研究领域，无论是伦理学规范方面的研究，还是具体的实践案例研究都很缺乏。因而需要相关实践工作人员能够从康复医疗实践中抽取出更好的经典案例以供讨论和分析。

第三，当前康复医疗领域的伦理学规则仍然局限于照搬照抄疾病治疗领域中的应用原则，未能创新出属于这一领域的伦理学原则。因而在今后的康复治疗伦理学研究中，必须真正地立足于康复治疗自有的特点和学科发展的需要来设立相应的伦理学架构。这不仅需要更好地发展和应用康复医学理论，而且需要将这些医学理论与伦理学知识良好地结合起来，开创出属于疾病康复治疗领域的一整套伦理学理论体系，这样才能保证疾病康复治疗在一定的伦理道德规范的指导下良好地进行和发展，成为真正符合时代所需的医学科学实践和技能。

结　　语

第一节　疾病—健康概念形态中的伦理悖论

讨论至此，我们已经探讨了存在于疾病领域中的各大问题，涉及"疾病""健康"等概念的分析和历史溯源、疾病与自然、疾病与社会、疾病与自我的关系、医疗实践中的疾病伦理等内容。在探讨的过程中，我们也发现了众多的理论悖论，比如疾病的自然性和社会性的悖论、健康的个体性和群体性之间的悖论、疾病实践领域中功利主义和人道主义之间的悖论，以及疾病和健康概念形态中的悖论。其实这些伦理学悖论既是我们在理论研究过程中碰到的难题，也是推动医学伦理学研究不停地向前发展的关键所在。从某种意义上来说，正是这些存在于医学实践中的伦理悖论推动了这一领域的理论研究不停地深化和革新，并且能够更直面实践领域的各种道德难题，以使得医学伦理学的理论研究和实践操作都更为科学和全面。

在这本书的研究过程中，我们已经对疾病的自然性和社会性、健康的个体性和群体性、疾病实践领域中的功利主义和人道主义的悖论皆有所探讨。在结语中，我们将重点围绕"疾病"和"健康"这两个概念中的伦理学悖论做出分析，以对这两个概念及其相互关系有更为深入的认识，这对于我们认知疾病和推动当前的医学科学发展有非常重要的帮助。

一　伦理学悖论简述

各种伦理学理论当中都存在悖论，比如功利主义和人道主义的悖论；个体道德和社会道德之间的悖论。而在伦理学实践当中，更是广泛地存在着各种悖论，比如经济增长与环境保护之间的伦理悖论。简单一点儿说，伦理学悖论意味着在同一个实践活动中既存在着善，又存在着恶。比如经济增长对于人类来说是善的，但因为发展经济而带来的环境破坏与自然资源的枯竭,这对于人类来说又是恶的。并且,"经济增长—环境危机"作为"实践逻辑悖论,也是无法完全消除的"。① 那么,这里的悖论就在于,人类到底要不要发展经济呢?

显然,人类的实践活动不能因为不可避免的一些恶而否定了发展本身带来的善,因为发展对于人类存在本身来说,具有终极性的意义。但是,必须承认的是,人类的发展不意味着仅仅在经济上发展,而是全面性的发展,其中尤其重要的是人自身的发展,是人性的全面发展和完善。但经济发展对人的全面发展来说又具有决定性的意义,因为在一个物资匮乏、基本生活都无法得到保障的人类社会,是无法谈什么人的发展的。正因为如此,要解决这样的悖论,必须更为充分地发挥人类的道德理性,以更为高级的道德智慧来解决存在于伦理实践领域当中的悖论问题。

普遍认为,相对于哲学领域中的本体论和认识论研究来说,伦理学具有更多的实践性,意思是伦理学必须是直面人类的现实生活并解决实际问题的,而不仅仅停留在理论领域的论证当中。这一点早在亚里士多德对伦理学的分类当中就已经讲得非常清楚。苏格拉底"德性即知识"的命题虽然开启了西方"理性主义伦理学"的先河,但却导致了伦理学研究中的重要悖论,即道德之"知"与"行"之间的悖论。"道德即知识"的命题只意味着道德是可以被认知和学习的,但并不能因此而说明道德是一定能够被践行的。为避免苏格拉底德性理论中所遭遇到的"知行分离"的批判,亚里士多德(Aristotle,公元前384—前322)明智地将人之德性分为两种不同的类型:"理智德性和伦理德性。前者主要是在处理不变事务或认识事物方面所具有的德性;后者则是在处理实践事务方面所具有的德性。"在亚里士多德看来,伦理学"就是一门关于人的实践活动的知识的学问,伦理学的目的就是为了使人们在实践中成为有德性的人"②。

然而,这两位先哲所提出的存在于伦理学中的"知与行"的悖论并非很容易就能解决的问题,无数的后世哲人都围绕伦理之"知与行"的悖论展开过讨论,仍然很难解决道德实践领域"知而不行""知行不合"的问题。而这样的伦理学悖论在现代社会生产和生活实践领域又显得尤为激烈和复杂,尤其是在科学技术被广泛地运用到社会生产和生活领域的情况下,产生的众多伦理学研究的新领域,但却并不能在根本上解决实践领

---

① 孔德萍:《"经济增长—环境危机"悖论问题的伦理学思考》,《道德与文明》2009 年第 6 期。
② 吴秀莲:《实践性——亚里士多德德性伦理的主要特征》,《兰州学刊》2011 年第 6 期。

域的各种伦理问题。

　　林华敏提出，自近代以来，伦理学中所研究的各种论题已经被延伸到人类社会生活的各个领域，并形成各种理论研究中的分支和细化，比如现代意义上的生命医学伦理、职业伦理、环境伦理等各种不同的研究领域。可以说，现代人所生活的时代充斥着各式各样的伦理话语，人们开始着手于从各个职业和学科角度来探讨有关伦理和道德的问题，但这并不意味着人们因此而真正地生活在一个充满伦理精神的时代，也不意味着人们对伦理规则的理解和实践相对于传统时代有着根本性的进步和升华，因为"近现代以来的各种战争与暴力显示，理性与规则伦理并没有把我们带入到真正的伦理境地"①。这在一定程度上说明，面对当今社会各种伦理话语和原则泛滥，但伦理性本质和实践精神却严重缺失的矛盾境地，我们需要重新反思伦理学理论研究中的"知与行"的悖论，为寻求当前社会生活中的伦理实践性，恢复伦理学研究的实践价值开创出新的路径。

　　伦理学悖论在生命、医学伦理学领域其实广泛存在，贯穿于安乐死、克隆技术、器官移植、人体胚胎实验等各种新型医疗技术的应用过程当中。这大概与当前社会以"自然科学的发展"为核心的发展思路有关。现代自然科学的发展思路集中要探索和解决的问题是"是什么？"，重在探察客观物质世界的存在真理及其发展的规律，是有关于"物"的科学；而哲学、伦理学等人文社会科学要解决的问题是"应当如何？"，涉及人类作为存在主体所拥有的各种道德与价值评价。当今社会以"自然科学"为核心的发展模式和以"哲学"为核心的发展模式之间存在根本性的冲突，自然科学主要揭示的是"是什么？"的问题，本质上要求其探索模式是开放的，对世界万物（包括人的生命体本身）的探索是无穷无尽的，不应当存在任何限制和禁区。

　　然而，自然科学所探索的对象虽然是物，却不能离开整个社会的发展模式来谈发展，因为社会的发展归根到底是以社会中的"人"的发展为目标的，对"物"的探索需要体现出以"人"为本位的"应当"的价值追求，如卢风所提出的："科学本身的内在价值和终极目标始终要与一定社会和时代的价值理想相吻合，这种'应当'在一定时代可以构成科学探索的禁区。"② 因而实际上，自然科学探索"物"的开放模式和社会以

---

① 林华敏：《超越性、神圣性与实践性——列维纳斯伦理内涵的三重解读及其当代意义》，《东南大学学报》（哲学社会科学版）2016 年第 5 期。
② 卢风、肖巍：《应用伦理学概论》，中国人民大学出版社 2008 年版，第 276—278 页。

"人"为本位的价值目标之间存在着悖论。可以说，当前社会实践领域的各种伦理学悖论也可以被归纳为社会发展中自然科学与哲学之间的矛盾。自然科学及其发展最终是以服务于人类自身的存在和发展为终极目的的，因而，它必须体现出"为人的"价值性。并且这里的"人"不是抽象意义的人，而是活生生的"现实的人"。

但是，以"现实的人"为基础而存在的社会是一个复杂的大系统，它既要体现出"人"存在的自然性和个体性，又要体现出"人"存在的社会性和整体性，这些不同的属性之间常常产生不可避免的矛盾。相应地，现代科学技术的实践与应用本身也显示出各种不同的层次类型，共同组成一个庞大、复杂的科学技术系统。并且，人们根据各种不同的科学技术活动自身运行的规律和实践经验形成相应的伦理道德原则或规范。

在科学技术应用和社会这两个庞大而复杂的系统交叉运行时，"用这些特定层次的准则进行'好''坏'评价，做出'应当''不应当'判定时，难免出现自相矛盾"①。这意味着，不仅科学技术及其发展本身是一个充满矛盾的系统，社会的存在和发展也是一个充满矛盾的系统，两者交叉起来，其复杂性和矛盾性就更加明显了。比如存在于当代应用伦理学领域的几大基本原则：尊重、自主、有利、不伤害和公平等，在具体的实践运用领域仍然会产生道德上的悖论。如"不伤害原则"应用于生命科学领域时必须能够将其中涉及的道德问题具体化，才能应对实践中所可能产生的道德悖论。例如，关于"该不该堕胎？"这样的现实问题，如果孕妇自己要求实施堕胎手术，临床决策中不允许孕妇堕胎就会伤害到孕妇的自主权益；而如果允许孕妇自主选择堕胎则会伤害到胎儿的权益。因而"单纯诉诸'不伤害原则'是无法解决道德悖论的"②。由此可知，科技应用和社会本身的复杂性体现出多层次的特点，伦理实践领域中的悖论会因为道德原则或规范本身的单纯性而产生。由于道德规范的单纯性而引起善与恶的悖论也非常多见。例如，假如我们赋予"不能杀人"这一规范以普遍性的善的价值，那么，在以下理论假设中，应该如何行为？

　　一个警察根本无法抓到的杀人魔头，被一无名英雄追踪到并杀了。但警察也把英雄给抓了，警察应该做出何种判决？

---

①　徐建龙：《反思科技伦理悖论》，《哲学动态》2008 年第 10 期。
②　徐建龙：《反思科技伦理悖论》，《哲学动态》2008 年第 10 期。

在这一假设中，无名英雄触犯了"不能杀人"这一道德原则，从理论上讲，他应该是恶的。但是，但凡有一点点正常理智的人都知道，这位无名英雄实际上挽救了很多人的性命，他杀的是一个无恶不作的杀人魔王，是为社会做了一件极善的事情。又例如：

> 镇上发生了谋杀案，大多数人相信是鲍勃干的，但你作为警长知道不是他干的。除非你下令绞死鲍勃，否则镇上就会发生一场暴动，不少人会因此丢命。你应该怎么做？①

显然，如果为了维护多数人的性命而牺牲鲍勃的性命，这是功利主义伦理的做法。但是这样做很明显是非正义的，原因有二：首先，鲍勃并没有杀人；其次，谁能证明一群人的生命价值一定大于鲍勃一个人的生命价值？因而看起来是善的选择在其本质上却导致恶。这样的悖论说明，在伦理学实践领域也存在善恶难分的情况，我们将这种悖论称为"动机—效果"的悖论，具体可以分为四种情况：动机善导致结果善，动机恶导致结果恶，动机善导致结果恶，动机恶导致结果善。前面两种一致的情况是不存在问题的，主要是后面两种动机与效果不一致的情况，应该如何来做出有效的善恶判断？例如，临床医疗实践中的各种手术，一方面手术是为了救人，呈现出动机善的特点；另一方面手术又可以杀人，或者损害患者的身体，呈现出效果恶的特点。那么，到底应不应该给患者做手术呢？善与恶看似对立，但是却又很难区分，伦理实践中这样的悖论常常使得人们无计可施，产生很多道德上的困境。这样的道德困境在医学实践领域又非常多见，由于不同的价值观和伦理观念导致的分歧常常使得人们左右为难。

二　疾病—健康关系中的各种悖论

正如道德评价中的善与恶一样，疾病与健康也是两个对立的概念。在第一章中，我们已经追溯了"疾病"这一概念的发展历史，并论及现代"健康"概念的发展演绎。可以说，到目前为止，有关这两个概念的具体含义仍然处在发展变化之中，其内涵随着人们对"疾病"和"健康"认识的加深而不停地丰富。如"健康"这一概念，除却"没有疾病"这一内涵，还加上了"心理、社会适应良好"等内涵，这其实跟当前社会所

---

① 刘健：《"多数人暴政"的伦理悖论与现实解决途径研究》，《学理论》2013 年第 3 期。

提倡的"新型的医学模式"中内涵的精神是一致的。从传统纯粹的"生物医学模式"到现代新型的"生物—心理—社会医学模式"的转变，也意味着临床实践中"人"的意义的改变。在生物医学模式中，"人"只是一个抽象的人，是人体的代名词，因而将人与自然界中其他生物等同；而在"生物—心理—社会的医学模式"中，"人"的意义不再局限为一个具有生物学意义的人体，而增加了人的社会性意义。因而从哲学的角度来讲，新型的医学模式既关乎人体，也关乎"人的存在"及其价值。

　　然而，我们不难发现，从这两个概念的内涵来看，似乎二者之间存在相互解释的嫌疑，通常会陷入这样的逻辑：健康就是没有疾病，或疾病就是不健康。其中，"疾病"概念的解释显得尤为复杂和困难，通常很难给"疾病"以一个非常明确的定义。如国内改革开放早期有学者所总结的："随着现代科学技术的飞速发展及其在医学研究中的应用，在阐明疾病本质方面，必将日益深化。但是要给'疾病'（Disease）下一个公认、确切而又精练的定义，仍是十分困难的。"[1] 并且，他又说："疾病就是不健康，健康就是没有病。这是近年来西方学者较一致的看法。他们认为讨论疾病概念和讨论健康概念是一回事。疾病与健康是对立的统一，在一定条件下可互相转化。"[2] 有关"疾病"和"健康"两个概念的解释及其发展可以证明，这样的结论已经达成了普遍性的共识，众多学者已经看到存在于"疾病"和"健康"这两个概念之间的悖论，而人的存在或生存形态就处在疾病和健康的悖论之中。因而在这里，我们需要对这两个概念及其悖论做出伦理学的分析，以使得这两个概念及其关系更为清楚，不至于在医疗实践中因为概念中的不明确而自相矛盾。

　　将"疾病"和"健康"看作对立统一的概念，这是从哲学上做出的分析。从哲学角度来理解"疾病"或"健康"代表的是人存在的本质，是人存在的根本特性。哲学概念中的"疾病"与具体的某种"疾病"是两个不同的概念，哲学中的"疾病"描述的是人存在的形态，具体的疾病描述的是人体的某种不正常的状态。简言之，一个以人的存在及其本质为对象来进行描述；另一个以具体的人为对象进行描述。然而，从存在形态来讲，"疾病"和"健康"两者都只是人存在的暂时形态，并且可以相互转化。人的存在状态可以从疾病走向健康，也可以从健康走向疾病，并且人的存在总是在这样的形态中不停地发展变化。这样的解释也符合唯物

---

① 许可：《关于疾病概念的认识》，《医学与哲学》1981 年第 2 期。
② 许可：《关于疾病概念的认识》，《医学与哲学》1981 年第 2 期。

主义辩证法的观点，将人的存在看作一个动态发展的过程，而非某一种固定的存在物。因而，"疾病"和"健康"成为人存在之中相反相成的两种状态，有疾病就有健康，有健康就有疾病，两者既是对立的，又是统一的。

换一种说法，疾病和健康正如道德中的善恶一样难以区分。因为从人的存在来说，存在的"疾病"形态是正常的，意味着疾病即健康；而存在的健康状态也并非意味着没有疾病，如果仅仅从人的存在和生命的本质来探讨健康，只要人还存在与活着，就是健康的，因而带病的存在仍然可以说是正常的、健康的。从这个意义上来说，对于人的存在或存在形态而言，没有病反而是不健康的，如张锦英所论述的观点，疾病并非只对人的生命有机体存在损害性，相反，它也有可能增加人机体自身的免疫力，犹如人自身所制造的疫苗一样，可以有效地减少人的机体患类似疾病的概率，例如人"得了麻疹就会终身免疫；得过结核病就不再复发，很多人都会发现胸片上有陈旧结核病灶，但却从来不知道自己得过肺结核"[1]。这意味着疾病恰恰是健康所需要的一种状态，很多疾病本身产生了有利于健康的免疫物质，在根本上促进了人体的进一步健康。相反，人体如果缺乏这些疾病状态，反而因此而缺乏抵抗这些疾病的免疫力，生命因此而变得更加脆弱。

依照达尔文的观点，疾病是生物进化过程中必不可少的因素，可以说，"生物进化与疾病伴行，生命过程中也必然要付出疾病的代价"[2]。因而"疾病"与"健康"实际上必须共存于人类的生命状态之中，否则就很难解释生命本身所拥有的多样性和复杂性。从更为复杂的意义上来说，"疾病"并非仅仅是与"健康"对立统一的一种状态，它在人体自身的系统性发展和进化中发挥更为重要的作用。张锦英等人认为："人体本身相当于一个复杂的动态系统，虽然机体看似遵循确定的基本生理规律，但同时也是一个复杂、无序、难以预知的有机整体，符合混沌理论架构。"[3]她的观点在其本质上与达尔文提出的"物种进化论"是一致的，即认为生物在进化的全过程中实质上先天性地伴随着疾病的各种样态，因而无论

---

① 张锦英、张洪江：《混沌共存：疾病与健康的关系重建》，《医学与哲学》2017 年第 9B 期。

② ［英］查理·罗伯特·达尔文：《物种起源》，翟飚编译，人民日报出版社2005 年版，第 80—110 页。

③ 张锦英、张洪江：《混沌共存：疾病与健康的关系重建》，《医学与哲学》2017 年第 9B 期。

现代医学如何快速地发展各种医疗技术以对付疾病，都无法完全消除人的机体中本有的疾病状态，因为人体如果失去了疾病这一生命体中的应有元素，人体作为生物进化的意义也就消失了，这意味着疾病本来就是人存在的一种自然属性，它与人的机体共存而不可能被消除，并且它的存在恰恰是人的机体功能得以进化的有利动因。她的观点同时也符合近年来"混沌医学观"的立论基础，它的基本主张是：人类需要在维持机体自然混沌状态的同时重新认识医学对生命的本质意义，重新审视医学对于人存在的终极意义，因为健康与疾病"不是简单的对立统一关系，也不能单纯以线性分析来处理，而只能通过系统混沌思维来解释"①。从这个意义上来说，现代医学不能只是看到"疾病"对人存在的恶的一面，即疾病对人的消极作用；而看不到"疾病"对人的存在实际上还有善的一面，即疾病对人的积极作用。

疾病不仅与健康存在对立统一关系，并且不局限于这种对立统一关系，从更为确切的哲学意义上来说，疾病体现为推动人作为物种不停进化的两种相反相成的力量：一方面是破坏人体的力量，另一方面是推动生命系统不停地进化的力量，两者共同地存在于人体之中，推动着人作为物种向前发展。可以说，"疾病"自身就体现为相反相成的关系和力量，它自身的存在就是辩证的，这样的疾病哲学观实际上是现代医学中提出的"系统论"，其主要特点是将人体自身的存在与发展看作一个复杂的系统，疾病只是这个系统中至关重要的一个发展因素，它同时拥有破坏和促进两种既相互对立又互相统一的作用。如果破坏的力量大于促进，那么，生命因此而被疾病摧毁；相反，生命的形态会因为疾病而得到促进。

现代生物医学概念中的"疾病"与"健康"概念呈现出更为矛盾的特点。生物医学时代的健康观"曾经将疾病和健康直接对立起来，认为健康人是一个没有任何疾患和伤痛的人"②。传统医学观念普遍认为，影响生命质量最为直接的因素是生理和功能上的异常和无序，并形成了"无病即健康"的观点。这样的健康观曾经长时间占据主导地位，即使在《牛津字典》中，也曾经将"Health"这一个概念定义为"没有疾患（Illness）和损伤（Injury）的状态"。可见，"疾病"和"健康"两个概念的严重对立曾经是医学发展中的一个重要特点。在此基础上而产生的各种有关疾病的分类、治疗等方法都随之呈现出更多的矛盾特点，其中最为明显

① 刘国利、张锦英：《医学中的混沌与混沌中的医学》，《医学与哲学》2016 年第 9A 期。
② Anon，"What is health? The ability to adapt"．*Lancet*，Vol. 373，No. 9666，2009，p. 781.

的特点就是整体和部分之间的矛盾。

生物医学理论中的疾病分类是根据人体及其功能、形态的不同部分来分类的，因而产生出各种不同的疾病，呈现出"头痛医头，脚痛医脚"这样的特点。在临床实践中根据不同的人体或功能的部分而产生不同的专业分工和诊治科室。对于同一种疾病也必须再进行各种细分，因为疾病呈现出不停发展变化的特点，因而同一种疾病可以根据其病因、病理、临床症状和产生部位分成各种不同的类别。现代国际疾病的分类（International Classification of Diseases，ICD）编码表已经有100多年的发展历史，当前我国在西医临床实践中也开始使用这一量表作为参照系统。ICD 分类依据病因、部位、病理及临床表现（包括症状体征、分期、分型、性别、年龄、急慢性发病时间等）等特性进行疾病的各种分类。其中疾病的每一种特性构成了一个分类标准，形成一个分类轴心，因此 ICD 疾病分类标准实质上是一个多轴心的分类系统。疾病的治疗就是依照这样的疾病分类系统进行，每一种疾病必须根据其自身的类型进行分门别类的对症治疗，否则就无法明了疾病的基本特性，也就无法根据这种特性消除疾病产生的病因。当然有关疾病的分类和治疗远远没有这么简单，可以说，在现代医疗体系当中，疾病的分类成为一个极为复杂和艰巨的工程，即使是国际疾病的分类量表也因为疾病的不确定性而存在很多的"假定分类"①。在这里，我们不过多地阐述有关疾病的具体分类，只对这样的思维方式进行评价。

无疑，在现代西方医学有关疾病的分类当中，存在"将疾病和与之相对应的一些特性联系起来，将疾病与人体的总体特性割裂开来"这样的特点，因而每一种疾病只代表人体或功能的一部分的非正常特性，治疗的方法即根据这些不同的特性进行，其中的主要矛盾就是割裂了整体与部分的关系。这在临床中常常产生各种自相矛盾的治疗方法，不是"拆东墙补西墙"的此消彼长的治疗方法，就是"一边治疗，一边自毁"的自残式治疗方法。

在传统中医理论中，"疾病"的各种性状在对立中又包含了统一，如中医理论中有关疾病的基本病理分类有虚、实病机，"虚包括虚、弱、少、亏、损、陷、衰、竭、败、失、脱、绝、极、亡等病机；实包括实、盛、壅、满、滞、郁、结、逆、涩、乱、泄、瘀、菀、闭、积、陷

---

① 刘爱民：《国际疾病分类 ICD－10 中的假定分类》，《中华医院管理杂志》2001 年第 1期。

等病机"①。虚与实的病机中各自包含了无数相互对立的病机，人体的疾病正体现为这些对立病机的发展变化。因而，中医理论中疾病治疗必须诉诸这些相互对立的病机，目的是在虚实对立中不断地调和，以使得人体达到虚与实的平衡状态。

相对来说，传统中医理论中的疾病观体现为更多的整体性观念，将人体看作一个整体存在的系统来对待。因而中医治疗诉诸各种对立中的统一，以使得存在于人体中的各种对立因素达到平衡，这是中医中所谓"健康"状态。但是，在具体的实践中，这样的理论也体现为比较空泛的特点，首先是因为这样的病机分类仍然没有一个统一的标准，其概念层次并不清晰，在很多时候往往体现为非辩证性的理论状态。在具体的实践运用当中，中医治疗更是体现为很难把握的状态，这导致中医理论常常显得非常虚空而无法让人们信任。

其次，中医理论中用以描述疾病特性的语言通常不是具体的各种指标，比如虚与实、亏和满等，既无法使用现代的一些科学方法去统计和测量，也很难通过具体的方法去把握，它是一种始终如"阴阳对立统一"般的整体构念。虽然中医理论体现出更符合辩证法的特点，但实际上，这些理论在相关的实践过程中并非更能提供科学的指导或更具有操作性。相反，中医实践中的各种用药和治疗方法也呈现出极其复杂和自相矛盾的特点，甚至在某种意义上来说更为危险。但是，无可否认的是，中西方医学都在试图对疾病进行分类，这一做法有利于进一步深化人们对疾病的认知和存在于疾病中的规律性的把握。疾病分类意味着将那些杂乱无章的疾病术语进行条理化和逻辑化的整理，以使得那些反映疾病的共性和个性关系的名词或者术语更加清楚，这对于临床实践有着极为重要的帮助作用。

随着生物医学模式的转变，新型的"生物—心理—社会的医学模式"更加强调"疾病"和"健康"概念中的社会性意义。可以说，现代社会中的这两个概念呈现出明显的"社会建构性"的特点，相比之下，人们赋予很多疾病以更多的社会性内涵，并且这种社会性意义常常源自人们对于疾病的医学含义的理解，比如同样是传染性疾病，肝炎和艾滋病就"因其不同的医学特性（症状、治疗和预后等），而具有不同的文化内涵"，疾病的医学含义在不同的社会文化结构中被赋予不同的含义，这些含义又影响了人们对疾病本身的认知和行动，如乙型肝炎的含义并不仅仅

---

① 张凤玮、郑杨、孙雪等：《病机理论层次—分类—特点》，《实用中医内科杂志》2016年第1期。

局限于"疾病的感染、治疗和预后，因患者所处的社会文化环境不同它还可能包括社交网络破坏、失业等其他方面"①。这意味着新型的医学模式虽然扩展了人们对于疾病本质的认知，深化了人们对于病因的理解。但是，无可否认，"疾病"本身由原来个体性的身体疾病转化为社会性的关系疾病。

疾病由个人性到社会性的转变也产生了许多悖论。首先，关于疾病的本质性问题，我们可以将其分为疾病的自然性和疾病的社会性两个方面。在第三章中，我们已经探讨了这个问题，疾病的自然性与社会性的对立统一关系，其实源自人的自然性和社会性的对立统一关系。作为社会存在物和作为社会存在的人所拥有的意义是不一样的，但是两者统一于人的存在之中。其次，关于疾病产生的"病因说"中的悖论。生物医学模式以"人体"作为疾病产生的本体性来源，依照"身—心"分离的二元论哲学认知模式，因而在此基础上建立起来的"病因说"是人体本体论的。而生物—心理—社会的医学模式中，以"身—心"关系一体的哲学认知模式来解释疾病的来源问题，因而产生"病因说"中的关联模式。然而，我们不难发现，无论是"身—心"一元论模式，还是"身—心"二元论模式，仍然不能充分解释疾病产生的机理，二者的对立统一关系在解释某一些慢性病中有效，但不能解释所有疾病。

综上所述，关于"疾病""健康"这两个概念及其关系中的悖论体现在方方面面，但较少有人对这两个概念做比较详细的元理论分析，而仅仅从一些有关这两个概念的定义或内涵中加以分析。显然，作为概念的总称，这两个概念之所以会产生这么多的矛盾，是因为它们本身包含了太多的内涵，这说明它们本身应该被划分为不同的层次来理解，因为概念所包含的内涵和外延两者之间就很容易产生混淆。在当前的医学实践和研究领域，"疾病"一词既可以指人体的一种属性（这种属性往往被赋予各种各样的社会性含义），也可以指具体的某种疾病，造成各种疾病名称的含混不清现象。尽管在国际和国内有关疾病的分类当中，都试图对具体的疾病名称进行分类，但是对于"疾病"本身却较少有人对其进行分类。即使是在各种不同的病名当中，我们也可以感觉到它们之间的明显差别，比如精神疾病和身体器官的器质性病变明显不在一个层次上，但是这样的差别究竟应该怎么区分？我们在探寻有关疾病的本质和病因的时候，通常只是笼统地说疾病，却未能对这些疾病进行有效的哲学性的论证和分析。

① 柳玮、李聪捷等：《从社会建构角度理解疾病与健康》，《河北医药》2011年第16期。

在前文的论述中，我们其实也可以发现，医学中的疾病含义和哲学中的疾病含义就存在明显的差别，这说明"疾病"因为各种不同文化的、学科的、社会需求的解释系统而产生差别。可以说，因为"疾病"的属人性，它的含义必然因为人体和人性的双重复杂而显得尤为复杂。例如，英国生物学家尤格·布雷希（Jorg Blech）就提出疾病"被发现"和"被发明"之间的差别，现代社会中"有很多新型传染性疾病不断被发现，如禽流感、埃博拉病毒、艾滋病等"。然而，"很多疾病是被医学发明的而不是被发现的"，"尤其是在技术与资本主体化的医学进程中，发明疾病运动已成为医学的重要内容"①。这说明很多疾病或病名的产生并不是出自疾病和医学本身的需要，而是出自满足医疗和医药市场的需要。可以说，在利益的驱使下，"生命中的许多正常过程，如生老病死和不快乐，都可以拿来医学化"②。而这些因素使得临床实践中的疾病治疗显得尤为复杂和矛盾，在信息极其不对称的医患关系中，"疾病"正发挥着各种各样的社会功能，成为人们生活中的一个矛盾性的"多面体"。

三 伦理学悖论中的"疾病—健康"关系

在上文中，我们探讨了伦理学中的悖论，主要体现为事实—价值的悖论和善恶之间的悖论。在伦理学领域，这两个悖论一直是众多学者普遍争论的话题。虽然在上文中我们也就"疾病—健康"关系中的各种悖论进行了简单的论述，但是有关"疾病""健康"概念及其关系的分析显然是不够的。现代生物医学模式遵从的是自然主义规则，疾病和健康是一种"价值中立"的客观自然事实，当代自然主义代表人物克里斯托弗·布尔斯（Christopher Boorse）、托马斯·史莱姆（Thomas Schramme）等人就秉持"价值中立"的客观论，反对予以"疾病""健康"等概念以价值性的判断。如布尔斯等人所说："疾病、健康是植根于进化生物学基础上的客观的自然科学范畴的概念，进化生物学能够为健康和疾病提供准确客观的自然科学解释。"③ 以此为基础来判断疾病和健康，它们仅仅是客观存在的生理器官的一些特征或自然属性，不可能听从于个人主观的价值

---

① ［英］尤格·布雷希：《发明疾病的人：现代医疗产业如何卖掉我们的健康？》，张志成译，台北：左岸文化出版集团2013年版，第78—80页。

② 赵东来、张洪江、张锦英等：《哲学视域下"药"与"病"的辩证》，《医学与哲学》2018年第9A期。

③ Christopher Boorse, "*Health as a Theoretical Concept*", in *Philosophy of Science*, Vol. 44, 1977, pp. 556 – 557.

欲求。

　　因而，植根于自然主义的疾病和健康是纯粹的自然科学的研究任务，疾病不过是人存在的一种自然状态，是人体的器官在生理过程中发生的客观的功能性紊乱。疾病可以用各种统计学的指标进行衡量，如果能够保持在一定范围之内，就是健康的；反之，则是不健康的。建立在自然主义基础之上的"疾病""健康"观念并非完全错误，在解释某些疾病方面，这种自然主义的疾病观是行得通的，比如因为细菌、病毒感染而带来的一些传染性疾病和一切因为外在的原因而导致的疾病。并且人类在攻克这类疾病的过程中曾经取得举世瞩目的成就，这大概也是生物医学模式一直不能退出主导地位的重要原因。

　　但是，建立在自然主义基础之上的医学模式存在严重的事实—价值悖论。简言之，如果人的生命缺乏价值性的判断，那么人的生命跟动物的生命有何区别？正如我们在前文中已经探讨过的疾病和自然、疾病和社会、疾病和自我的关系等，无不揭示了疾病的价值性评价和社会意义。可以说，如果脱离了价值性评价，疾病将不再具有"属人性"，而是将"人的存在"等同于"自然物的存在"，其直接结果就是导致人类生存环境的严重污染、新型的传染性疾病丛生、人权丧失等。显然，生物—心理—社会的医学模式有效地规避了"事实—价值"的悖论，其主要的特点在于恢复对人生命的价值性评价，人不仅作为一个生物体存在，更是作为一个社会体存在，是具有社会性意义和道德价值评价的存在。然而，我们要反思的问题是，如何对疾病和健康这两个用来描述人的存在的概念进行价值性评价。显然，在人们的主观愿望里，健康代表的是善，疾病代表的是恶，这样的价值性评价是否也存在一般伦理学中的"善恶难分"的悖论？

　　在古希腊罗马时期的哲学家们看来，疾病和健康从一开始就是与人的德性联系在一起，在他们眼里，只要德性完满的人才能算是完全健康的人，因而在他们的哲学论证中，善和健康两者之间存在着类似性，善人（a good man）在某种程度上就是健康的人（a healthy man）。柏拉图在《理想国》中甚至主张人必须拥有节制、勇敢、正义等德性，否则就会导致疾病。因此，"恶人"（a bad man）的行为在某种程度上就像是"有病的人"（an ill man）一样。① 这样的理念在当今世界越来越受到认同，人的道德理性被赋予极高的伦理价值，将其看作人精神健康的重要标志。

---

　　① 任丑：《身体伦理的基本问题——健康、疾病与伦理的关系》，《世界哲学》2014 年第 3 期。

　　在当今社会的"健康"概念中，心理上和精神上的健康越来越受到重视，甚至被纳入世界卫生组织的"健康"概念。因而赋予健康以绝对的正面价值，赋予疾病以绝对的负面价值日益成为当今世界的主流价值观念。蕴含在其中的主要问题是，伦理价值的判断必须以一定的社会道德规范体系为载体，并且这样的道德规范必须适用于社会中的所有人，因而它明显带有社会性或群体性的标志。问题是，在理论中，保护每一个人的健康权利可以成为一个普遍性的伦理价值标准，但是在实践中，这样的价值标准是理想化和无任何操作性可言的。现实生活中的伦理实践必须以社会所拥有的物质基础和经济发展水平为前提，当今社会的物质基础显然不可能满足所有人的需要。这意味着，在现实的医疗实践中，我们也不可能保护所有人的健康权利，所谓健康权利只是有限能力范围内所满足的"最大多数人的最大幸福"。

　　因此，赋予"疾病"与"健康"以善恶价值判断之后所产生的悖论就是：个人的健康权利被消解。社会常常以"最大多数人的最大幸福"的功利主义价值观来衡量人的健康，在有限的卫生资源争夺赛中，疾病和健康不再具备独立性的意义和道德价值。疾病和健康成为群体性的道德事件，疾病于身体的病理性意义日益消解，这意味着根本就不存在真正意义上的"疾病"概念。其直接的结果是：在以各种不同价值观为依托的善恶对立中，"疾病"和"健康"从"价值中立"又陷入"价值多元主义"或"价值相对主义"的泥潭。或者，疾病和健康成为纯粹的价值性意义上的事情，它们本身并无存在的意义和价值，而是社会需要赋予它们怎样的意义和价值，它们才有相应的意义和价值。

　　然而，在以一定社会的道德规范体系为价值评价标准的过程中，某些代表社会正面道德价值的行为有可能恰恰是损害人体健康的极端行为，"比如某些宗教的割礼或其他对身体的伤害甚至残害等却得到正面伦理价值的推崇。有些问题如同性恋、宗教信仰等极其复杂"①。这样的悖论正如功利主义本身的矛盾一样是无法解决的。于个体的生命而言，其价值又具有个人性，因而如果消解了生命的个体性价值，这样的价值标准是空泛的。在具体的医疗实践过程中，也很难成为疾病治疗过程中的有利指导，相反，常常因为不同主体之间的价值冲突而产生各种医疗纠纷和矛盾，陷入"善恶难分"的局面。

---

　　① 任丑：《身体伦理的基本问题——健康、疾病与伦理的关系》，《世界哲学》2014年第3期。

从人存在的本身来说，纯粹的价值性生命并不能够促进生命体本身的发展与进化，而离开了人的生命体，人的价值和功能是无法实现的。这意味着，存在于"疾病""健康"概念中的价值观念必须是以身体为基础的，所谓"疾病"和"健康"必须以身体所发挥的各项功能为基础才具有真正的意义和价值。正是在这个意义上，必须结合人存在的自然性和社会性（价值性）、个体性和群体性来分析"疾病""健康"等概念及其关系。

由上可知，对于疾病和健康的关系，无论是从自然主义的角度对其进行界定，还是从伦理价值的角度对其进行界定，都存在各种各样的矛盾，都无法正确地解释二者之间的关系。无论是事实—价值之间的悖论，还是善—恶之间的悖论，都说明一个问题：疾病和健康并不是如"生与死"的关系一样存在根本对立，相反，疾病与健康都是用来描述"生"的，即使是人得了病，也称之为"生病"。而对于死人来说，是不可能有疾病产生的。这意味着，疾病和健康一样都是人作为活体存在的基本特征。但是，当人们赋予"疾病"以恶的价值之后，反而从根本上否定了它们的关系应该存在于事实—价值的统一当中。这种"恶的价值"从根本上否定了疾病之于人存在的意义，并导致医疗实践中的各种自相矛盾的治疗策略。因而，从根本上厘清二者之间的伦理关系，为当前的各种医疗实践提供伦理上的依据势在必行。实际上，正如任丑提出的，"健康或疾病并不简单地等同于善或恶"①。总而言之，疾病无论是作为事实性的描述，还是作为价值性的描述，都反映了人存在的本质性特征，从这个意义上来说，疾病与健康有着共同的本质。

在人们的习惯性思维当中，总是将疾病与人的"死亡"联系在一起，认为"生病"的结果在更大的程度上是导致死亡，因而人们给予"疾病"以更多负面的价值判断。无可否认，疾病虽然不直接地等同于"死亡"，但是它代表着"死亡的可能性"。如果说健康是"身体存在的常态"，体现为个体生命器官的内在平衡以及个体与自然环境的和谐相处，在本质上体现为人作为生命体在生理、心理和伦理诸多尺度上的平衡状态。例如，法国著名现象学家伊曼努尔·列维纳斯（Emmanuel Levinas, 1906—1995）提出："成为身体，一方面挺立起来成为自我的主人；另一方面，

① 任丑：《身体伦理的基本问题——健康、疾病与伦理的关系》，《世界哲学》2014 年第 3 期。

挺立于地球之上，居于他者之中，并因此为身体所拖累（负担）。"① 身体的健康是个体实现自我的基础，任何善的目的和伦理的价值都必须以健康的生命体为依托。但这样的存在状态无法违抗疾病和死亡带来的必然性规律。因为疾病虽然是"身体存在的非常态"，但它又是必然性存在的，它对身体造成各种各样的破坏和扰乱。正因为如此，他又说："在其深居的恐惧中，生命具有把身体主人（body-master）倒置为身体奴隶（body-slave）、把健康倒置为疾病的可能性。"② 生命恰恰就是在疾病和健康这两种状态的交替中最终走向死亡，死亡才是终极的"恶"。

　　死亡才是生命的对立面，而疾病和健康只是生命的不同形态。疾病除了带来"死亡的可能性"，还有可能带来更强大的"生的可能性"。正如前文中我们探讨的达尔文的进化论观点中所包含的疾病的两种能动力：一种是破坏性的，另一种是促进生物体进化的。但是在个体短短的一生当中，相对于疾病的破坏性来说，疾病于生物体进化的促进作用显得微乎其微。因而人们常常能够战胜小病，却无法战胜那些大病，这也是为何人们总是相信"疾病"与"恶"是联系在一起的。其结果就是人们在疾病面前，总是竭尽所能地想尽一切办法去消除它、征服它，以为这样就可以恢复健康的存在状态。但是，正如死是不可避免的一样，健康作为生之常态，并不是因为疾病而失去依存的基础，而是因为死亡的必然性失去依存的基础。在死亡的必然性发生发展的过程当中，疾病只是作为一个偶然性的诱因出现，它并非死亡的帮凶，而是健康的反态，是健康的警示。生命体需要通过这样的反态和警示来增强生的意识和调整生的功能，以使得生命体本身达到更为健康的状态。而死亡的必然性意味着，疾病无论如何对人体发出警示和干预，都无法逃避死亡这一必然结局。因而人们在面对疾病与健康的关系之时，并不能始终求得二者之间周而复始的往返，在通往死亡的路途中，健康和疾病最终同归于尽。因而人们在面临疾病的威胁之时，并非只应该知道如何对付疾病，更需要知道如何正确地面对死亡。

---

① Emmanuel Levinas, *Totality and infinity: an essay on Exteriority*, translated by Alphonso Lingis, Martinus Nijhoff Publishers, 1979, p. 164.

② Emmanuel Levinas, *Totality and infinity: an essay on Exteriority*, translated by Alphonso Lingis, Martinus Nijhoff Publishers, 1979, p. 164.

第二节　未来社会医学的发展方向

改革开放四十多年以来，我国在"社会医学"教学和研究领域硕果累累，极大地促进了"社会医学"的发展和研究，并进而促进医学科学的发展和研究。但是当前的"社会医学"研究也存在很多问题，比较明显的一个问题就是研究对象的过分综合性和模糊性，这造成"社会医学"作为一门学科发展过程中的宽泛性和无针对性。目前，社会医学和卫生事业管理共同作为"公共管理"学科下面的二级学科，其学科定位和研究界限是不明确的，虽然也有学者提出二者之间的"不一致性"日益显现。无论是国际上对这两门学科的定位，还是国内有关这两门学科的教材编写，都存在很大的差别。因而，现行的"社会医学与卫生事业管理"的学科称谓，"在理论上和实践上都难以成立，这种称谓有着时代的烙印，折射出学科分类的滞后性和局限性"①。

但是，这一认识并未获得广泛的认同，在当前的学术研究领域，并未将"社会医学"作为一门学科的性质界定清楚，同时它又与"医学人文"混淆不清。实际上，这涉及社会科学、人文科学和医学三个概念。一般来说，社会科学是以"社会"为研究对象，主要包括社会学、管理学、经济学、政治学、法学等；而人文科学是以"人"为研究对象，主要包括哲学、心理学等。然而，在当前的研究氛围中，人文与社会科学常常又是交织在一起的，产生一些交叉科学，比如管理心理学、管理哲学、社会心理学、社会哲学等。然而，医学最开始是以"人"为研究对象，后来发展到既以"人"为研究对象，又以"社会"为研究对象，产生医学心理学、医学社会学、医学哲学、医学伦理学、医学法学、卫生经济学等各个交叉学科。正因为如此，导致"社会医学"作为一门学科而言，它的研究对象几乎无所不包。尽管如此，"社会医学"是以医学及其发展为研究宗旨的，无论将医学与哪种人文社会科学进行交叉性综合研究，最终都是为了探寻医学发展的本质性规律。

从近代以来的医学发展来看，医学的学科本质和临床医学模式都发生了很大的改变，当前的理论研究领域，很多人已经认同将医学看作一门自然科学与社会科学交叉而成的综合性科学，而不仅仅局限在"生物医学"

① 王虎峰、李颖：《卫生政策与管理学百年发展述评》，《国外社会科学》2010年第1期。

或"生理医学"范围内。如果是这样,"社会医学"更应该属于医学下面的二级学科,但目前似乎并没有这样的发展倾向。所幸的是,当前无论是从事医学研究的科研人员,还是从事社会医学研究的学者,都已经注意到这个问题。随着人类对疾病、社会、人的存在本质认识的加深,社会医学也会以一种应该有的范式继续朝前发展。

随着社会的进步与各种医疗技术的产生,社会医学的研究主题也越来越多样化,以人工智能、大数据、互联网等为主题的社会医学研究广泛地出现。这说明,社会医学的研究其实不局限于某一个学科领域,也不局限于某一类问题,它是随着社会的发展以及出现的各种社会性问题的演变而不停地改变和发展的。现代社会出现的现代性、后现代性特征也融入社会医学的研究范围,这些无不表明,其实是没有必要为社会医学的研究设限的。社会的复杂性和医学研究人的复杂性共同决定了"社会医学"研究中的复杂性和综合性。结合当前时代的发展和社会医学中出现的众多研究主题,大致上可以认为,当前社会医学的发展主要朝着以下几个方向不停地迈进。

一　从学科交叉的角度来进行的研究

无疑,"社会医学"作为一门社会科学与医学的交叉学科,必然需要融入各种学科的知识与研究方法到医学的研究当中去,这样才能保证"社会医学"作为一门学科发展的科学性与实用性。在当前的研究中,"社会医学"研究中涉及的社会科学非常广泛,但无疑这并不代表社会医学作为一门交叉学科缺乏主流发展方向。

从新型的医学模式来看,"社会医学"的研究首先重在从社会、心理和生理三个因素及其关系来展开对人的健康或疾病的研究。显然,这三个因素当中,从学科的角度来看,对影响人健康的心理因素的研究首先离不开心理学、哲学和伦理学等与人的心理、身心关系、人性和利益、伦理关系等为主要论题的学科。其次,从社会因素来探究人体的奥秘、健康或疾病及其关系,涉及更为广泛的学科研究领域,包括社会学、人类学、管理学、经济学、政治学、法学、统计学、环境科学等基础性学科中的理论假设与研究方法。最后,从社会、心理和生理三者关系来展开的交叉研究,涉及众多社会科学与人文科学的交叉性学科,比如管理心理学、管理哲学、社会心理学、社会哲学、社区管理学、卫生经济学、卫生法学、卫生统计学、环境卫生学等。这些交叉学科由于其交叉性使得它们在与健康领域的问题交叉之后,其复杂性体现得更为明显。

　　但是，无论如何，这些研究无非从两条路线实现社会科学与医学的交叉，一条是宏观的，涉及社会作为整体发展的宏观视角，主要从人作为群体存在的角度出发来展开研究；另一条是微观的，从人的微观心理出发来研究人体，主要从人作为个体存在的角度出发来展开研究。在现代学科的分化和交叉越来越复杂的大背景下，社会医学以其独有的复杂性和综合性呈现出来，主要目的在于从不同的视角来研究人的疾病与健康，力图做到更为全面、系统和准确。

二　从临床治疗需要的视角出发来展开的研究

　　医学研究的终极目的是更好地维护人类的健康，减少各种疾病对人体的损坏和干扰，尽可能地提高人的生命质量和延长人的寿命。社会医学作为人们反思生物医学模式之后产生的新型学科，发展它的目的并不是取代生物医学模式和生物医学研究方法，而是更全面、深刻地理解疾病的本质和治理疾病的手段。当前社会医学围绕临床治疗展开的研究主要论域集中在新型的医疗模式——生理—心理—社会的新型医疗模式，其目的在于为当前的临床治疗提供更好的治病模式，以弥补生物医学模式当中只见病、不见人的状态。从这个角度进行的社会医学研究不将焦点集中在疾病本身，而是更多地实现人与病的结合，更多地关注作为个体的人心理方面的需求、社会方面的影响因素等。

　　当然，从病因学的角度来展开的社会医学研究，在一定程度上仿照了生物医学研究的逻辑，试图从社会因素中找到疾病产生的病因。尤其是近些年"道德创伤"这一概念的提出以及相关的研究，暗示着人们想要找到疾病产生的社会病因，以试图对症下药。这样的诉求是非常直接的，但是从逻辑上来看，当前社会医学在病因学这块的研究仍然缺乏充分的立论基础，因为"道德创伤"与"身体创伤"相比较而言，它是无形的、个体性的和抽象的。因而这一概念实际上只能提供一个更好的解释疾病的范式，而无法为临床治疗提供切实可操作的资源。

　　尽管心理治疗在临床治疗中也发挥了不少作用，但总的来说，这一领域可操作性不强。近年来开始兴起的"叙事医学"，在其本质上也是一种心理治疗或心理辅导的手段，这样的方法其实可以追溯到近代产生的精神分析学派的"叙事治疗"，其中主要涉及个体成长的经历、对个体人格产生影响的历史叙事，比如战争、特殊的遭遇、虐待等。但是，在临床应用中，"叙事治疗"并无太多可操作性，首先，病人的个体疾病叙事需要花费医生大量的时间，这一点在目前的医疗环境中很难实现；其次，"叙事治疗"涉及太多复杂的因素，尤其是个体道德认知的形而上学层面的东西，如人生的价值、意义，人际关系中的道德性等，都存在太多的视角和层次，无法仅仅通过患者的叙事来达到目的。很多情况下，患者人格中的复杂性、矛盾性和潜意识性正如弗洛伊德所描述的"冰山一角"，是永远无法企及的，只能启发，无法触及。

跟近代产生的"叙事治疗"相比较，叙事医学更加扩大了研究的视角和层次。比如，"叙事治疗"主要针对的是病人个体的历史叙事，由患者自己口述或呈现自己的历史，它的重点在于帮助患者找到自身的问题。这一方法在弗洛伊德年代是一个比较重要的临床心理治疗方法，临床医学出身的弗洛伊德，试图通过释梦、催眠等专业性的治疗手段为患者找到内在的心结。但这样的方法到了新精神分析学派那里便改变了从个体、个体的历史叙事角度来研究的途径，而是更多地诉诸群体、群体的心理、群体的文化等来展开研究。例如，关于道德人格、人格障碍等，弗洛姆就认为更应该从社会的角度来展开分析，他因此提出"社会潜意识""社会自恋""社会人格"等一系列概念。他的主要目的在于论证个体道德人格上的病症并不能局限于个体自身来解释，更应该从社会文化的大背景中来解释。如果一个社会所拥有的社会政治、经济和文化等是病态的，那么，在这个病态社会中的个体道德就可能出现截然相反的状态，即那些看起来健康的个体实际上是病态的，而那些看起来病态的个体实际上是健康的。

相对于弗洛伊德的"叙事治疗"方法和弗洛姆等人提出的社会精神分析方法来说，现代叙事医学的研究视角其实更为开放，这一点突出地体现在叙事医学不局限于从患者的角度来叙事，还着手于从医生的角度、医患关系的角度来进行叙事，以更多地拓展叙事的范围和层次，从不同的侧面来展开对疾病的理解。

三 立足于社会学的研究方法来展开的研究

在各种人文社会科学当中，如果诉诸某一个学科与医学的交叉来研究，常常会产生许多困惑，比如医学心理学，它在解释疾病的过程中并非只是诉诸心理学的知识，更多地需要哲学、伦理学的分析。比如在有关各种心身疾病的解释中，单靠心理学的知识是没有办法做到深入分析的。这意味着，很多时候，这些从学科交叉的角度来进行的分析常常会导致更为复杂的局面，相关的研究和解释很容易进入模式化，相关的论证也容易进入一种结构化和循环的状态。

然而，在社会医学、管理学、人类学等学科的交叉当中，更是涉及心理学、哲学和伦理学的论域，这导致实际上这些交叉并无太多的差别，在研究个体疾病的路途中，这些大而化之的知识交叉在其本质上并无太多的帮助；而在解释群体性或社会性的疾病当中虽然发挥了核心作用，但这样的研究，其目的究竟是改造社会，还是治疗个体的疾病，似乎缺乏针对性。例如，鲁迅笔下的"药"，桑塔格笔下的"患病家族"，都从社会文化的视角揭示了个体疾病的真正本源。但这样的揭示于个体的身心健康而言是无力的，它涉及整个社会的文化状态和本质。并且，从人类历史产生以来，不同的社会文化类型都有其明显的缺陷和弱点，很难确定这样的分析在其本质上是为临床医学提供了可供借鉴的参照路径。

在现代性、后现代性兴起的社会形态里，疾病更是因为社会文化的发展演变而体现出新的特征，这种人格、心理上的疾病是否具有真正的研究价值，是值得进一步考究的。正因为如此，从方法学的角度来展开疾病的研究似乎更为可行，尤其是那些明显具有群体性、社会性特征的疾病，比如一些慢性病、心理疾病和传染病、流行病等。这些研究常常立足于特点的人群或地区展开研究，例如，近年来有关抑郁症、某些广泛地存在于人群中的慢性病、艾滋病、性病等的研究，就主要依靠统计学的方法展开相关的统计分析，试图从中找到这些疾病发病的规律性和地域性。相对来说，从方法学的角度展开的社会医学研究更具有针对性，常常是根据一定社会上实际存在的相关疾病来进行研究，这样的研究相对于笼统地从学科交叉的角度来分析的疾病，更具有实践意义，对临床治疗的帮助作用也更为明显，因而在未来的社会医学研究中，这是一个主要的发展趋势。

四　立足于现实社会的需求来展开的研究

医学的发展与社会的发展是相互促进、相辅相成的。一方面，医学本身的发展离不开整个社会的经济、技术和文化发展水平，这决定了现代医学与传统医学有着截然不同的本质特征。在中国传统社会，医学的理论研究和实践主要以中医为主，近现代才引进了西方的医学理论和实践经验及各种医疗技术、方法和手段。另一方面，社会的发展与进步也对医学提出了更高的要求。

自近代中国社会以来，西医更受到中国人民的热爱，很大程度上也是因为它更适合现代社会的特点，体现出更科学、更有效等特征，在治疗疾病方面更符合现代人的需求。社会医学的出现很大程度上也是基于各种各样的社会需求，基于人们对于医学发展和各种医疗服务的需求层次的提高。因而立足于现实的社会需求来做研究，更具有现实意义和针对性。例如，由于现代社会经济和技术水平的发展，自然地改变了人们所赖以生存和居住的生活环境，各种各样的环境污染给人们造成的健康上的损坏，这是现代社会明显不同于传统社会的一个特征，医学的研究不得不根据现实社会的特点和需求来发展。由于环境污染造成的各种传染病、流行病或地方性疾病成为社会医学研究的热点。

除此之外，各种各样的职业病也是社会医学研究的重点对象。随着职业分工的细化，现代社会中出现了各种各样的职业流行病，这些疾病大多数跟职业本身有关，使得从事这一职业的人群体现出某些共同的生理或心理的病态特征。这些研究不仅为人们提供了更为健康的职业指导，同时也为整个社会的职业分工提供更为健康的帮助。

近年来，立足于现代生活方式展开的社会医学研究也比较流行。现代社会各种各样的技术的发展改变了人们的生活方式，同时也改变了人们的体质和健康水平，比如抽烟、酗酒、性滥交、久坐、暴饮暴食等不良的生活方式，正在深刻地影响着人们的健康，使得这些因素成为社会医学研究的重要内容。总之，从现实社会存在的一些社会问题、社会现象出发来展开的社会医学研究更具有针对性，因而它在促进社会的发展和进步，同时也促进医学本质的发展和进步方面要更为显著。很多现代社会人们所重点关注的社会问题，是正在深刻地影响和困扰着人们健康的问题，这些问题亟待快速地找到有效的解决办法。因而这一方面的研究内容在今后的社会医学研究和发展中仍然是核心部分。无论是环境污染、职业分工，还是生活方式引起的各种健康问题，都与整个社会的经济发展、组织结构和管理方式有关，因而在本质上，社会医学的研究又为整个社会的改革和进步提供有力的支持。

综上所述，社会医学无论是立足于学科交叉和临床治疗需要来发展，还是立足于社会学的研究方法和社会的现实需求来发展，都反映了社会医学的社会性特征。它是立足于社会整体的进步与发展或人存在的社会性来展开研究，其中既离不开社会整体的经济、政治、文化和技术的发展，也离不开人自身的进步与发展。无论如何，人与社会及其互动关系构成社会医学发展和研究的基调。然而，现代社会人的发展、社会本身的发展，以及人与社会的良性互动关系等都呈现出异常复杂的特征，这使得社会医学的研究异常复杂和困难。这样的发展处境造成社会医学在某些领域的研究不得不需要使用自然科学的知识与手段来补充，实现社会医学与生物医学的有利结合。

参考文献

一 中文著作

陈仲庚、张雨新：《人格心理学》，辽宁人民出版社1986年版。

复旦大学历史学系、复旦大学中外现代化进程研究中心编：《药品、疾病与社会》（近代中国研究集刊），上海古籍出版社2018年版。

高觉敷主编：《西方近代心理学史》，人民教育出版社1982年版。

黄丁全：《医疗法律与生命伦理》，法律出版社2007年版。

简美玲：《疾病行为的文化诠释——阿美族的医疗体系与家庭健康文化》，国立清华大学社会人类研究所1983年版。

金惠铭、王建枝：《病理生理学》（第6版），人民卫生出版社2004年版。

梁其姿：《麻风：一种疾病的医疗社会史》，朱慧颖译，商务印书馆2013年版。

林志强：《健康权研究》，中国法制出版社2010年版。

刘兵：《新人文主义的桥梁》，上海交通大学出版社2007年版。

刘小枫：《现代性社会理论绪论》，生活·读书·新知三联书店1998年版。

卢风、肖巍：《应用伦理学概论》，中国人民大学出版社2008年版。

石大璞、H. M. 萨斯：《健康责任与卫生政策》，陕西师范大学出版社1995年版。

唐家琪：《自然疫源性疾病》，科学出版社2005年版。

万俊人：《清华哲学年鉴2002》，河北大学出版社2003年版。

汪堂家、孙向晨：《十七世纪形而上学》，人民出版社2005年版。

王中江：《道家形而上学》，上海文化出版社2001年版。

武广华、臧益秀、刘运祥等主编：《中国卫生管理辞典》，中国科学技术出版社2001年版。

杨敏：《民法典视野中的公民医疗权利研究》，山东大学出版社2009年版。

杨清：《现代西方心理学主要派别》，辽宁人民出版社 1980 年版。

尹真人：《性命圭旨》，教育科学出版社 1993 年版。

余新忠：《清以来的疾病、医疗和卫生：以社会文化史为视角的探索》，生活·读书·新知三联书店 2009 年版。

俞可平：《社群主义》（第 2 版），中国社会科学出版社 2005 年版。

俞吾金、汪行福、林晖，等：《德国古典哲学》，人民出版社 2009 年版。

韩跃红：《捍卫生命的尊严》，人民出版社 2005 年版。

张大庆：《中国近代疾病社会史（1912—1937）》，山东教育出版社 2006 年版。

张登本、武长春：《内经词典》，人民卫生出版社 1990 年版。

钟友彬：《中国心理分析——认识领悟心理疗法》，辽宁人民出版社 1988 年版。

二 译著

［意］阿尔图罗·卡斯蒂廖尼：《医学史》，程之范主译，广西师范大学出版社 2003 年版。

［印度］阿玛蒂亚·森：《以自由看待发展》，任赜、于真译，中国人民大学出版社 2002 年版。

［美］埃里克斯·英格尔斯：《人的现代化》，殷陆君译，四川人民出版社 1985 年版。

［美］埃希里·弗洛姆：《爱的艺术》，萨如菲译，光明日报出版社 2006 年版。

［美］埃希里·弗洛姆：《弗洛姆文集》，冯川等译，改革出版社 1997 年版。

［美］埃希里·弗洛姆：《弗洛姆著作精选》，黄颂杰整编，上海人民出版社 1989 年版。

［美］埃希里·弗洛姆：《健全的社会》，欧阳谦译，中国文联出版公司 1988 年版。

［美］埃希里·弗洛姆、［日］铃木大拙、［日］马蒂诺：《禅宗与精神分析》，王雷泉、冯川等译，贵州人民出版社 1998 年版。

［美］埃希里·弗洛姆：《逃避自由》，刘林海译，国际文化出版公司，1988 年版。

［美］埃希里·弗洛姆：《自为的人——伦理学的心理探源》，万俊人译，国际文化出版公司 1988 年版。

［美］爱德华·肖特：《精神病学史：从收容院到百忧解》，韩健平、胡颖翀等译，上海科技教育出版社 2007 年版。

［英］安东尼·吉登斯：《现代性的后果》，田禾译，黄平校注，生活·读书·新知三联书店 2000 年版。

［美］B. R. 赫根汉：《人格心理学导论》，何瑾译，海南人民出版社 1988 年版。

［美］拜伦·古德：《医学理性与经验：一个人类学的视角》，吕文江、余晓燕、余成普译，北京大学出版社 2010 年版。

［加］查尔斯·泰勒：《自我的根源：现代认同的形成》，韩震等译，译林出版社 2001 年版。

［德］弗兰茨·贝克勒：《向死而生》，张念东、裴揾红译，生活·读书·新知三联书店 1993 年版。

［美］弗兰克·梯利、［美］伍德：《西方哲学史》，葛力译，商务印书馆 1998 年版。

［匈牙利］格奥尔格·卢卡奇：《关于社会存在的本体论》（上卷），白锡堃等译，重庆出版社 1993 年版。

［美］H. T. 恩格尔·哈特：《生命伦理学的基础》，范瑞平译，湖南科学技术出版社 1996 年版。

［德］汉斯·萨尼尔著：《卡尔·雅斯贝尔斯》，张继武、倪梁康译，生活·读书·新知三联书店 1988 年版。

［美］肯尼斯·F. 基普尔：《剑桥世界人类疾病史》，张大庆译，上海科技教育出版社 2007 年版。

［美］拉尔夫·瓦尔多·爱默生：《爱默生集：论文与讲演录》，吉欧·波尔泰主编，赵一凡等译，生活·读书·新知三联书店 1993 年版。

［美］拉尔夫·瓦尔多·爱默生：《爱默生散文选》，姚暨荣译，世界图书出版社 2010 年版。

［美］罗伯特·K. 默顿：《社会理论和社会结构》，唐少杰、齐心译，译林出版社 2008 年版。

［美］罗伯特·汉：《疾病与治疗：人类学怎么看》，禾木译，东方出版中心 2010 年版。

［德］马丁·海德格尔：《存在与时间》，陈嘉映、王庆节译，生活·读书·新知三联书店 2014 年版。

［美］马泰·卡林内斯库：《现代性的五副面孔：现代主义、先锋派、颓废、媚俗艺术、后现代主义》，商务印书馆 2002 年版。

［美］马歇尔·伯曼：《一切坚固的东西都烟消云散了——现代性体验》，
　　徐大建、张辑译，商务印书馆 2003 年版。

［澳］迈克尔·怀特：《叙事疗法实践地图》，李明等译，重庆大学出版社
　　2011 年版。

［荷兰］曼弗雷德·凯茨·德·弗里斯：《性、金钱、幸福与死亡》，丁丹
　　译，东方出版社 2010 年版。

［德］米切尔·兰德曼：《哲学人类学》，上海译文出版社 1988 年版。

［法］米歇尔·福柯：《疯癫与文明——理性时代的疾病史》，刘北成、杨
　　远婴译，生活·读书·新知三联书店 2003 年版。

［法］米歇尔·福柯：《福柯集》，杜小真译，上海远东出版社 2003 年版。

［法］米歇尔·福柯：《临床医学的诞生》，刘北成译，译林出版社 2001
　　年版。

［英］帕特里克·沃尔：《疼痛》，周晓林，等译，生活·读书·新知三联
　　书店 2004 年版。

［法］皮埃尔·费迪达等：《科学与哲学的对话Ⅱ》，韩劲草等译，生活·
　　读书·新知三联书店 2001 年版。

［美］皮特·布鲁克·史密斯：《未来的灾难——瘟疫复活与人类生存之
　　战》，马永波译，海南出版社 1999 年版。

［英］齐格蒙特·鲍曼：《共同体》，欧阳景根译，江苏人民出版社 2003
　　年版。

［波兰］齐格蒙特·鲍曼：《现代性与矛盾性》，邵迎生译，商务印书馆
　　2003 年版。

［法］乔治·维加埃罗：《身体的历史》（卷一），张竝、赵济鸿译，华东
　　师范大学出版社 2013 年版。

［瑞士］让·皮亚杰：《发生认识论原理》，王宪钿译，商务印书馆 1981
　　年版。

［美］斯蒂芬·A. 米切尔、玛格丽·J. 特布莱克：《弗洛伊德及其后继
　　者——现代精神分析思想史》，陈祉妍、黄峥、沈东郁等译，商务印书
　　馆 2007 年版。

［美］苏珊·桑塔格：《疾病的隐喻》，程巍译，上海译文出版社 2003
　　年版。

［丹麦］索伦·克尔凯郭尔：《克尔凯郭尔文集》（第 6 卷），京不特译，
　　中国社会科学出版社 2013 年版。

［美］托马斯·A. 香农：《生命伦理学导论》，肖巍译，黑龙江人民出版

社 2005 年版。

［德］托马斯·曼：《布登勃洛克一家》，傅惟慈译，译林出版社 2013
　　年版。

［德］托马斯·曼：《魔山》，钱鸿嘉译，上海译文出版社 2006 年版。

［美］威廉·费尔丁·奥格本：《社会变迁》，王晓毅、陈育国译，浙江人
　　民出版社 1989 年版。

［奥地利］西格蒙德·弗洛伊德：《精神分析导论》，车文博主编，长春出
　　版社 2004 年版。

［英］尤格·布雷希：《发明疾病的人：现代医疗产业如何卖掉我们的健
　　康?》，张志成译，左岸文化 2013 年版。

［美］约翰·伯纳姆：《什么是医学史》，颜宜葳译，北京大学出版社
　　2010 年版。

三　期刊

常运立、杨放、陈化等：《"道德健康与道德创伤"系列讨论之一："道德
　　健康与道德创伤"概念辨析》，《中国医学伦理学》2018 年第 3 期。

陈华兴：《现代·现代性·后现代性——论 A. 吉登斯的现代性理论》，
　　《浙江社会科学》2006 年第 6 期。

陈立典、励建安：《发展中的中国康复医学》2015 年第 1 期。

陈蓉霞：《疾病：作为一种文化隐喻》，《中华读书报》2004 年第 5 期。

戴红、卓大宏、卫波等：《我国康复治疗技术岗位需求预测研究》，《中国
　　康复医学杂志》2003 年第 12 期。

戴庆康：《精神疾病、行为控制及其伦理冲突》，《医学与哲学》2004 年
　　第 7 期。

丁喜霞：《常用词"疾病"的历史来源考察》，《洛阳师范学院学报》
　　2006 年第 3 期。

杜治政：《技术、资本的主体化与医学》，《中国医学伦理学》，2011 年第
　　3 期。

杜治政：《论医学科学的现代性构建——也谈医学与科学》，《医学与哲
　　学》2016 年第 6A 期。

樊代明、HIM：《医学发展新时代的必由之路》，《医学争鸣》2017 年第
　　3 期。

范红霞、吴阳：《概念溯源：无意识》，《山西大学学报》（哲学社会科学
　　版）2016 年第 6 期。

方新文、郭宁月、刘虹伯:《论叙事医学的根基与价值》,《医学与哲学》
2018 年第 5A 期。

傅海燕:《〈黄帝内经〉"疾"与"病"的辨析及其意义》,《医古文知识》
2003 年第 4 期。

傅永军:《现代性与传统——西方视域及其启示》,《山东大学学报》2008
年第 2 期。

宫炜炜、房德玖:《自然环境与道德责任——约纳斯环境伦理思想探要》,
《高校社科动态》2015 年第 3 期。

顾杏元、龚幼龙:《社会医学学会发展史简介》,《中国社会医学杂志》
2008 年第 3 期。

韩庆祥:《现代性的本质、矛盾及其时空分析》,《中国社会科学》2016
年第 2 期。

韩翔、孙翀:《从〈疯癫与文明〉解读西方文明框架下的疯癫》,《内蒙古
民族大学学报》2012 年第 1 期。

何成奇:《解读〈卫生部建立完善康复医疗服务体系试点工作方案〉的基
本思路》,《中国康复医学杂志》2012 年第 6 期。

何裕民:《叙事医学"要旨"之追问:努力"复原真相"?》,《医学与哲
学》2018 年第 5 期。

胡宏伟、高敏、赵英丽等:《过度医疗行为研究述评》,《社会保障研究》
2013 年第 1 期。

胡林英:《对精神障碍患者的非自愿收治:作为一个伦理问题》,《伦理学
研究》2013 年第 4 期。

胡宜安:《论现代人的死亡困境与现代性》,《中国医学伦理学》2018 年
第 5 期。

郇建立:《慢性病与人生进程的破坏——评迈克尔·伯里的一个核心概
念》,《社会学研究》2009 年第 5 期。

黄剑:《自我的建构与认同——以林妈残疾身体为社会文本分析》,《安庆
师范学院学报》(社会科学版) 2010 年第 7 期。

黄朴民:《"天人感应"与"天人合一"》,《文史哲》1988 年第 4 期。

黄淑萍:《社会因素影响健康与疾病的哲学思考》,《广西民族学院学报》
(哲学社会科学版) 1996 年第 4 期。

季建林、赵梅、王崇顺:《抑郁症门诊患者躯体症状主诉及疗效比较》,
《中国行为医学科》2005 年第 10 期。

季歧卫:《弗洛伊德无意思理论的"科学"地位及其哲学价值》,《学术交

流》2017 年第 5 期。

江怡：《当代英美哲学实在论与反实在论语境中的他心问题》，《求是学刊》2006 年第 1 期。

姜贤飞、王莉：《医院在"被精神病"中面临的伦理困境及法学思考》，《医学与哲学》2011 年第 2 期。

蒋洪池：《美国大学学科多样化的演化模式及其成因》，《高等工程教育研究》2008 年第 4 期。

金观涛、凌锋：《破解现代医学的观念困境》，《文化纵横》2018 年第 2 期。

金观涛、凌锋：《破解现代医学的观念困境》，《文化纵横》2018 年第 2 期。

兰久富：《重思价值的本质——人的存在是价值的根源》，《哲学动态》2012 年第 2 期。

瞿晓敏：《中西健康疾病观的哲学基础》，《医学与社会》2001 年第 5 期。

康舒泰：《疾病辩解》，《河西学院学报》1989 年第 1 期。

柯昌文、邹丽容、颜瑾：《新发人兽共患病及其预防控制策略》，《中国人兽共患病学报》2007 年第 1 期。

孔德萍：《"经济增长—环境危机"悖论问题的伦理学思考》，《道德与文明》2009 年第 6 期。

雷华顺、岳远雷：《论我国公民的健康权及其保障》，《中国卫生事业管理》2008 年第 2 期。

雷静、薛晚利、张娟妮、张英：《传染病防治中的伦理学问题探讨》，《医学与哲学》2006 年第 8 期。

雷娟：《地图理论：审视人权公约与宪法关系新路径——以健康权为分析对象》，《前沿》2011 年第 13 期。

冷成金：《"向死而生"：先秦儒道哲学立论方式辨正——兼与海德格尔的"为死而在"比较》，《中国人民大学学报》2012 年第 2 期。

黎娇、况九龙：《阻塞性睡眠呼吸暂停低通气综合征氧化应激与心血管疾病相关性的研究进展》，《实用医学杂志》2014 年第 12 期。

李安巧、邱卓英、吴弦光等：《康复 2030：国际康复发展状况与行动呼吁》，《中国康复理论与实践》2017 年第 4 期。

李春香、王磊、王斌全：《从关怀道德理论看护理核心价值观的研究内容》，《中国医学伦理学》2014 年第 6 期。

李颢：《康复治疗中的医学伦理》，《中国医药导报》2010 年第 32 期。

李红文：《个人权利与共同善：公共卫生政策中的伦理冲突及其解决》，
《医学与哲学》2016 年第 9A 期。

李久辉、鲁琳、胡晓燕、李浩正：《疾病病因学模式研究与"道德创伤"
致病因素》，《中国医学伦理学》2018 年第 2 期。

李强、苏慧丽：《自我建构与社会适应的关系——三重自我视角》，《西南
民族大学学报》（人文社会科学版）2015 年第 3 期。

李薇、杨怀梅、徐学兵：《精神病患者的知情同意权》，《临床心身疾病杂
志》2007 年第 3 期。

李想、袁志柳：《姑息医学发展的意义及伦理思考》，《医学与社会》2015
年第 10 期。

李亚明：《20 世纪的西方反精神病学运动》，《自然科学史研究》2008 年
第 4 期。

李莹：《国内主观社会指标研究概述》，《前沿》2009 年第 6 期。

梁浩材、陈少贤：《社会因素与健康》，《中国社会医学杂志》2007 年第
2 期。

梁时荣、周琰：《基于伦理道德、社会、心理认知与健康疾病的相关性研
究》，《中国医学伦理学》2016 年第 2 期。

梁治学、何裕民等：《"疾病"词源学探析》，《中医药文化》2010 年第
6 期。

林华敏：《超越性、神圣性与实践性——列维纳斯伦理内涵的三重解读及
其当代意义》，《东南大学学报》（哲学社会科学版）2016 年第 5 期。

刘爱民：《国际疾病分类 ICD – 10 中的假定分类》，《中华医院管理杂志》
2001 年第 1 期。

刘国利、张锦英：《医学中的混沌与混沌中的医学》，《医学与哲学》2016
年第 9A 期。

刘继同：《社会医学学科体系框架与战略性研究领域》，《中国社会医学杂
志》2006 年第 2 期。

刘继同：《中国医学社会学研究 30 年：回顾与反思》（上），《学习与实
践》2008 年第 11 期。

刘健：《"多数人暴政"的伦理悖论与现实解决途径研究》，《学理论》
2013 年第 3 期。

刘隆健：《"社会医学"简介》，《重庆医药》1988 年第 3 期。

刘树贤：《自然疫源性疾病基本概念》，《医学动物防制》1985 年第 4 期。

刘天壤、张锦英、苏振兴：《医学中的集体无意识与伦理责任的追问》，

《医学与哲学》2015 年第 9A 期。

刘远明：《个体健康责任的伦理与逻辑》，《贵州社会科学》2015 年第
　9 期。

刘远明：《健康责任主体的推定与责任范围的划分》，《贵州社会科学》
　2013 年第 6 期。

刘月树：《"生物心理社会医学模式"理论的历史与现实——以恩格尔为
　中心的学术史考察》，《科学·经济·社会》2018 年第 2 期。

刘卓红、彭玉峰：《社会存在是"关系"本体——解读卢卡奇〈关于社会
　存在的本体论〉的一个新视角》，《学习与探索》2012 年第 5 期。

柳玮、李聪捷等：《从社会建构角度理解疾病与健康》，《河北医药》2011
　年第 16 期。

卢风：《论环境哲学对现代西方哲学的挑战》，《自然辩证法研究》2004
　年第 4 期。

吕锡琛：《儒学天人感应论中的生态智慧——兼论中国哲学研究中的问题
　意识》，《哲学动态》2013 年第 4 期。

罗斌：《弗罗斯特对爱默生自然观的继承和背离》，《中山大学研究生学
　刊》2006 年第 4 期。

罗寰宇：《"向死而生"的存在——论冯至〈十四行集〉中海德格尔的存
　在思想》，《现代文学》2009 年第 3 期。

罗会宇、邱仁宗、雷瑞鹏：《生命伦理学视域下反思平衡方法及其应用的
　研究》，《自然辩证法研究》2017 年第 2 期。

马凤岐、王庆其：《先秦文化与〈黄帝内经〉的思维方式》，《中医杂志》
　2016 年第 21 期。

马玉凤、陆杰荣：《"自然是外化的心灵，心灵是内化的自然"——爱默
　生自然观解析》，《世界哲学》2013 年第 6 期。

毛华威：《"身体"与"肉"：梅洛-庞蒂处境伦理思想析论》，《当代中
　国价值观研究》2018 年第 2 期。

米丹、安维复等：《生物学哲学何以可能？——基于生物学哲学三大争论
　的文献研究》，《科学技术哲学研究》2020 年第 1 期。

乔志恒、郭明：《康复医学发展现状与未来》，《中国康复理论与实践》
　2009 年第 1 期。

乔治·罗森：《社会医学的历史演进》，《医学与哲学》1983 年第 5 期。

邱仁宗：《公共卫生伦理学刍议》，《中国医学伦理学》2006 年第 1 期。

任丑：《身体伦理的基本问题——健康、疾病与伦理的关系》，《世界哲

学》2014 年第 3 期。

任建东：《道德人格分裂之探因》，《新疆社会经济》1996 年第 5 期。

史军：《权利优先还是公共善优先》，《中州学刊》2006 年第 2 期。

史少博：《人的"自我和谐"》，《哲学研究》2007 年第 2 期。

宋婷、沈红艺、倪红梅、何裕民等：《健康的词源学考释》，《中华中医药
　　学刊》2014 年第 6 期。

苏世同：《心理环境论》，《吉首大学学报》（社会科学版）1999 年第
　　4 期。

孙超：《多元医学存在的人文基础和哲学基础》，《医学与哲学》2003 年
　　第 4 期。

孙福川、尹梅：《过度医疗的伦理学会诊及其治疗处方——兼论临床诊治
　　最优化伦理准则》，《医学与哲学》2003 年第 9 期。

孙雯波、胡凯：《疾病的隐喻和疾病道德化》，《湖南师范大学社会科学学
　　报》2010 年第 6 期。

孙新红、匡奕珍：《医学是"人"学——基于樊代明院士"整合医学"理
　　念》，《医学争鸣》2017 年第 3 期。

唐凯麟、龙兴海：《试论道德人格的类型》，《湖南师范大学社会科学学
　　报》1993 年第 4 期。

唐平、康燕：《多学科聚焦人格障碍》，《医学与哲学》（人文社会医学
　　版）2009 年第 12 期。

唐伟胜：《抑郁而疯癫的叙事声音——论〈被中断的女孩〉中的"自我"
　　及其叙事建构》，《外国文学》2011 年第 4 期。

田海平：《大数据时代的健康革命与伦理挑战》，《深圳大学学报》（人文
　　社会科学版）2017 年第 2 期。

汪雅君：《疾病书写与自我建构：解读〈说谎：一部隐喻式回忆录〉》，
　　《三峡大学学报》（人文社会科学版）2018 年第 5 期。

王保树、邱本：《经济法与社会公共性论纲》，《西北政法学院学报》2000
　　年第 3 期。

王长军、张锦海等：《自然疫源性疾病流行特点及暴发疫情处置要点》，
　　《实用预防医学》2010 年第 1 期。

王芳、周鹏、王沛坚：《氧化应激致衰老相关内皮功能障碍及潜在的内源
　　性可干预靶点》，《成都医学院学报》2014 年第 3 期。

王虎峰、李颖：《卫生政策与管理学百年发展述评》，《国外社会科学》
　　2010 年第 1 期。

王健、袁殷红：《心理疾病成因的社会学阐释》，《医学与哲学》2017 年
　　第 11A 期。

工杰、韩德民、卢九星，等：《康复治疗师教育及从业现状研究》，《医学
　　教育管理》2017 年第 3 期。

王君鳌、刘瑜：《保留还是切除——骨科疾病治疗中的医患共同决策，医
　　学与哲学》2017 年第 1B 期。

王莉莎、贾红春：《对临床康复、组织工程、再生医学学科定义以及相关
　　内涵的认识与理解》，《中国组织工程研究与临床康复》2007 年第 5 期。

王启康：《再论道德自我》，《华中师范大学学报》（哲学社会科学版）
　　1997 年第 6 期。

王巧玲、孔令宏：《道法自然道生自然道即自然——〈道德经〉生态社会
　　伦理研究》，《兰州学刊》2015 年第 8 期。

王苏平：《放弃治疗面面观》，《医学与哲学》2000 年第 6 期。

王锡民：《未来医学的先进模式——自然—生物—心理—社会系统医学模
　　式》，《未来与发展》2011 年第 12 期。

王习胜：《伦理咨商的道德治疗功能》，《哲学动态》2015 年第 4 期。

王燕、林镇超、钱啸云：《建构中的自我概念：形成及发展》，《苏州大学
　　学报》（教育科学版）2015 年第 4 期。

王一方：《临床医学人文：困境与出路——兼谈叙事医学对于临床医学人
　　文的意义》，《医学与哲学》2013 年第 9A 期。

王宇、迟淑清：《试论女性伦理冲突与情志疾病》，《医学与社会》2007
　　年第 4 期。

王宇、游澜：《"后新时期文学"中的疾病话语与现代主体》，《厦门大学
　　学报》（哲学社会科学版）2018 年第 1 期。

王中强：《叙事疗法：雷蒙德·卡佛短篇小说中的"人文关怀"》，《解放
　　军外国语学院学报》2016 年第 1 期。

魏巍：《绝望：戈利亚德金的真正疾病》，《俄罗斯文艺》2016 年第 4 期。

吴兴华：《弗洛姆对人与自然关系的人性论反思》，《吉首大学学报》2015
　　年第 1 期。

吴秀莲：《实践性——亚里士多德德性伦理的主要特征》，《兰州学刊》
　　2011 年第 6 期。

夏业梅：《常用词"疾"与"病"的演变研究》，《现代语文》（学术综合
　　版）2012 年第 9 期。

萧易忻：《"抑郁症如何产生"的社会学分析：基于新自由主义全球化的

视角》,《社会》2016 年第 2 期。

肖健、严金海、吕群蓉:《彼彻姆和查瑞斯的原则主义进路及其改进》,《医学与哲学》2008 年第 11 期。

肖巍:《公共健康伦理:概念、使命与目标》,《湘潭大学学报》(哲学社会科学版)2006 年第 3 期。

肖巍:《公共健康伦理:一个有待开拓的研究领域》,《河北学刊》2010 年第 1 期。

肖巍:《关于公共健康伦理的思考》,《清华大学学报》2004 年第 5 期。

肖巍:《"好生活""精神健康"与社会公正》,《中国医学伦理学》2011 年第 5 期。

肖巍:《精神疾病的概念:托马斯·萨斯的观点及其争论》,《清华大学学报》2018 年第 3 期。

肖巍:《作为一种价值建构的疾病——关于疾病的哲学叙事》,《中国人民大学学报》2008 年第 4 期。

肖巍:《"关怀伦理学"一席谈——访萨拉·拉迪克教授》,《哲学动态》1995 年第 8 期。

肖玉峰:《"道法自然"的现代诠释》,《自然辩证法研究》2012 年第 9 期。

徐建龙:《反思科技伦理悖论》,《哲学动态》2008 年第 10 期。

徐越如:《技术魔力的揭秘者:温纳的技术政治哲学研究》,《科学技术与辩证法》2007 年第 3 期。

许德金、王莲香:《身体、身份与叙事:身体叙事学刍议》,《江西社会科学》2008 年第 4 期。

许可:《关于疾病概念的认识》,《医学与哲学》1981 年第 2 期。

许伟、谢熠:《健康社会学的流变与前瞻》,《学术论坛》2014 年第 8 期。

杨程:《中国现代文学疾病书写中的个人与国家》,《周口师范学院学报》2015 年第 3 期。

杨放、常运立:《道德创伤:军事医学伦理新概念》,《医学与哲学》2015 年第 11A 期。

杨国荣:《成己与成物——意义世界的生成》,《学术界》2008 年第 5 期。

杨国荣:《道德与人的存在》,《中州学刊》2001 年第 4 期。

杨国荣:《论道德自我》,《上海社会科学院学术季刊》2001 年第 2 期。

杨建学:《对环境权的再审视——以"人类—自然"环境系统为视角,法律科学》,《西北政法大学学报》2010 年第 2 期。

杨阳、陆麒、刘宇峰，等：《医疗新技术伦理审查的灰色地带：创新性治疗与试验性治疗》，《医学与哲学》2016 年第 8B 期。

杨运来：《当代少数民族题材文学中疾病与医疗叙事的转向——以当代哈尼族文学中的疾病与医疗叙事为例》，《名作欣赏》2017 年第 36 期。

叶树勋：《道家"自然"概念的意义及对当代生态文明的启示》，《长白学刊》2011 年第 6 期。

叶树勋：《早期道家"自然"观念的两种形态》，《哲学研究》2017 年第 8 期。

游旭群、申莎：《自我概念的具身性：概念与实验》，《华东师范大学学报》（教育科学版）2012 年第 4 期。

于沧海：《试论道德的两种价值取向：公正与关怀》，《学术交流》2015 年第 5 期。

于冠一、李承宏：《社会因素对人体健康作用的系统观探索》，《中国农村卫生事业管理》2016 年第 5 期。

于普林、石婧：《中国老龄化进程及其对社会经济的影响》，《中华老年医学杂志》2014 年第 2 期。

余慧君、古津贤：《关于 ICU 放弃治疗的伦理思考》，《中国医学伦理学》2012 年第 6 期。

俞乃胜：《新人兽共患病的流行近况及防控策略》，《中国人兽共患病学报》2007 年第 2 期。

俞吾金：《存在、自然存在和社会存在——海德格尔、卢卡奇和马克思本体论思想的比较研究》，《中国社会科学》2001 年第 2 期。

喻文德、李伦：《当代中国公共健康伦理研究》，《预防医学论坛》2008 年第 11 期。

喻文德：《论公共健康伦理的理论实质》，《社会科学辑刊》2008 年第 6 期。

张灿：《人类增强的类型、范式与伦理争议》，《东北大学学报》（社会科学版）2018 年第 1 期。

张凤玮、郑杨、孙雪：《病机理论层次—分类—特点》，《实用中医内科杂志》2016 年第 1 期。

张福如：《关于建立公共健康伦理的思考》，《江西社会科学》2004 年第 12 期。

张国霞：《当代中国公共健康领域的伦理价值限制》，《医学信息》2010 年第 6 期。

张海洪、江震、郭岩：《传染病防治相关的伦理问题研究》，《医学与哲学》2015 年第 10A 期。

张洪松：《医生提供治疗的道德义务及其限制》，《道德与文明》2018 年第 1 期。

张锦英、张洪江：《混沌共存：疾病与健康的关系重建》，《医学与哲学》2017 年第 9B 期。

张敬、陈颖、林铁琴：《浅谈康复治疗师本科教育》，《中国康复理论与实践》2009 年第 9 期。

张励仁：《性别公正与贫困地区女性健康促进》，《农业考古》2008 年第 3 期。

张珊、路绪锋：《从伦理辩护到国家权力、个人权利界限的划定——公共卫生领域特殊伦理冲突的和解之道》，《医学与哲学》2014 年第 4A 期。

张曙光：《"身世"与现代人的"安身"问题》，《哲学动态》2010 年第 11 期。

张应杭：《"敬畏自然"究竟何所指谓？——基于道家哲学的一种解读》，《自然辩证法研究》2013 年第 6 期。

张玉龙、陈晓阳：《疾病的道德化解读及其文化意义》，《科学技术哲学研究》2010 年第 5 期。

张玉龙、王景艳：《疾病的文化意义》，《医学与哲学》2007 第 8 期。

赵东来、张洪江、张锦英：《哲学视域下"药"与"病"的辩证》，《医学与哲学》2018 年第 9A 期。

郑根成：《论当代应用伦理学方法——基于方法史的考察》，《哲学动态》2015 年第 11 期。

郑慧子：《环境哲学的实质：当代哲学的"人类学转向"》，《自然辩证法研究》2006 年第 10 期。

周永奇：《道德与健康的伦理透视》，《江苏社会科学》2016 年第 5 期。

朱海林、韩跃红：《国内公共健康伦理研究综述》，《昆明理工大学学报》（社会科学版）2012 年第 2 期。

朱平：《"环境悬崖"的伦理认知》，《道德与文明》2016 年第 2 期。

祝勇：《疾病在革命中的命运》，《书屋》2006 年第 6 期。

四　英文文献

Alasdair Macintyre, *The Unconcious*: *AConceptual Analyse*, Routledge, New York and London, 1958, p. 55.

Amuel W. Bloom, *The Word as Scalpel: A History of Medical Sociology*, New York: Oxford University Press, 2002, p. 11.

Anon, *What is health? The ability to adapt* [J]. Lancet, Vol. 373, No. 9666, 2009, p. 781.

Austin L J., *New directions in end of life and palliative care in North Carolina.* [J]. N C Med J, Vol. 65, No. 5, 2004, p. 311.

Authony S Tadlen, *Thomas Szasz Obituary*, *Existential Analysis*, 24. 1: January, 2013, p. 7.

Benedict R., *Anthropology and the abnormal* [J]. J Gen Psychol, Vol. 10, No. 1, 1934.

Benjamin Rush, *Medical Inquiries and Observations upon the Diseases of the Mind* (1812), 3 d ed. (Philadelphia: Grigg, 1827), p. 15.

Binder S, Levitt AM, Sacks JJ, et al., *Emerging infectious diseases: public health issues for the 21st century* [J]. Science, Vol. 284, 1999, pp. 1311 – 1313.

Brown, K. W., Ryan, *Mindfulness: Theoretical foundations and evidence for its salutary effects. Psychological Inquiry*, R. M., & Creswell, J. D., No. 18, 2007, pp. 211 – 237.

Brüssow H., *What is health?* [J]. MicrobBiotechnol, Vol. 6, No. 4, 2013, pp. 341 – 348.

Bryner J., *Actual minds, possible worlds* [M]. Cambridge, MA: Harvard University Press, 1986, p. 118.

Bury, M., *"Chronic Illness as Biographical Disruption."* Sociology of Health and Illness, Vol. 4, No. 2, 1982.

Carricaburu, D. & J. Pierret, *"From Biographical Disruption to Biographical Reinforcement: The Case of HIF-positive Men."* Sociology ofHealth and Illness, Vol. 17, No. 1, 1995, p. 82.

Christopher Boorse, *"Health as a Theoretical Concept"*, in Philosophy of Science, No. 44, 1977, pp. 556 – 557.

DanielsN., *Normal Functioning and the Treatment-enhancement Distinction* [J]. Cambridge Quarterly of Healthcare Ethics, Vol. 9, No. 3, 2000, pp. 309 – 322.

De Lateur BJ., *Fostering research in the physiatrist 's future* [J]. Arch Phys Med Rehabil, Vol. 71, 1990, pp. 1 – 2.

Double D B. , *Critical Psychiatry*: *the limits of Madness* ［M］. New York: Palgrave Macmillan Press, 2006.

Emmanuel Levinas, *Totality and infinity*: *an essay on Exteriority*, translated by Alphonso Lingis, Martinus Nijhoff Publishers, 1979, p. 164.

Faircloth, C. A. , C. Boylstein, M. Rittman, M. E. Young & J. Gubrium 2004, "*Sudden Illness andHaas JF. Ethics in rehabilitation medicine* ［J］. Arch Phys Med Rehabil, Vol. 67, 1986, pp. 270 – 271.

Frederic Wertham, *The Show of Violence* ［M］. New York: DoubleDay & Company, 1949, p. 168.

Hacking I. , *The social construction of what?* ［M］. Cambridge, MA: Harvard University Press, 1999, pp. 100 – 125.

Kleinman, Arthur, *Culture and Depression*: *Studies in the Anthropology and Cross-Cultural Psychiatry of Affect and Disorder*. California: University of California Press, 1985.

Link B G. , *Understanding labeling effects in the area of mental disorders*: *An assessment of the effects of expectations of rejection* ［J］. ASR, Vol. 52, No. 1, 1987, pp. 96 – 112.

Marano N, Pappiaoanou M. *Historical, new, and reemerging links between human and animal health* ［J］. Emerg Infect Dis, Vol. 10, 2004, p. 206.

Martin Heidegger, *Die Leit Des Weltbildes* S. 89 *Holzwege* Vittorio Klostemann Frankfurt am Main, 1950.

Michael Boylan Ed. , *Public Health Policy and Ethics*, Klu-wer Academic Publishers, 2004, p. 3.

Naam R. , More than Human: *Embracing the Promise of Biological Enhancement* ［M］. New York: Broadway Books, 2005.

Nikelly, Arthur, "*Does DSM-III-R Diagnose Depression in Non-Western Patients?*" International Journal Social Psychiatry, Vol. 34, No. 4, 1988, pp. 316 – 320.

Rissmiller D J, Rissmiller JH. Open Forum: *Evolution of the Antipsychiatry-Movement IntoMentalHealth Consumerism* ［J］. Psychiatric Services, Vol. 57, 2006, p. 863.

Rosenberg A. , *The Structure of Biological Science* ［M］. Cambridge: Cambridge University Press, 1985, p. 13.

Scheff T J. , *Being mentally ill*: *A sociological theory* ［M］. 2nd ed. Chicago:

Aldine Publishing CO. , 1984, pp. 53 – 65.

Simon Boag, Linda A W Brakel, Vesa Talvitie, *Philosophy*, *Science and psychoanalysis*: *A Critical Meeting* [M]. London: Karnac Books Ltd. , 2015, p. 145.

Simon F, Savini H, Parola P. , Chikungunya: *a paradigm of emergence and globalization of vector-borne diseases* [J] . Med ClinNorthAm, Vol. 92, No. 6, 2008, pp. 1323 – 1343.

Thomas S. Szasz, *The Myth of Mental Illness*: *Foundation of a Theory of Personal Conduct*, p. ix.